国家卫生健康委员会“十三五”规划教材
全国高等学校教材
供本科应用心理学及相关专业用

中医心理学

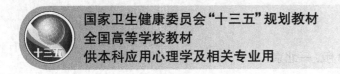

Psychology of Traditional Chinese Medicine

第3版

主　　审　董湘玉

主　　编　庄田畋　王玉花

副 主 编　张丽萍　安春平　席　斌

编　　委（以姓氏笔画为序）

万晓春　贵州省人民医院
王　蓓　南京中医药大学
王玉花　齐齐哈尔医学院
王立红　齐齐哈尔医学院
王家辉　海南医学院
韦　欣　贵州医科大学
吕梦涵　北京回龙观医院
庄田畋　贵州中医药大学
安春平　黑龙江中医药大学
李　燕　贵州中医药大学
杨　建　天津中医药大学第一附属医院
余　琳　江西中医药大学
宋　锐　黑龙江中医药大学
宋婧杰　山东中医药大学
张丽萍　天津中医药大学
陈　洪　湖南中医药大学
陈雪莲　湖北中医药大学
陈耀辉　贵州中医药大学
图　雅　广州中医药大学
赵文竹　福建中医药大学
徐　昱　安徽中医药大学
席　斌　河南中医药大学
谭从娥　陕西中医药大学

编写秘书　陈耀辉（兼）

人民卫生出版社

图书在版编目(CIP)数据

中医心理学 / 庄田畋，王玉花主编．—3 版．—北京：人民卫生出版社，2018

全国高等学校应用心理学专业第三轮规划教材

ISBN 978-7-117-27181-3

Ⅰ．①中… Ⅱ．①庄… ②王… Ⅲ．①中国医药学 - 医学心理学 - 医学院校 - 教材 Ⅳ．①R229

中国版本图书馆 CIP 数据核字(2018)第 225562 号

人卫智网	**www.ipmph.com**	**医学教育、学术、考试、健康，购书智慧智能综合服务平台**
人卫官网	**www.pmph.com**	**人卫官方资讯发布平台**

中医心理学

第 3 版

主　　编：庄田畋　王玉花
出版发行：人民卫生出版社（中继线 010-59780011）
地　　址：北京市朝阳区潘家园南里 19 号
邮　　编：100021
E - mail：pmph @ pmph.com
购书热线：010-59787592　010-59787584　010-65264830
印　　刷：北京盛通商印快线网络科技有限公司
经　　销：新华书店
开　　本：850 × 1168　1/16　**印张**：13　**插页**：8
字　　数：349 千字
版　　次：2007 年 7 月第 1 版　2019 年 1 月第 3 版
2023 年 8 月第 3 版第 5 次印刷（总第12次印刷）
标准书号：ISBN 978-7-117-27181-3
定　　价：53.00 元

全国高等学校应用心理学专业第三轮规划教材

修订说明

全国高等学校本科应用心理学专业第一轮规划教材于2007年出版，共19个品种，经过几年的教学实践，得到广大师生的普遍好评，填补了应用心理学专业教材出版的空白。2013年修订出版第二轮教材共25种。这两套教材的出版标志着我国应用心理学专业教学开始规范化和系统化，对我国应用心理学专业学科体系逐渐形成和发展起到促进作用，推动了我国高等院校应用心理学教育的发展。2016年经过两次教材评审委员会研讨，并委托齐齐哈尔医学院对全国应用心理学专业教学情况及教材使用情况做了深入调研，启动第三轮教材修订工作。根据本专业培养目标和教育部对本专业必修课的要求及调研结果，本轮教材将心理学实验教程和认知心理学去掉，增加情绪心理学共24种。

为了适应新的教学目标及与国际心理学发展接轨，教材建设应不断推陈出新，及时更新教学理念，进一步完善教学内容和课程体系建设。本轮教材的编写原则与特色如下：

1. 坚持本科教材的编写原则　教材编写遵循"三基""五性""三特定"的编写要求。

2. 坚持必须够用的原则　满足培养能够掌握扎实的心理学基本理论和心理技术，能够具有较强的技术应用能力和实践动手能力，能够具有技术创新和独立解决实际问题的能力，能够不断成长为某一领域的高级应用心理学专门人才的需要。

3. 坚持整体优化的原则　对各门课程内容的边界进行清晰界定，避免遗落和不必要的重复，如果必须重复的内容应注意知识点的一致性，尤其对同一定义尽量使用标准的释义，力争做到统一。同时要注意编写风格接近，体现整套教材的系统性。

4. 坚持教材数字化发展方向　在纸质教材的基础上，编写制作融合教材，其中具有丰富数字化教学内容，帮助学生提高自主学习能力。学生扫描教材二维码即可随时学习数字内容，提升学习兴趣和学习效果。

第三轮规划教材全套共24种，适用于本科应用心理学专业及其他相关专业使用，也可作为心理咨询师及心理治疗师培训教材，将于2018年秋季出版使用。希望全国广大院校在使用过程中提供宝贵意见，为完善教材体系、提高教材质量及第四轮规划教材的修订工作建言献策。

第三届全国高等学校应用心理学专业教材评审委员会

教材目录

序号	书名	主编	副主编
1	心理学基础(第3版)	杜文东	吕　航　杨世昌　李　秀
2	生理心理学(第3版)	杨艳杰	朱熊兆　汪萌芽　廖美玲
3	西方心理学史(第3版)	郭本禹	崔光辉　郑文清　曲海英
4	实验心理学(第3版)	郭秀艳	周　楚　申寻兵　孙红梅
5	心理统计学(第3版)	姚应水	隋　虹　林爱华　宿　庄
6	心理评估(第3版)	姚树桥	刘　畅　李晓敏　邓　伟　许明智
7	心理科学研究方法(第3版)	李功迎	关晓光　唐　宏　赵行宇
8	发展心理学(第3版)	马　莹	刘爱书　杨美荣　吴寒斌
9	变态心理学(第3版)	刘新民　杨甫德	朱金富　张　宁　赵静波
10	行为医学(第3版)	白　波	张作记　唐峥华　杨秀贤
11	心身医学(第3版)	潘　芳　吉　峰	方力群　张　俐　田旭升
12	心理治疗(第3版)	胡佩诚　赵旭东	郭　丽　李　英　李占江
13	咨询心理学(第3版)	杨凤池	张曼华　刘传新　王绍礼
14	健康心理学(第3版)	钱　明	张　颖　赵阿勐　蒋春雷
15	心理健康教育学(第3版)	孙宏伟　冯正直	齐金玲　张丽芳　杜玉凤
16	人格心理学(第3版)	王　伟	方建群　阴山燕　杭荣华
17	社会心理学(第3版)	苑　杰	杨小丽　梁立夫　曹建琴
18	中医心理学(第3版)	庄田畋　王玉花	张丽萍　安春平　席　斌
19	神经心理学(第2版)	何金彩　朱雨岚	谢　鹏　刘破资　吴大兴
20	管理心理学(第2版)	崔光成	庞　宇　张殿君　许传志　付　伟
21	教育心理学(第2版)	乔建中	魏　玲
22	性心理学(第2版)	李荐中	许华山　曾　勇
23	心理援助教程(第2版)	洪　炜	傅文青　牛振海　林贤浩
24	情绪心理学	王福顺	张艳萍　成　敬　姜长青

配套教材目录

序号	书名	主编
1	心理学基础学习指导与习题集(第2版)	杨世昌　吕　航
2	生理心理学学习指导与习题集(第2版)	杨艳杰
3	心理评估学习指导与习题集(第2版)	刘　畅
4	心理学研究方法实践指导与习题集(第2版)	赵静波　李功迎
5	发展心理学学习指导与习题集(第2版)	马　莹
6	变态心理学学习指导与习题集(第2版)	刘新民
7	行为医学学习指导与习题集(第2版)	张作记
8	心身医学学习指导与习题集(第2版)	吉　峰　潘　芳
9	心理治疗学习指导与习题集(第2版)	郭　丽
10	咨询心理学学习指导与习题集(第2版)	高新义　刘传新
11	管理心理学学习指导与习题集(第2版)	付　伟
12	性心理学学习指导与习题集(第2版)	许华山
13	西方心理学史学习指导与习题集	郭本禹

主审简介

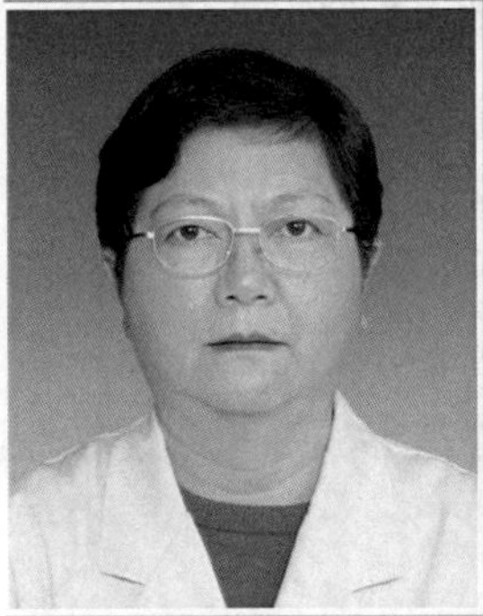

董湘玉，硕士研究生导师，2013 年被成都中医药大学聘为中医师承博士生导师。

研究方向为中医心理学和中医心身疾病。长期坚持临床消化内科、心身疾病门诊。2009 年被省中医药管理局评为首批“贵州省名中医”。2012 年被国家中医药管理局评为第五批全国老中医药专家学术经验继承人导师。发表学术论文 43 篇。参加编写公开出版的著作及教材 6 部，其中主编 3 部（国家级规划教材），副主编 2 部。荣获贵州中医药大学教学成果一等奖；省教学成果三等奖。荣获院级教学成果二等奖。代表作有《中医心理学》《医学心理学》《中医心理学基础》《心身医学》。

主编简介

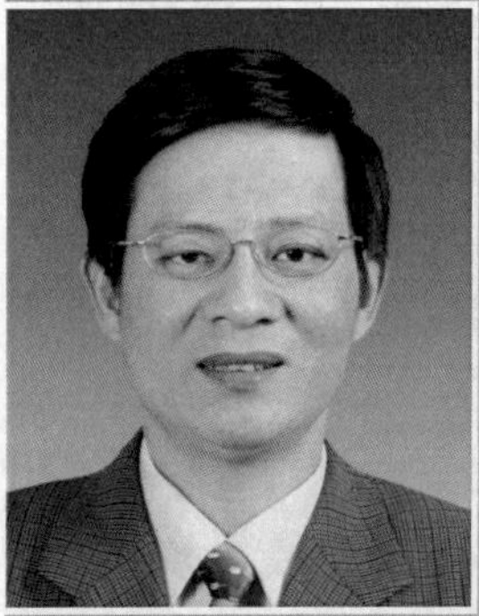

庄田畋，男，56岁，广东汕尾籍。医学学士，临床心理学和软件工程硕士。教授，主任医师，硕士研究生导师。现任贵州中医药大学基础医学院院长。贵州省性学会副理事长。

长期从事中医基础理论和中医心理学的教学、临床和科研工作，研究方向为中医心理学和中西结合男科学，擅长中医情志疾病和男性心身疾病的临床诊治。主持国家、省部级各类科研项目7项，发表学术论文30余篇，主编、副主编规划教材3部，编辑出版中医心理学专著2部。代表作:《中医心理学》《中医心理治疗医案汇编》《中医心理治疗医案图解》《医学心理学》《护理心理学》。

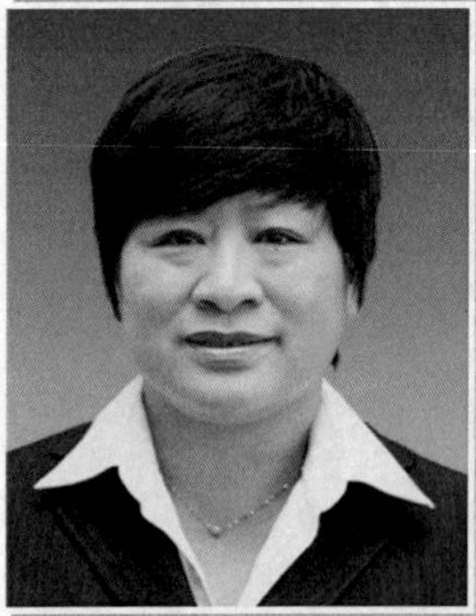

王玉花，医学博士，硕士研究生导师，研究员。现任齐齐哈尔医学院精神卫生学院院长，黑龙江省心理咨询师协会副会长，国家二级心理咨询师。

长期从事医学心理学的教学和科研工作，研究方向为心理咨询理论与实务。近年来主持、参与各类科研项目共7项，发表各级学术论文20余篇。参加编写公开出版的著作及教材5部，其中主编3部，副主编2部(国家级规划教材)。代表作有《中医心理学》《医学心理学》《大学生健康心理学》《社区精神病学》。

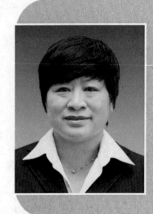

副主编简介

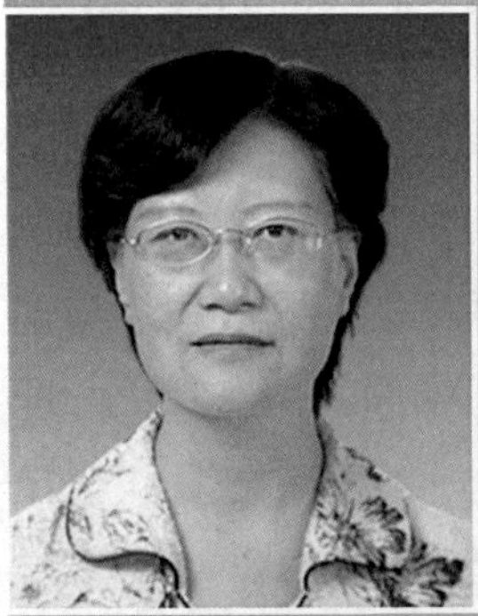

张丽萍，中医学博士，教授 / 主任医师，博士生导师。从事中医教学、科研及临床工作 34 年，近年来，以中医药防治情志病证为研究方向，先后从古今理论、临床及动物试验不同角度开展了抑郁症、失眠等情志病证的研究工作。负责主持及参与国家自然科学基金、教育部、科技部等科研项目 10 多项，其中主持国家自然科学基金 4 项，研究成果鉴定 4 项，2 项获省级科学技术进步三等奖；在国家级及其核心刊物上发表学术论文 60 多篇，其中 SCI 收录 3 篇。主编及副主编《现代中医情志学》《医学心理学》《中医心理学》等教材及著作 8 部。培养博士研究生 5 名，硕士研究生 13 名。

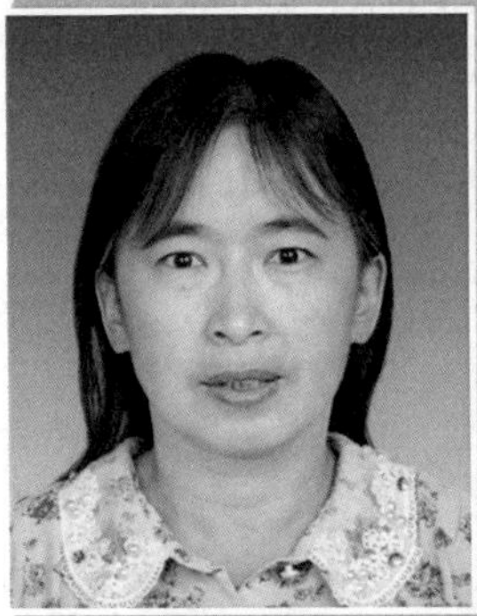

安春平，女，医学博士，副教授，硕士研究生导师。毕业于黑龙江中医药大学，现为黑龙江中医药大学人文与管理学院应用心理学教研室教师，从事社会文化与心身健康、中医情志疾病干预等方面的研究，关注点有两个：一是中国传统文化对中国人的心身健康到底有怎样的影响，如何使传统思想文化在维护国人的心身健康中发挥积极的作用；二是中医学对于心身问题的认识在西方心理学快速发展的今天有何价值，如何将中医学的心理治疗方法、药物治疗方法与西方心理治疗方法结合起来使其发挥更大的作用。

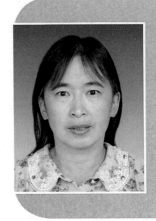

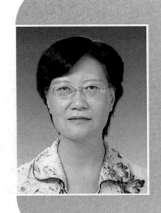

副主编简介

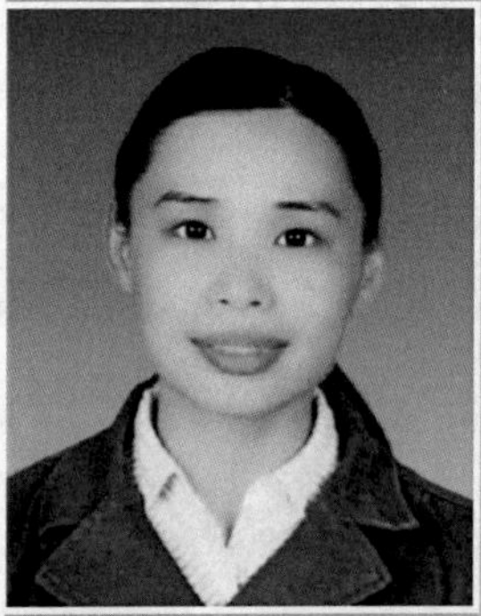

席斌，女，籍贯江苏省苏州市，硕士研究生学历，副教授，硕士研究生导师。承担心理学科的多门课程教学，包括本科教学和研究生教学，先后担任国家级教材编委，副主编，并积极探索教学改革，主持了河南省十二五规划教学课题的研究，并获得教学科研成果奖。在中医心理学研究方向上，开展临床科学研究，力图把中医学的心理学思想与现代心理学相融合，综合相关优势，以期建立富有中医特色的本土心理学。先后主持河南省中医药科学研究专项课题，河南省教育厅科学技术研究重点项目，获得河南省科学技术进步奖等多项奖项，推动了学科建设。是教育部骨干教师访问学者。

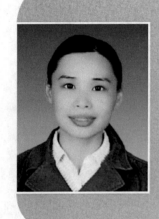

前　言

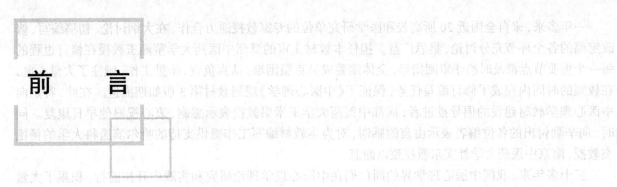

在几千年华夏文化和中医文化的沉淀中，蕴含着丰富的心理学思想，早在先秦时期，中国古代哲学中的心理学思想就渗透到中医学理论体系中，集中体现于具有中医整体观念特色的“形神一体论”，成为中医基础理论的重要组成部分，两千多年来一直有效地指导着中医临床实践，为中华民族的繁衍昌盛和防病治病作出了巨大贡献。中医学中虽然没有心理学一词，但却有着极为丰富的中医心理学思想和实践经验。在中医漫长的发展历程中，有学者很早就注意到心理因素对机体功能和疾病发生、发展、预后的重大影响。《灵枢·师传》提到“人莫不恶死而乐生，告之以其败，语之以其善，导之以其所便，开之以其所苦”，以“告”“语”“导”“开”为四要，对心理治疗过程给予了经典的概括。

中医心理学运用中医理论和实践研究人的心理活动，探究心理因素在防病治病过程中的作用及其规律，它继承了中国古代哲学对心理现象的认识并与现代心理学理论相互渗透、交叉，在当今多学科研究中医学的过程中逐渐形成与不断完善，最终形成了一门独立的学科。

经过近四十年的发展，中医心理学工作者系统整理发掘了中医历代有关心理学的理论并结合现代心理学知识，形成了具有自身特色的独特理论体系及诊疗保健体系，发展成为当今医疗健康领域不可缺少的一门学科。目前，中医心理学这门新学科越来越受到国内外医学工作者的重视，许多中医药院校相继开设了中医心理学这门课程，力求培养和提高中医临床工作者运用中医心理学理论知识指导临床治疗和开展科学研究的能力。

为加强中医心理学教材建设，满足高等医药院校心理学教学对中医心理学教材的需求，在 2006 年春季制订应用心理学专业系列规划教材出版方案中，列入了《中医心理学》教材的编写计划。2007 年 7 月，卫生部“十一五”规划教材《中医心理学》正式出版，标志中医心理学这门新兴独立学科正式成为心理学专业教材教学的一部分，从而使中医心理学教学研究进入了一个新的发展阶段。

在《中医心理学》规划教材前两版的编写和修订过程中，除严格按照应用心理学专业培养目标和课程计划所规定的要求组织教学内容外，我们特别注意避免与中医基础理论课程教学的重复，避免单纯基础理论的空泛讨论。各位编者充分注意到古代中医心理学思想和现代中医心理学理论在中医各科临床实践中的广泛应用和对提高临床疗效的现实意义，在写作思路中始终贯彻理论阐述与实际操作并重的原则，着重在提高教材的临床指导价值上下功夫。在具体组织各章节的教学内容时，合理掌握理论阐述的深度和层次，尽量使基础理论贴近临床实际，提高教材的可读性和实用价值。在教学框架设计方面，强调教师易教和学生易学，突出学生实践能力和专业技能的培养锻炼，在要求对中医心理学基本知识和关键技术等有效掌握和了解的基础上，注重学生中医心理治疗综合实践能力的培养。

2013 年《中医心理学》第 2 版正式出版以来，通过全国各高等医学院校的普遍使用，我们收集到许多教师在实际教学过程中提出的宝贵意见。通过对这些建议的归类分析整理，我们在本次修订过程中，调整和充实了编写队伍，重点对教材的可读性、实用性和科学性等方面进行了修订和完善，力求充分体现近几年来中医心理学课程教学和临床应用研究的成果，更加注重课堂教学与自主学习结合的需求，更加注重理论教学与实践教学的衔接，更加注重基础理论教学的系统性和时代性，更加注重临床内容教学的可操作性，使本教材经过修订更加完善。

一年多来，来自全国近20所高校和医学研究单位的专家教授通力合作，在大纲讨论、初稿编写、修改定稿的各个环节充分讨论，集思广益。担任本教材主审的贵州中医药大学董湘玉教授在修订过程的每一个重要节点都及时给予审阅指导，全体编委成员克服困难，认真负责，辛勤工作，倾注了大量心血，在较短的时间内完成了修订编写任务，保证了《中医心理学》规划教材第3版如期面世。在此，特别向中医心理学教材建设的倡导推进者，成都中医药大学王米渠教授表示感谢，衷心祝愿他早日康复。同时，向辛勤付出的各位编者表示由衷的感谢，对为本教材编写工作提供支持的哈尔滨医科大学的杨艳杰教授、南京中医药大学杜文东教授致以谢意。

三十多年来，我国中医心理学界的同仁们在中医心理学理论研究和实践中开拓前行，积累了大量成果与经验。本教材在编写过程中得到了众多中医心理学同仁的帮助，同时也吸收了他们的有关理论和临床研究成果。在此，我谨代表各位编者对各位同仁给予本教材的关注和所提供的无私支持表示衷心的感谢。

中医心理学思想是中华民族悠久历史的精神瑰宝。中医心理学作为新兴学科，系统、全面、深入地总结前人的理论经典和丰富经验并发扬光大，是我们新时代中医人的使命与责任。本教材编写与修订虽已完成，但鉴于编者学术水平和经验有限，疏漏之处在所难免，我们衷心希望各位读者尤其是讲授本教材的教师能给我们提出更多的宝贵意见。

庄田畋

2018年6月　林城 贵阳

目　录

第一章　中医心理学概论

目的要求

1. 掌握　中医心理学的概念、特点、学科属性和基本内容。
2. 熟悉　学习和研究中医心理学的意义和方法。
3. 了解　中医心理学思想的源流、形成及发展前景。

第一节　中医心理学的概念

一、中医心理学的定义

中医心理学是继承中国古代哲学对心理现象的认识，运用中医基础理论和实践，并与现代心理学相互交叉和渗透，研究心理现象发生、发展规律及心理因素在人体疾病过程中的作用及其规律的一门学科。

中医理论体系中蕴涵着丰富的心理学思想，这些心理学思想突出体现了人的精神、意识、思维活动是建立在脏腑功能基础之上的，而且人的心理活动又有个体差异性，必然受到自然环境和社会环境的影响。所以说中医心理学是从中医学这个母体中分化出来的学科，是中医理论体系的重要组成部分，必然脱离不开中医的理论思维和实践模式，其理论体系伴随着中医理论和临床实践也不断完善和发展而逐步走向成熟。因此，中医心理学是在中医理论的指导下，以中医临床实践为基础，理论与实践相结合，研究人的心理活动的形成机制，影响心理活动的因素，以及心身疾病的发生、发展及防治规律的一门学科。它对于完善和发展中医基本理论，保证人类的身心健康，具有非常重要的意义。

中医心理学是一门实践性很强的应用学科，以解决临床中的实际问题（心理疾患），提高防病治病的效果，保障人类身心健康为目的。它的产生和发展是以临床实践为基础，从来就不是一门纯理论的基础学科，而是一门源于实践、验证于实践、指导着实践、并在实践中不断发展的学科。

二、中医心理学的特点

（一）整体性

整体性是中医心理学最明显的特点，是在中医整体观念指导下的一种最基本的认识心理活动规律的方法。它将人的心理活动看作是一个由心、身紧密联系，又隶属于自然、社会的更高层次的整体的一部分，从而把人的心理理解为“形神合一”的人的分化产物，理解为与自然、社会相联系的整体的一部分，即人的心理与生理、心理与社会、心理与自然环境，以及心理活动本身都处于整体联系之中。“形神合一”是中医心理学整体恒动观的一个重要

笔记

组成部分，强调形与神的统一性，为中医心理学的心理生理统一观奠定了坚实的理论基础。心理活动与自然环境也处于整体的联系之中。春夏秋冬四季更迭，五运相袭影响天地万物的生长化收藏，与此相应的五脏也会产生不同的生理变化，表现出相应的情感变化特点。如有人总结出，春季使人感觉愉快、兴奋，夏季使人精神疲惫，秋季使人抑郁，冬季使人精神萎靡等，说明自然气候变化可以影响人的心理活动而产生不同的情志变化。另外社会环境变化也会影响人的心理特性的变化，如“阴阳二十五人”对五个不同地区人种的体态、体质及个性特征的描述。不同的社会地理环境导致不同的群居特点、生活习性及风俗习惯等，从而形成不同的个体心理特征。

把握中医心理学“整体性”特点，就要求在治疗过程中既要充分考虑心理因素以“治神”，又要顾及生理因素以“治身”，并结合自然环境的阴阳变化不断调整个体心理状态，使之与社会及自然环境保持和谐，以达到心身俱谐的整体和谐状态。

（二）边缘性

中医心理学是运用现代心理学的概念和框架，将中医理论中的心理学思想发掘出来形成的一门独立学科，是中医学与现代心理学相互交叉所形成的一门新兴的边缘学科，它是在当今多学科研究中医学的过程中所形成的。现代心理学发源于西方，而中医心理学源于中国古代，是用我国传统的思维方式对心理现象进行观察的理论和方法的集中体现。因此，这种交叉并不是中医学与心理学之间的简单的合并与组合，而是在体现中医学的基本特点的基础上，运用现代心理学的概念和框架，形成一门具有自己的学科特点和理论体系的独立的学科。中医心理学在许多方面与现代心理学的认识相吻合，如《灵枢·本神》中有近似认知过程的感觉、知觉、记忆、思维和想象等的命题和朴素的认识；七情学说包括的基本内容与情绪、情感等理论基本一致；《素问·汤液醪醴论》等篇的“志意”说涉及意志过程的有关内容，《灵枢·通天》《灵枢·阴阳二十五人》等篇几乎是讨论人格类型的专论等。这些论述与现代心理学在认识内容上虽然基本相同，但却体现了中医理论思维的基本特色，集中体现了中医认识心理活动的认识论、方法论。中医心理学在长期的实践过程中形成了自己独具特色的实践模式和理论体系，它既不同于传统的中医学，也不同于现代的医学心理学，具有交叉学科的边缘性质。

（三）实践性

中医心理学是受中国古代哲学思想的影响，在中医基础理论的指导下，在中医临床实践的基础上产生和发展起来的。它对于心理活动规律的认识，情志致病的机制，心理治疗的方法，调神养心的措施等，都是历代医家在长期的临床实践中创造、积累起来的，并反复经过临床实践的验证，提炼、升华为系统的知识体系，并反过来指导实践。据研究，现存的历代医籍中，心理治疗医案有 400~600 例，针药治疗心病的医案有 6000~10 000 例，这些都是来自中医心理临床实践的日积月累，已成为指导中医心理临床实践的巨大财富。此外，近年来还吸收了现代心理学的一些先进的研究和实践方式，并与中医心理学的内容结合后发展起来，并取得了很大的进展。所以，对于中医心理学的学习和研究，必须以临床实践为出发点和落脚点，以防病、治病为根本目的，否则，就不能发挥其应有的作用，也就丧失了生命力。

三、中医心理学的学科属性

中医心理学具有自然科学和社会科学的双重属性。自然科学是研究自然界各种物质运动、变化和发展规律的学科。中医心理学研究的对象是人，是对人体本身的认识，对疾病的认识以及对心身疾病的治疗等。如以提高疗效、养心长寿为目的，研究七情病因、心理病机、四诊辨证、因人制宜、“意疗”、各科心理、“四气调神”、“神去机息”等方面，属于自然科

笔记

学的范畴。社会科学是研究人类社会运动变化和发展规律的学科。人生活在社会中，必然受到社会环境的影响，中医心理学探讨人的心理现象与社会环境的关系，如研究东方背景、中医人事、“大医精诚”、阴阳思维、辨证领悟、诊治“心法”、“八正神明”等，属于社会科学的范畴。

四、《中医心理学》的基本内容

《中医心理学》的内容可以概括为理论和实践两大部分。全书总共分为以下六个部分。

（一）学科概论

即本书第一章内容。包括中医心理学的基本概念，中医心理学思想的源流，中医心理学的形成和发展，学习和研究中医心理学的意义和方法。力图让读者对中医心理学有个初步的了解，并掌握学习和研究中医心理学的思路、途径和方法等。

（二）理论基础

即本书第二章内容。论述中医心理学对心理现象形成的认识及构建其整个理论体系的基本理论基础。主要有以下六论：

1. 阐明人生理与心理关系的“形神合一”论。
2. 强调人体生命活动最高主宰的“心主神明”论。
3. 研究内外信息交流机制的“心神感知”论。
4. 阐明神志活动的内容及其与脏腑关系的“五脏神志”论。
5. 探讨人格分型及其与体质关系的“人格体质”论。
6. 运用阴阳理论解释睡眠及梦境的“阴阳睡梦”论。

（三）临床基础

即本书第三章内容。主要论述中医心理疾病的临床理论基础，包括中医心理疾病的概述、病因病机、诊法、治疗原则及常用的治疗方法。

1. **中医心理疾病概述**　涵盖历代医家对中医心理疾病的认识；中医心理疾病的定义；中医心理疾病的临床要点。

2. **中医心理疾病病因病机**　探讨导致心理疾病产生的因素；情志致病的条件、特点、机制；情志对脏腑气机的影响及情志活动异常所导致的常见病，如郁证、癫狂、不寐等病的病因病机。

3. **中医心理疾病诊法**　论述在中医望、闻、问、切四诊中如何对神进行观察和诊断，并注意医患心理活动对疾病诊断的影响。

4. **中医心理疾病辨证**　对中医心理疾病进行证候分析。在辨证中，重点分析鉴别神志病变、情志病变和睡眠失常等心理病证。

5. **中医心理疾病治疗原则**　论述了调谐阴阳、调节气血、心身同治、疏导情志、三因治宜、标本相得等心理疾病治疗原则的含义及应用等。

（四）心理疾病中医常用治疗方法

即本书第四章内容。详细论述中医治疗心理疾病方法如顺情从欲、开导解惑、情志相胜、移精变气、暗示诱导和志意以绳等意疗方法，又如疏肝解郁、涤痰开窍、活血化瘀、滋阴潜阳、养心安神和益智健脑等药物疗法，气功疗法，中医音乐疗法以及针灸疗法等的涵义、机制、范围、应用方法及临床意义等。

（五）常见中医心理疾病

即本书第五章内容。介绍常见中医心理疾病包括郁证、卑惵、不寐、脏躁、百合病、心悸、梅核气、癫狂等的病因病机、辨证论治、心理治疗、气功治疗、针灸治疗、病案举例及古代文献参考等。

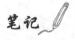

笔记

(六)中医心理养生

即本书第六章内容。中医心理养生基本原则强调:顺应自然、适应社会、形与神俱、动静合一、神情相应、审因制宜。中医心理养生常用方法应遵循"卫身先卫心"、"护形先护神"的原则。其基本内容包括清静养神法、养性调神法、节欲守神法、怡情畅神法、顺时调神法、动形怡神法。中医个体心理保健根据不同个体的特点对不同年龄、性别的心理调摄提出了不同的具体要求。

第二节 中医心理学简史

中国是世界文明发达最早的国家之一,中华民族有着悠久的历史文化,中医学源远流长,其中有关中医心理学的内容极其丰富,并有相当的系统性。中医心理学的形成和发展,经历了数千年的孕育过程。在这漫长的孕育过程中,它以中医理论为基础,汲取了中国历代文化的养分,受到中国古代哲学思想的巨大影响,在不断地总结疾病治疗方法、治疗效果和探讨发病机制的长期实践过程中,积累了丰富的临床经验,形成了自己独具特色的理论体系及实践模式。

一、中医心理学思想的源流

中医心理学作为一门独立的学科,出现于20世纪80年代,但在这之前却有着长达数千年的孕育过程。中国是世界心理学思想的最早策源地之一,各个时期历史文化皆蕴含着丰富的、不断发展的中医心理学思想。在中医学发展的各个历史时期,中医心理学思想往往是围绕着一定的主体内容展开的,与当时政治经济、科学文化的发展水平密切相关。

(一)远古至春秋时期的中医心理学思想

远古时代,社会生产力十分落后,人类生活非常艰苦,对于疾病产生的原因,常常被看作神灵惩罚或恶魔作祟。因而治病手段即是祈祷神灵的保佑和宽恕,或驱鬼,或避邪,或两者兼施。为人治病基本上由巫祝所为,古籍中所记载的许多传说中的名医,大都以巫祝疗病,上至王侯贵族,下至黎民百姓,无不以巫祝治病。西汉刘向在《说苑》中谓:"吾闻上古之为医者曰苗父。苗父之为医也,以菅为席,以刍为狗,北面而祝,发十言耳,诸扶而来者,举而来者,皆平复如故。"传说苗父为上古神医,他为人治病的时候把菅草编成席子,用草扎成狗,向北面祝祷,仅仅数十句咒语,被搀扶来的,被抬来的,都能康复如初。所谓"祝由",就是指在一定的形式下,通过语言、行为、舞蹈等方式为人治病,开始由亲近的人随意而作,慢慢地从家族、部落、地区中涌现出威望较高的长者,或者由知识较多、能说会道、经验丰富的人担任,这就是巫医的萌芽。以后随着原始社会的解体,夏商奴隶制度的建立,巫医历经了形成、鼎盛和分化的过程。由于巫卜的心理治疗并非都灵,随着生产活动的深入和医疗实践的积累,针药治疗开始出现了。这时,其中一些明白事理的巫医也开始留心针药知识,他们有较多的治疗和采药的机会,逐渐积累了一些医药知识,成为以针药为主、以心理治疗为辅助手段的医生,一些保守的成为愚顽守旧的巫医,形成了医和巫的分家。而早期的医学心理学思想也在此分化过程中产生并逐渐发展起来。

"祝由"作为远古时期的一种医疗活动形式,实际上包含了许多心理知识。《灵枢·贼风》曰:"其祝而已者,其何故也?岐伯曰:先巫者,因知百病之胜,先知其病之所从生者,可祝而已也。"可见"祝由"的本意是祝说病之缘由,即分析病因,究其实质,不过在当时不能正确究其原因,而是归结于神灵之类而已。清代吴鞠通对此作了阐释:"祝,告也,由,病之所以出也……吾谓凡治内伤者,必先祝由,盖详告以病所由来,使病人知之而勿敢犯,又必

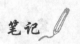

笔记

细体变风、变雅，曲察劳人思妇之隐情，婉言以开导之，庄言以振惊之，危言以悚惧之，必使之心悦诚服，而后可以奏效如神。”即通过解说分析疾病的起因，然后加以明言开导和行为诱导，来解除或减轻患者的心理压力、调整情绪和精神活动，以达到治疗疾患的目的。这一时期为中医心理学思想的萌芽期。

“祝由”虽然带有一定的迷信色彩，但我们绝不能简单地将“祝由”和迷信画等号，如《素问·移精变气论》说：“余闻古之治病，唯其移精变气，可祝由而已。”“移精变气”是指转移患者的注意力，调理患者紊乱的脏腑气机，最后使人体之阴阳恢复平衡，由此说明祝由与迷信是有较大区别的。另外，我们还应将后世声名狼藉之巫与医学心理学思想萌芽时期之巫区别开来。当然巫祝鬼神是医学发展的桎梏，排斥鬼神是医学发展的必然，但不能因此就把医学心理学思想萌芽时期之巫祝中的合理成分全部摈弃，对于《内经》所载的祝由疗法应当合理地扬弃，取其精华，去其糟粕。

（二）战国至西汉时期的中医心理学思想

春秋战国时期，是奴隶制度向封建制度过渡的时代，生产力有了很大的发展。当时诸侯割据，七国争雄，游士兴盛，诸子蜂起，学派林立，学术气氛十分活跃，医学心理学思想也因此得到极大地丰富。不仅医学，而且在医学之外的其他学科都出现了有关医学心理学思想的论述，最为突出的当属《内经》及先秦诸子学术思想中所包含的有关内容。

这一时期的《易经》《尚书》《山海经》《周礼》《左传》《吕氏春秋》等书，孔子、孟子、老子、庄子、荀子、孙子、韩非子等人，都不同程度地论及到心理学方面的问题，如儒家孟子提出的“性善论”与法家荀子提出的“性恶论”都是试图建立一套自己的人格模式假说。另外，在一些文学作品中也涉及心理学方面的知识，如《九章·抽思》说：“心郁郁之忧思兮，独永叹乎增伤”，洪兴祖注：“哀悲太息，损肺肝也”，提到了心理与疾病的关系。

在先秦的著作中，医学心理学思想较为丰富，具有代表性的是《左传》。《左传》在“六情”病因、心理病机、心理卫生等方面都涉及医学心理学的许多问题。《左传·昭公二十五年》提出了好恶喜怒哀乐为“六气”或“六情”。可以看出，《左传》重视情志致病，但不是简单机械地看待这一问题，是与“出入饮食哀乐”（《左传·昭公元年》）结合起来，注意到了心理状态与生理状态的密切关系。《左传·昭公二十一年》等篇还根据心理与行为上的异常情况，来判断躯体的病变，这些都说明古人已经开始重视心理因素在发病中的作用。另外，《左传》中讲到的延年却病之道，也包括心理卫生的内容。书中指出：起居、饮食、哀乐、思虑等不时不节都会影响到身心健康，须“改前心”以防病却病。这些论述可以认为是中医心理学理论的先声。

《五十二病方》一般被认为是秦汉之间的抄本，记载秦汉以前的一些医药学成果，较《内经》为早。全书共283方，祝由仅占15条，可见在当时药物治疗已经取代祝由而居于主导地位。《五十二病方》为《内经》理论体系的建立奠定了基础。

《内经》是我国科学史上的一部重要著作，它的产生在中国医学史上具有划时代的意义。它将古代哲学思想系统地运用于医学，确定了中医的整体观念，提出了藏象学说、经络学说，阐述了病因病机，制定了诊治大法，标志着中医理论体系的确立。在这一理论体系中，中医心理学内容是其中一个重要的组成部分。《内经》所论及的医学心理学内容极为丰富，从基本理论到临床实践涵盖内容极广。对于现代心理学所涉及的心理过程及某些心理现象，《内经》几乎均有所论及，如“生之来谓之精，两精相搏谓之神，随神往来者谓之魂，并精而出入者谓之魄，所以任物者谓之心，心有所忆谓之意，意之所存谓之志，因志而存变谓之思，因思而远慕谓之虑，因虑而处物谓之智”（《灵枢·本神》）。这里所讲的神、魂、魄、意、志、思、虑、智等就是指人的各种不同的意识和精神状态，包括知觉、记忆、思维、想象、意志和智慧等复杂的心理活动及认知过程。

笔记

《内经》在提出“心主神明”的同时，还认为人的心理活动与五脏都有关系，即“形神合一”，如“心藏神，肺藏魄，肝藏魂，脾藏意，肾藏志，是谓五脏所藏”（《素问·宣明五气》），把人的生理功能和心理现象联系起来。对于个体心理，《内经》也有专门的论述，《灵枢·通天》中将人根据其气质的不同，分为太阴之人、少阴之人、太阳之人、少阳之人、阴阳平和之人五种类型，并对不同类型的人的个体心理特征及治疗原则作了详尽的描述，如“太阳之人，多阳而少阴，必谨调之，无脱其阴，而泻其阳，阳重脱者易狂，阴阳皆脱者，暴死不知人也。”又如《灵枢·阴阳二十五人》篇根据阴阳五行学说，按人体禀赋不同的各种体质归纳为木、火、土、金、水五种类型，每一类型，又以五音的阴阳属性及左右上下等各分出五类，合为二十五种人。

总之，《内经》的产生标志着中医心理学雏形的形成，概括起来，主要体现在以下四个方面：第一，奠定了中医心理学的基础理论，如形神合一论、心主神明论、五脏情志论、人格体质论、阴阳睡眠论等；第二，《内经》中的“九气”“五志”理论为七情学说的发展奠定了基础，成为以后南宋陈无择定型七情学说的基本理论依据；第三，对心理过程、睡梦等心理现象、个体心身发展的特点、阴阳人格体质的形成等基本心理现象和心理规律都有了初步的认识；第四，丰富并发展了中医心理学临床实践方面的内容，如对四诊心法、心理病机、心理治疗、心理养生等都作了较系统的阐述。

当然，《内经》只是形成了中医心理学的雏形，它提出的众多理论还需在临床实践中验证、丰富和提高。此后历代的医学家，无论从基本理论还是医疗实践方面，都在《内经》的基础上极大地丰富和发展了中医心理学思想。

（三）东汉三国时期的中医心理学思想

东汉末年，战争疫乱屡起，人民饱受饥苦，死亡率也大为增高，客观上为医家提供了更多的实践机会。杰出的医家华佗、张仲景就出现在此期。医学家华佗，在心理治疗方面，有着许多精辟的论述及治疗验案。据《后汉书》记载，他治一太守久病，使之“盛怒”，“吐黑血数升而愈”，即“怒胜思”的心理疗法。《华佗神医秘传》中说：“忧则宽之，怒则悦之，悲则和之，能通斯方，谓之良医”，意即一个高明的医生，必须能针对患者不正常的情志，进行心理治疗，并明确地提出医“心”的重要，书中指出：“夫形者神之舍也，而精者气之宅也，舍坏则神荡，宅动则气散。神荡则昏，气散则疲，昏疲之身心，即疾病之媒介，是以善医者先医其心，而后医其身，其次则医其未病。”即强调指出了如果不注重调形养神，则必然神昏神疲，正气亏虚而招致疾病，说明华佗十分重视心理因素在致病中的作用，其所提出的“先医其心”的主张对后世中医心理临床实践有重要的指导意义。

张仲景所著《伤寒杂病论》蕴含着丰富的中医心理学思想，至今仍有效地指导着临床。对于病因，张仲景提出“千般疢难，不越三条”，即内因、外因、不内外因，尽管没有提到情志病因，但却为宋代陈无择等人明确提出情志病因提供了思路。这部著作最大的贡献在于确立了中医临床辨证体系，并强调心身调理的治疗思想，把精神和情志的异常变化作为诊断和辨证的重要依据，这其中包括了对心神疾病的辨证论治。书中对奔豚病作了形象描述：“奔豚病，从少腹起，上冲咽喉，发作欲死，复还止”，并明确指出本病“皆从惊恐得之”，创奔豚汤、桂枝加桂汤治之。《金匮要略》首载“脏躁”病名，描述其症状为“喜悲伤欲哭，像如神灵所作，数欠伸……”，指出患脏躁病的患者，无故悲伤欲哭，或哭笑无常，连续打哈欠，伸懒腰，动作言语都不能自控，似有“神灵附体”一般。可见脏躁是一种精神障碍性疾病，其病因以情志刺激为多见，并创“甘麦大枣汤”治之。对诸如百合病、惊悸、失眠等常见的与心理因素密切相关的疾病也都确立了一系列完整的理、法、方、药及辨证论治的原则，今天仍为临床医生所遵循，对临床治疗具有重要的理论指导意义。另外，张仲景创立了不少治疗心神疾病的有效方剂，如柴胡加龙骨牡蛎汤、甘麦大枣汤、酸枣仁汤、百合地黄汤等均是至今

笔记

治疗心神病证的常用方剂。

东汉末年的王叔和在对脉诊的研究中，发现了许多情志变化在脉象上的反应，如《脉经》卷四有脉“滑者鬼疰”，“浮洪大长者，风眩癫疾。大坚疾者，癫病”等。

(四) 晋至隋唐时期的中医心理学思想

通过西晋的短期统一，南北朝的分裂局面，至隋代又复归于统一。到了唐代，中国封建社会的经济、文化达到历史上空前的繁荣，中医心理学思想也得到进一步的发展，主要体现在三个方面：第一，《内经》的整理和注释使心理学思想得到进一步的阐释和发挥。第二，在《内经》的基础上，对个体心身发展的认识得到了进一步的深入。第三，在心神疾病、心理病机、心理卫生的探讨和阐述及益智方药的收集和整理等方面都取得了很大的发展。巢元方及其所著《诸病源候论》和孙思邈及其所著《备急千金要方》就是这个时期的杰出代表。

《内经》的整理和注释在这个时期内也有很大的成效，其蕴含的医学心理学思想也得以进一步的阐发。西晋皇甫谧编纂《针灸甲乙经》，南朝全元起第一次注释《素问》，隋唐杨上善重新分类编次，并加注释为《黄帝内经太素》，唐宝应年间王冰注《黄帝内经素问》，对后世影响很大，至今仍广为流传。皇甫谧《针灸甲乙经》重视针灸中的心理效应，强调“刺神”的重要性，主张根据患者“形、性、血、气”之差异而运用不同的针灸方法，其中的“性”即指人的心理特点，或是性格特征，这些均是对《内经》中《灵枢》有关思想的发挥。王冰的医学心理学思想主要体现在调神养生及对五志的阐发方面。他强调养心对于养生的重要意义，其养生思想可概括为“寡欲、守静、致柔”。对于五志，他也作了清晰的阐释：“喜”为“悦乐也，悦以和志”；“怒”为“直声也，怒以威物”；“忧”为“虑也，思也”；“恐”为“恐以远祸”；“思”为“思以成务”；还对五志病机和情志相胜理论作了进一步的论述和发挥。

随着临床分科的细化，对个体心身发展特点的认识也逐步深入。隋代巢元方《诸病源候论》五十卷中，对各科的证候记载颇详，分出妇、儿、疮及五官各科，总计1729种证候。唐代孙思邈《备急千金要方》首列妇孺疾病，亦重视个体心身发展，提出了避免先天性“颠痴顽愚”的一些优生方法。《诸病源候论》在《内经》关于个体心身发育阶段理论的基础上，对婴幼儿心身发展规律加以归纳和发挥，首先提出“变蒸”学说，用“变蒸”来概括出生后576天以内的婴幼儿迅速发育的心、身现象：“小儿变蒸者，以长血气也。变者上气；蒸者体热。”并努力寻找其中的周期规律，如《备急千金要方·少小婴孺方》记载：一变时“应和人”，二变时“能咳笑”，八变时“知欲学语”。尽管这个学说还不够完整，曾引起了后世各家的激烈争论，但在对婴幼儿心身发展的认识上，不能不说是一个很大的进步，对妇、儿分科发展也有着积极的意义。

心神疾病的临床研究在这个时期也更为广泛和深入。《诸病源候论》《备急千金要方》《外台秘要》等综合著作都分门别类地记载了许多心神疾病。《诸病源候论》论及的心神症状达四五十种之多，而且辨析较为详细。孙思邈较为完善地整理并发展了《内经》的脏腑辨证思想，他把某些心理活动的异常变化看作是内在脏腑病变的部分症状，从而把心理因素对疾病的影响纳入到脏腑辨证体系，指出：“心气虚则悲不已，实则笑不休……悲忧思虑则伤心，心伤则苦惊喜善忘。”治疗方面《心虚实》中提出：“治心实证，惊梦，喜笑恐畏，悸惧不安，用竹沥汤。”“治心不足，善悲愁恚怒……善忘，恐不安，妇人崩中，面色赤，茯苓补心汤。”由此可以看出，孙思邈对心神病证的辨证论治是将理、法、方、药密切联系在一起的。

在心理养生方面，孙思邈受当时盛行的佛教及儒家、道家思想的影响，以“养性”来概括养生之道，强调调神养心的重要意义。在《备急千金要方》中，“养性序”提出的养生五难，其

笔记

中有四条谈到精神心理学的调摄;“道林养生”还提出十二少、十二多,较为全面地涉及心理养生的各个方面。葛洪的《抱朴子·内篇》、陶弘景的《养性延命录》与孙思邈提倡的养性思想相似,也都强调养生的主旨在于养性。

隋唐医事制度也体现了该时期的医学心理学发展状况,如在太医署中均设有祝禁科,并设有咒禁博士、咒禁师等医疗官职。如果把祝禁科看成最早的原始蒙昧的心理治疗科,那么咒禁博士、咒禁师等可谓官方命名的最早的“心理治疗医生”。

(五)宋金元时期的中医心理学思想

宋、金、元时期是我国封建社会科学技术高度发展的时期,中医心理学思想也随着医学的发展而发展。概括起来,主要集中体现在三个方面:第一,七情学说走向成熟并定型。第二,金元四大家将《内经》的医学心理学思想融会到自己的学说中去,成为各自学术理论的一个组成部分,从不同的角度丰富和发展了中医心理学思想。第三,心理治疗水平得到了很大程度的提高。

南宋陈无择的《三因极一病证方论》提出著名的“三因论”,将各种致病因素归结为内因、外因、不内外因,统称为“三因”。把六淫致病归于外因,七情致病归于内因,其中七情即“喜、怒、忧、思、悲、恐、惊是也”,明确提出了七情的概念。陈无择不仅明确提出了“七情”的概念,还指出了七情所致的各种病证,如《三因极一病证方论·内所因心痛证治》认为“心痛证”为“喜怒忧郁所致”;《内因腰痛论》一节有“失志伤肾,郁怒伤肝,忧思伤脾,皆致腰痛”;《五劳证治》一节,陈无择论述肝劳、心劳、脾劳、肺劳、肾劳皆因“用意施为,过伤五脏,使五神不宁而为病”,所创立的“七气汤”、“大七气汤”、“小定志丸”、“菖蒲益智丸”等方剂,已成为中医治疗情志疾病常用而有效的方剂。另外,陈无择并不孤立地看待七情病因,认为“七情”与“六淫”可交互为病,即“淫情交错”的情况。陈无择的七情理论对中医心理学发展有着极大的贡献,标志着七情学说的成熟与定型。

宋、金、元时代是中医学术思想活跃的一个时期,出现了中国医学史上著名的金元四大家,即刘完素、李东垣、朱丹溪和张从正。

刘完素以倡“火热论”著称。他在阐释《素问·至真要大论》病机十九条时,大量地观察了异常的心身现象作为火热证的辨证论治依据,提出“五志化热”的著名理论,即“五脏之志者,怒、喜、悲、思、恐也……若五志过度则劳,劳则伤本脏,凡五志所伤皆热也。”因而提出一套降心火、益肾水为主的治疗火热病的方法,并注重调理情欲,这当然也包括心神疾病的治疗。

“补土派”的李东垣倡导“百病皆由脾胃衰而生”,而脾胃受损的原因主要有饮食不节、寒温不适、劳役过度及情志因素,其中情志因素常为先导。他在《脾胃论·安养心神调治脾胃论》中说:“因喜、怒、忧、恐,损耗元气,资助心火,火与元气不两立,火胜则乘其土位,此所以病也。”这里明确说出情志过度耗伤元气是饮食失节、寒温不适等因素损伤脾胃的前提。同时李东垣还观察到在脾胃疾病中,心理因素与其他病因的相互联系,如他在书中指出:“先由喜、怒、悲、忧、恐,为五贼所伤,而后胃气不行,劳役饮食不节继之,则元气乃伤。”

“养阴派”的朱丹溪,以“阳常有余,阴常不足”立论,他认为阴气难成易亏,在青壮年时代就强调“戒色欲”,“以养阴精”,“老人内虚脾弱,阴亏性急……百不如意,怒火易炽”(《格致余论·养老论》),从阴常不足出发分析老年人身心特点,所以提倡“收心养心”,调养神明,节欲以养阴精,淡泊以涵神气,而制有余之阳。在杂病的辨证论治上,朱丹溪提出了以气、血、痰、郁四字为纲,六气致病为目的见解,创造了著名的越鞠丸,以治疗由七情内起而致诸气失调的病证,此方至今仍为治疗心身疾病的常用方剂。

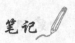

笔记

“攻下派”的张从正是该时期的杰出代表,他对心理病因、心理病机及一些心神疾病的诊治和预后等方面都有许多精辟的论述。在心理治疗方面，其理论和实践都达到了较高的水平。

在病因病机的分析上，张从正多次强调由于人的社会和经济地位的不同，心理状态及其对疾病的影响也有差异。如他在《儒门亲事·过爱小儿反害小儿说》中指出："善治小儿者，当察其贫富贵贱治之……贫家之子，不得纵其欲，虽不如意而不敢怒，怒少则肝病少；富家之子，得纵其欲，稍不如意则怒多，怒多则肝病多矣。"另外，张从正还紧密结合临床深入地阐发心理病机，他认为："疝气……或因号哭忿怒，则气郁之而胀"，"水肿睾丸"有"因惊恐得之"，"雀目不能夜视及内障，暴怒大忧之所致也"。他还注意到妇科多情志病，从他的心理治疗验案来看，多数都是女性。妇科杂病中他认为"乳汁不下"的原因之一是"因啼哭悲怒郁结，气溢闭塞，以致乳脉不行"，"小产"也有"忧恐暴怒，悲哀太甚"的原因。

张从正还注意到情志过度所导致的疾病。《儒门事亲》中的"九气感疾更相为治衍"一节，是他心理学思想的集中体现。他首先对《素问·举痛论》中怒、喜、忧、思、悲、恐、惊七情病机和症状进行了详细的阐发。他说："怒气所至，为呕血，为飧泄，为煎厥，为薄厥，为阳厥，为胸满胁痛；食则气逆而不下，为喘渴烦心，为消瘅，为肥气，为目暴盲，耳暴闭，筋解，发于外为疽痈。"

在治疗方面，张从正用攻法时很注意患者的个性差异，即将患者不同的个性心理特征作为是否用攻法的参考依据，将中医心理学思想灵活地运用于中医临床实践当中。在吐法的运用上，他综合地考虑了各种心理因素对吐法治疗效果的影响，如《儒门事亲》在"禁吐八条"的前四条是："性行刚暴，好怒喜淫之人，不可吐；左右多嘈杂之言，不可吐；病人颇读医书，实非深解者，不可吐……病人无正性，妄言妄从，反复不定者，不可吐……"强调治疗过程中不可忽视心理因素的重要作用，形成了自己独具特色的治疗方式。

张从正的医学心理学思想还突出地表现在心理治疗方面。其理论和临床实践在古代医家中都达到了登峰造极的水平。《儒门事亲》中载有心理治疗医案10余例，体现出他对情志相胜疗法尤为擅长。有关情志相胜的心理疗法，《儒门事亲》在前一部分进行了精辟的论述，又在后面附以大量的医案加以印证。如"一富家妇，伤思虑过甚，二年不寐，无药可疗。其夫求戴人诊之，曰：'两手脉俱缓，此脾受之也，脾主思故也。'乃与其夫以怒而激之。多取其财，饮酒数日，不处一法而去。其妇大怒，汗出，是夜困眠。如此八九日不寤，自是而食进，脉得其平。此因胆虚不能制脾之思虑而不寐，今激之以怒，胆复制脾，故得寐也。"此为怒胜思治疗失眠。此外，张从正还经常使用多种多样的心理治疗方式。他说："余又尝以巫跃妓抵，以治人之悲结者，余又尝以针下之时便杂舞，忽笛鼓应之，以治人之忧而心痛者。"这里谈到行为引导，转移注意，语言开导，情志改变及配合针药等各种手段，因人制宜，各奏其妙。

北宋对医学著作出版和医疗设施比较重视，于1057年专门设立校正医书局，命掌禹锡，林亿、高保衡、孙兆等校正医书，上至《内经》下及唐代许多医学著作都得以校勘出版，这对整理和发展中医理论，包括中医心理学都有着积极的意义。这个时代局方盛行，如王怀隐《太平圣惠方》，陈师文《太平惠民和剂局方》，寇宗奭《本草衍义》等，都大量记载了治疗心身疾病的许多方剂。宋代的医学分科也得到进一步的发展，如北宋钱乙《小儿药证直诀》以及南宋《小儿卫生总微论方》等儿科专著，谈到了小儿心身发展的特点和客忤等心身疾病；南宋陈自明《妇人大全良方》等妇科专著，谈到妇女心身特点及心理卫生等问题；北宋宋慈的《洗冤录》等法医著作，也涉及一些法医中的心理现象。总之，这一时期，中医心理学思想的发展较为全面，且有一定的深度，达到了空前水平。

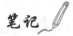

笔记

（六）明清时期的中医心理学思想

明、清两朝处于中国封建社会的后期。明代前期社会较稳定，科学文化有一定的发展。这一时期的医学虽不似金元时期有四大家的学术争鸣和创新，但在医学心理学文献集成、临床各科的心理治疗等方面也有一定的发展。清朝初年医学鼎盛一时，但清末民族危机深重，帝国主义入侵，而当时西方的科学技术也随之涌入中国，冲击着中国的传统科学技术，医学也同样受到了很大的影响，但中医学的理论体系仍完整地保存了下来。

清代温病学派兴起，首先是叶天士提出了温病的卫气营血辨证，以后吴鞠通又提出了三焦辨证，他们都重视温病过程中的心理现象，将其作为辨证的重要参考依据。如叶天士创立的卫气营血辨证以“心神不安，夜甚无寐，或斑点隐隐，即撤去气药”作为温邪由气分深入营分的标志，指出当邪入营分，或逆传心包时，可出现明显的神志、睡寐等心神异常，疾病因此可能从量变转为质变，临诊时必须注意。同样，在吴鞠通的温病三焦辨证中，当温邪深入下焦时，以神昏谵语，手足瘛疭、项强口噤、热甚痉厥、神倦欲寐等异常的心神现象作为辨证的主要依据，此时急用“三宝”开窍息风，定惊安神，并进加减复脉汤、大定风珠等汤剂。

明、清两代医家对《内经》的注释体现出这一时期中医心理学理论研究的活跃程度。如明代万历年间马莳著《黄帝内经素问注证发微》《黄帝内经灵枢注证发微》，明天启年间张介宾著《类经》，明崇祯年间李中梓著《内经知要》，清康熙年间张志聪著《黄帝内经素问灵枢集注》等。其中，《类经》极具丰富的医学心理学思想，它对藏象五志论、心主神明论等都作了精辟的论述和补充，对祝由、巫医等作了透彻的剖析，还精选了有关情志病的《内经》经文编入了会通类，对后世产生了较大的影响。

明清印刷事业有所发展，所以医学全书、类书、丛书大量刊行，由此中医心理学文献也得以集成。如明永乐年间政府编成的大型类书《永乐大典》，明嘉靖年间徐春甫著的《古今医统大全》，明万历年间龚廷贤著的《寿世保元》，明天启年间张介宾著的《景岳全书》，尤其是清雍正年间政府组织编纂了大型类书《古今图书集成》，其中有《医部全录》520 卷。这些著作或类编，或专题，或收集整理了大量有关医学心理学的资料，如胎教、客忤、变蒸、癫狂等丰富的医学心理学内容，体现了明清时期的医学心理学思想。

七情学说在这一时期已广为人知，许多医家将七情疾病列为专项研究。自南宋陈无择将情志因素明确概括为七情以后，在宋金元时代宗其说的人还不是太多，到了明清时代，医家已经普遍接受了这一提法。如明·陈实功的《外科正宗》，明·龚廷贤的《寿世保元》，明·傅仁宇的《审视瑶函》，清·王旭高的《医学刍言》，清·黄凯钧的《友渔斋医话》等。可见七情学说的运用已遍及病因、病机、诊断、治疗、预防、康复等多个方面，在临床各科均有所及。

心理治疗方面，除散见于徐春甫、李时珍、龚廷贤、张景岳、胡慎柔、张石顽等医家的个人著述外，明清还出现了较大型的医案类编，这也是本时期中医心理学发展的一个特点。如明代江瓘编纂的《名医类案》，清代魏之琇收集的《续名医类案》，清代俞震汇集的《古今医案按》都记录了卓有成效的心理治疗医案。这些类案较为系统地收集了治疗心身疾病的历代精粹。如对治疗“七情”“相思”“诈病”“神志”“哭笑”“惊悸”“不寐”“鬼疰”“谵妄”“癫狂”“肝郁”“脏躁”“百合病”等情志疾病的医案，分类收录，记载甚详。《名医类案》收集的心理治疗医案所涉及的心理疗法除情志相胜疗法外，还有两极情绪疗法、激情刺激疗法、暗示疗法等。俞震的《古今医案按》的“七情”类分别按喜、怒、忧、思、悲、恐、惊的顺序排列，每类精选 1~3 例，来阐述其心理治疗思想。此时期长于心理疗法的医家有明代的张景岳、龚廷贤、万全等及清代的喻嘉言、徐洄溪、叶天士等。

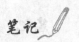

笔记

此外，明清时期药物学方面的成就也是巨大的。最著名的是李时珍的《本草纲目》，其他还有赵学敏的《本草纲目拾遗》，吴仪洛的《本草从新》，汪昂的《本草备要》，它们对治疗心身疾病的方药研究都有不同的贡献。明末卢复从《证类本草》和《本草纲目》中摘出所引的《本经》原文，辑成《神农本经》三卷。这些中药学专著对于我们今天研究心理治疗药物是十分可贵的资料。

清康熙年间，汪昂在《医方集解 · 勿药元诠》中还谈到了不少心理治疗和心理卫生的古代格言。在妇幼心身疾病诊疗和心理卫生方面，明嘉靖年间万全的《幼科发挥》、明万历年间武之望的《济阴纲目》、清康熙年间亟斋居士的《达生编》、清乾隆年间陈复正著《幼幼集成》及沈金鳌的《幼科释迷》等书，均有不少独到的见解。

对脑的认识在这一时期较前期也更深入。明代李时珍《本草纲目》中有"脑为元神之府"的提法，清代王清任著《医林改错》，提出"灵机记性不在心在脑"的观点，并指出脑与各感官之间的联系及脑髓生长与智能发展的关系，并结合临床论述了脑的生理、病理与心理障碍的关系，这些理论对中医心理学的发展起了积极的推动作用。

总之，在几千年中国传统文化的积淀中，逐渐形成了丰富的中医心理学思想，正如美国心理学家莫菲（Murphy）在《近代心理学历史导引》中指出："世界心理学的第一个故乡是中国"。大量的蕴藏于中国古代哲学中的中国心理学思想与中医学互相渗透，互相影响，奠定了中医心理学的理论基础，促进了中医心理学理论体系的形成。

二、中医心理学的形成与发展

（一）中医心理学的形成

中医心理学理论自《内经》算起已有两千多年的历史，但都是蕴含于古代哲学及传统的中医理论当中。中医心理学思想的研究也是散见于各类中医著作之中，且大多属于对个体病案治疗的心得体会，在理论上研究较多的，是对于七情病因、病机的探讨。"心理学有一个漫长的过去，却只有一个短暂的历史"［艾宾浩斯（Hermann Ebbinghaus）语］。中医心理学也不例外，在漫长的发展过程中，虽然是自成体系而客观存在于中医学之中，但一直未能明确分化出来形成一门独立的学科。直至20世纪80年代初，"中医心理学"作为一个学科概念才被王米渠等人首次明确提出。第一篇以这一术语公开发表的论文是由中国中医研究院研究生班的王米渠等人撰写的，北京大学陈仲庚指导的"中医心理学说初探"，发表于《成都中医学院学报》1980年第3期。自此，中医心理学的研究工作在全国各地陆续开展起来，开始出现了一些地区性的中医心理学研究组织，并召开了一些学术会议。1982年11月成都中医学院建立了中医心理学研究组，1984年6月福建中医学会召开了福建省中医心理学学术座谈会暨福建省中医心理学研究组成立会议。1985年在成都召开的首届中医心理学学术会议，标志着中医心理学已不再只是作为中医心理学思想或者心理学的一部分而存在，而是作为一门新兴学科正式形成。这门学科有自己的理论基础、专业著作、专业人才、研究组织及全国性刊物等，初步形成了自己独立的知识体系，如阴阳整体论、水火五行论、心主神明论、藏象五志论等理论基础，提出了阴阳人格体质学说、阴阳心身发展学说、阴阳睡眠学说、阴阳思维学说、阴阳性差学说、七情学说、心理辨证、四诊心法、中医心理治疗等学说。这些理论及学说体现了中医学思维的特点，奠定了中医心理学的理论基础。

（二）中医心理学的发展

中医心理学自形成之后便在中华大地上迅速发展起来，出现了不可阻挡的势头，特别是2013年我国第一部《精神卫生法》颁布实施以来，中医心理学受到国内外广泛关注。中医心理学的理论研究从极个别、零星自发的研究走向有一定规模的、系统的研究，学术活动逐渐由地区性的发展为全国性的。在学术组织、理论研究、教学、科研、临床等方面均出现

笔记

了前所未有的发展局面。从1985年12月在成都召开了第一届全国中医心理学学术会议开始，迄今已经召开了十四届全国或国际中医心理学学术会议，并创办了专科杂志《中医心理学论丛》。1986年，在中国中医研究院针灸研究所薛崇成、杨秋莉的主持下，编制了五态性格测验表，并进行了全国性五态性格调查。部分中医院校开设了中医心理学课程或讲座，有的中医药院校还成立了中医心理学教研室。1986年12月由全国14所中医院校及研究机构共同编写的高等中医院校《中医心理学》试用教材由湖北科学技术出版社出版发行。一些中医心理学研究组织也相继成立，如1986年中华全国中医学会委托福建中医学会举办"中医心理学讲习班"；1988年1月在福州召开了由上海中医药大学、福建中医药大学、广西中医药大学等8所中医院校参加的"首届全国中医心理学教学研讨会"；1992年8月在第六届全国中医心理学学术会议上正式宣布成立了"中国中医心理学研究会"；2002年8月，"全国中医药高等教育学会中医心理学教学研究会"在贵阳成立；2006年6月，"世界中医药学会联合会国际中医心理学学术会"在北京成立。2015年8月，第五届国际中医心理学与睡眠医学大会上宣布成立了我国第一个"中医心理规范化培训基地"，这预示着我国中医心理培训迈向了规范化培训的轨道，必将会带动行业内和行业外中医心理人才的全面发展，培养出中医心理学的骨干队伍。

中医心理学的概念在20世纪80年代被明确提出后，经过这些年的发掘、整理、提高，逐渐建立起了较为系统的学科理论体系，出版了一批中医心理学专著，如王米渠的《中医心理学》《中医心理治疗》《中医心理学纲要》等，马朋人、董建华的《实用中医心理学》，张子生的《历代中医心理疗法验案类编》，何裕民的《中医心理学临床研究》，闵范忠、何清平的《新编中医心理学》，张伯华的《中医心理学》，董湘玉的《中医心理学》，董湘玉、李琳的《中医心理学基础》，杜文东的《中医心理学》等。这些专著的出版使中医心理学学科的理论和实践不断完善和深化，极大地促进了中医心理学学科的发展。

中医心理学是极有发展前途的一门新学科。随着社会经济的快速发展，生活节奏的加快，由心理因素引起的疾病越来越多，心理学和心理治疗作用更显重要，也必将受到越来越多的重视。中医心理学以其独具特色的理论体系和实践模式在治疗一些心身疾病中取得了良好的临床疗效并展现出一定的优势。以后要逐步建立和发展一批中医心理学的研究机构，创建中医心理学实验室，设立专科门诊、病房，创办专科医院，建立比较完整的中医心理学理论、临床、科研与教育体系，培养一支具有扎实的中医与心理学理论及临床基础的学术队伍，促进中医心理学学科的不断完善和发展，为中国及世界人民作出更大的贡献。

第三节　学习和研究中医心理学的意义和方法

中医心理学是传统中医学与现代心理学相结合的产物，是在新的形势下两个不同学科相互融合而形成的一门新兴学科。明确研究和学习中医心理学的意义和方法，才能把握该学科的发展方向和前进目标，开拓和发展中医心理学。

一、学习和研究中医心理学的意义

（一）中医学与现代心理学的结合是中医学发展的必然趋势

进入新世纪以来，随着科学技术的进一步发展，各学科很快呈现出高度的分化和高度的综合，不断产生出新的边缘学科。中医学本身的特点使它与各学科之间的联系越来越紧密，容易与不同学科领域之间融会贯通而形成新的学科。中医学源于中国古代哲学，现代心理学源于西方哲学，两者在认识论上有很多一致的地方，容易形成结合点。在对心理现

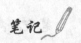

笔记

象规律的认识上，如中国古代哲学中有关“形神关系”、“心与物的关系”、“知与虑的关系”等的论述，与西方哲学中的“反映”、“意识”、“注意”、“感知”等概念非常相似。因此，两者的结合便形成了中医心理学，这种结合也是中医学发展的必然趋势。

中医心理学的形成也是中医学发展的过程之一。在中医学传统理论中，虽没有明确提出“心理学”的具体名称，但是在理论和实践中都具有丰富的“心理学”内涵。《内经》中就已经具备了中医心理学的雏形，以后经过历代医家在理论上不断补充和完善，在实践中反复运用和验证，并与现代心理学知识相互渗透、相互结合，才使其理论体系日臻成熟。

中医心理学的主脉发自中医学，现代心理学对它也有一定的影响，因而形成了不同于其他心理学的独特的理论体系及实践模式，它以其独特而丰富的内容，在中医医疗卫生保健中发挥着重要的作用。

（二）中医心理学体系的完善是实现中医现代化的途径之一

中医学具有悠久的历史，在形成和发展的过程中，必然受到当时的历史文化和社会背景的影响，以及科学技术水平的限制，因而具有一定的局限性。历史发展到今天，传统中医就必然要接受现代科学技术洪流的巨大冲击，同时也面临着自身的变革，因此，中医现代化就成为历史的必然。实现中医现代化的途径是多方面的，有从朴素唯物论思想到辩证唯物主义的转变，有从借助古代哲学而形成思辨定性的理论概念到与现代科学技术手段相结合而实现的定量化的系统理论，有从传统的诊断方法及相应的治疗方法到现代的实验分析和仪器测试等。其中，中医心理学是中医心理思想升华的产物，它既体现了东方文化的精华，又是对现代心理学的有益补充和进一步的深入；它既顺应了中医现代化的潮流，又是中医现代化的重要组成部分；它既能催化中医固有框架实现现代化，又能使中医治疗方法更加丰富多彩。中医心理学从中医学中分化出来，必将促进其原有框架的改变而向现代化迈进。因此，研究和学习中医心理学，不单纯是整理和发掘中医学中的心理学内容，更重要的是以此为基础，探索实现中医现代化的途径与方法，为最终实现中医现代化而贡献力量。

（三）中医心理学知识的掌握和运用是现代中医师必备的素质

现代健康观念认为，除生理健康之外还必须具备心理健康。现代的疾病观念认为，除机体的病理变化之外，还包括心因性疾病。在致病因素方面，不仅生物因素、物理因素和化学刺激因素能导致疾病，社会及心理因素同样也能引起疾病，许多疑难病症诸如肿瘤、心脑血管疾病、糖尿病等所伴随的心理问题也直接影响着药物的治疗效果及疾病的预后。因此，治疗疾病的手段，不但要运用药物、针灸、理疗等方法，还必须配合各种心理疗法。其中有些疾病，心理治疗还是主要的治疗手段。中医心理学的任务，就是将具有中医特色的心理学的理论和技术手段运用到中医的医疗实践中，用以改进中医防治疾病的措施，提高医疗保健质量，促进人类的身心健康。

中医心理学以其丰富多彩的、具有特色的心理治疗方法，为心身疾病的临床治疗提供了有效的治疗手段。作为现代的中医师，必须对此有清醒的认识，掌握人的心理过程和个体的心理特征，认识心理活动与健康、疾病的关系是非常必要的。同时，还要培养自身良好的心理素质，有意识地把心理治疗恰当地运用到临床实践之中。在医疗服务过程中，还要保持良好的医患关系，只有保持医生与患者之间良好的心灵沟通，才会保证医疗服务质量，从而提高治疗效果。因此，中医心理学是现代中医师应当接受的再教育，是高等中医院校学生的必修课。在中医医疗实践中，如果只掌握中医的某些基本理论和治疗手段，不能全面、准确地掌握中医心理学，就不可能成为一个合格的现代中医师。

（四）中医心理学是中医心理卫生保健的基础

心理卫生保健，传统中医称为“养心”“调神”“摄生”等，现存最早的中医理论专书

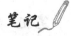

笔记

《内经》中的《素问·四气调神大论》《灵枢·本神》等，就有关于心理养生的论述。如《素问·上古天真论》提出“治未病”的积极预防疾病的思想，指出“恬淡虚无，真气从之，精神内守，病安从来”、“是以嗜欲不能劳其目，淫邪不能惑其心”。《素问·阴阳应象大论》中记载：“是以圣人为无为之事，乐恬淡之能，从欲快志于虚无之守，故寿命无穷，与天地终，此圣人之治身也。”由此可见，养心调神，是中医心理学所具有的独特的理论核心和卫生保健措施，只有把传统的养心调神思想上升到中医心理卫生学的高度去认识，才有利于促进中医养生理论和实践的发展；同时，只有把现代心理学与中医养生思想相结合，心理卫生保健的内容才会更加丰富、深入。只有发展中医心理学，充分发挥中医心理卫生保健作用，才能为人类的身心健康作出应有的贡献。

二、学习和研究中医心理学的方法

（一）整理研究传统的心理学思想

中医传统的心理学思想，受到中国古代哲学思想的影响。因此，在全面了解古代哲学思想中有关心理学方面内容的基础上，整理研究古典医籍中的相关内容，并使之系统化、条理化，从而了解古代心理学思想的形成、理论基础、学术特点、实践运用等，为研究和学习中医心理学奠定基础；整理、归纳传统的心理治疗方法和具体方药，为今后的临床实践提供思路和条件，做到“法于往古，验于来今”，古为今用，更好地发挥中医心理学在治疗疾病及养生保健中的作用。

（二）理论联系实践

人的心理活动随着社会的变迁、环境的改变、思想意识的转化等因素而不断变化。因此虽然传统的心理学思想反映了东方文化的特点，并在当时有其先进性和实用性的一面，但是，随着历史的发展，人类文明的进步，人们的思想观念必然会发生变化，所以，继承之中切不可生搬硬套，必须理论联系实践，使理论不断地得到升华和提高，并反过来指导实践。

现代心理学起源于西方，东、西方文化的差异以及人生观、世界观的不同，决定了处于东、西方不同地域和社会制度下的人们对事物认识的角度、所形成的心理活动、处理问题的方法等均有所区别。所以，研究和学习过程中要结合中国现代国情，通过临床实践和对生活实践的观察，了解我国现代人群中心理活动的规律、表现及其与社会变化的关系等，从而形成具有中医特点的心理学理论，并且有效地指导临床实践，更好更快地治疗各种心身疾病，为人们的心理健康服务。

（三）合理运用现代科学技术手段

中医现代化，实质上就是运用现代科学技术手段来研究中医学，使之形成新的理论以指导临床。中医心理学是新兴学科，在其形成、完善和发展的过程中，合理地运用现代科学技术手段是非常必要的。如运用声、光、电等物理手段及控制论、系统论以及生物信息学等先进科学技术的手段和方法，对人的心理、生理进行测验而确定相应的指标，使其量化而有利于操作，或者更深入地研究一些心理现象的内在机制等。最具有代表性的为王米渠教授的“恐伤肾”“怒伤肝”等心理学实验研究，其中在“恐伤肾”实验研究中，以七情研究为切入点，以惊恐刺激为造模方法，从器官、细胞、乃至分子水平进行深入研究，利用身心医学、情绪心理学和证候—基因组学的研究方法，进而实现中医理论研究的新突破。总之，中医心理学是一门边缘性、综合性学科，在学习和研究过程中，只有合理地运用多学科的理论和技术手段，才能使这门学科不断发展而发挥其应有的作用。

（王玉花　王立红）

笔记

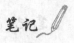

复习思考题

1. 如何理解中医心理学的含义？
2. 中医心理学的特点有哪些？
3. 各个历史时期的中医心理学思想的具体体现有哪些？
4. 医学心理学与中医心理学是否是两个独立的学科体系？
5. 学习和研究中医心理学的意义有哪些？如何才能学好中医心理学？

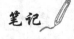

笔记

第二章　中医心理学理论基础

目的要求

1. 掌握　形神合一论、心主神明论、心神感知论、五脏神志论的概念及含义。
2. 熟悉　阴阳睡梦论的概念及含义。
3. 了解　人格体质论的概念及含义。

第一节　形神合一论

形神合一论是中医学的指导思想——整体恒动观在中医心理学中的具体体现。《内经》在古代朴素唯物主义和辩证法思想的指导下，在长期医疗实践经验积累的基础上，通过对人体生理和病理状态的分析，用整体恒动观来阐明形与神之间既对立又统一的辩证关系，发展形成了"形神合一"理论。该理论的建立不但对中医学的发展作出了贡献，也体现了中医心理学的生理心理整体观，为中医心理学的发展奠定了理论基础。

一、神的概念及其含义变迁

"神"的概念有广义与狭义之分，广义的"神"，指一切生命活动的外在表现，包括眼神、面色、声音、言语、应答反应等；而狭义的"神"，则指精神、意识、思维、情感、心理等活动，包括魂、魄、意、志、思、虑、智等思维过程与喜、怒、忧、思、悲、恐、惊等情志改变。广义的神与狭义的神关系密切，广义的神包括狭义的神，狭义的神是广义的神的重要组成部分。在中医心理学中，神的涵义特指狭义的神，其基本范畴相当于现代心理学中的心理过程。

"神"的观念最早产生于原始社会后期，其含义变迁经历了唯心论与唯物论、有神论与无神论之间的斗争，形成了一个由现象到本质、由不甚正确到较为正确的认识过程。在新石器时代，人类尚处在蒙昧阶段，原始人在生产劳动和采集渔猎活动中，对周围的环境和一切变幻莫测的自然现象进行摸索、思考和总结，并产生了复杂的幻想。例如，把平时在生产活动或在采集渔猎中得到的收获，看成是自然界的恩赐；当不能得到时，则认为是自然界的惩罚。对一些当时还难以解释的自然现象，如白天黑夜、刮风下雨、电闪雷鸣、海浪激荡、火山爆发等自然现象的发生感到疑惑，并产生了奇异感、威胁感和恐惧感。由于当时不能解释自然界的这些奇异现象，更没有能力去克服自然灾害给人类带来的威胁，原始人只能把种种不如意的事情归结到一个幻想中存在的无所不能、无处不在、威力无比并可主宰一切的"神"之上，于是，就形成了信仰和崇拜超自然的神灵，出现了原始的拜物教。《礼记·祭法》曰："山林、川谷、丘陵，能出云为风雨，见怪物，皆曰神。"《说文解字》曰："神，天神引出万物者也。"徐灏注曰："天地生万物，物有主之者，曰神。"可见，神最早的涵义是指人们想象中的具有超人能力的万物的主宰，具有明显的唯心主义色彩。

笔记

随着认识理性的发展与提高，对神的理解逐渐由唯心论向唯物主义哲学发展，人们把掌管天地和人间运行的主宰者从上帝神灵身上转移到对客观规律的认识上。《系辞》中有“神无方而易无体”、“阴阳不测之谓神”等记载，此处的“神”即是指事物的运动变化具有神秘莫测的特性。其涵义虽在某种程度上仍未脱离“主宰”的范畴，但已脱离唯心主义思想的束缚，开始用“神”来解释天地万物运动变化的客观规律。正如《中国大百科全书·哲学》朱伯昆释云：“神，最初指主宰自然界和人类社会变化的天神，后来经过《易传》和历代易学家、哲学家的解释，到张载和王夫之，演变为用来说明物质世界运动变化性质的范畴，成为内因论者反对外因论的理论武器。”

《内经》在大量临床实践的基础上，以唯物主义一元论为基本出发点，充分吸纳了古代哲学中有关“神”的观点，并在类比“神”为天地万物主宰的基础上，首次用“神”来解释说明人体的生命现象，从医学角度确立了“神”为人体生命主宰的概念，并逐渐升华为中医理论体系的重要组成部分，从而进一步丰富了“神”的内涵。《内经》中“神”的涵义主要包括以下两个方面：

1. 指人体的生命活动，即广义的“神”。《内经》关于此方面的论述包括三个方面：其一，指具有生命力的人。《灵枢·本神》曰：“故生之来谓之精，两精相搏谓之神。”父母之精，两精相合构成胚胎，形成生命，并由此赋予生命原始活力。这种由男女生殖之精所产生的新生命及其生命活力即是“神”的表现形式；其二，指人体脏腑气血的功能活动。人体生命活动的协调运行有赖于体内脏腑气血等精微物质功能的正常发挥，因此人体脏腑生理功能的外在表现也属于“神”的内涵。如《素问·八正神明论》中记载：“血气者，人之神，不可不谨养。”《灵枢·营卫生会》中记载：“血者，神气也。”均将气血功能活动称为神；其三，指内脏精气的外华。人体内脏精气的盛衰，通过经络气血反映到体表，使目之神色、形之神态、面部五色、肢体官窍以及语言、思维等发生相应的变化，即有诸内者必形诸于外，其外在的神采即是“神”的内涵的反映。如《灵枢·大惑论》中记载：“目者，五脏六腑之精也。营卫魂魄所常营也，神气之所生也。”即是指五脏之精气可通过眼神反映出来，这一“神”的内涵给通过望神来诊断疾病提供了理论依据。

2. 指人体的精神心理活动，即狭义的“神”。《内经》对此方面的阐释主要包括三个方面：其一，指思维活动，包括感知、记忆、思考、想象和判断等认知过程，《内经》中以意、志、思、虑、智进行概括，属于精神活动之一。《灵枢·本神》曰：“所以任物者谓之心，心有所忆谓之意，意之所存谓之志，因志而存变谓之思，因思而远慕谓之虑，因虑而处物谓之智。”其二，指感觉意识，《内经》中以神、魂、魄、意、志进行分述，分藏于五脏，总统于心神，后世亦称五脏神。《灵枢·本神》曰：“肝藏血，血舍魂，脾藏意，营舍意，心藏脉，脉舍神，肺藏气，气舍魄，肾藏精，精舍志。”其三，指情志活动，即怒、喜、思、悲、忧、恐、惊七情。七情的变化根源于脏腑气血的正常活动，也属于心神的体现，故《素问·阴阳应象大论》中有“人有五脏化五气，以生喜怒悲忧恐”的论述，即是指正常的情志活动与五脏相关。

二、形的概念及其含义变迁

“形”的本义是指形质、形象、形体，如《说文解字》曰：“形，象形也”。中医学理论中“形”的概念包括两方面的内容：一是指存在于自然界中的一切有形实体，如《素问·阴阳应象大论》中有“阳化气，阴成形”的记载。《素问·天元纪大论》中记载：“在天为气，在地成形。”其中的“形”即指一切有形之物体；二是指人的血肉有形之躯，包括五脏六腑、四肢百骸、五官九窍等有形结构，以及循行于其中的精微物质，如精、气、血、津液等。高士宗提出的“形者，血气之立于外者也”、王冰提出的“形谓身形”以及张志聪提出的“形谓形体肌肉”等，都是对形的概念的具体解释。

笔记

“形”的概念产生于先秦时期，其形成受“形名”理论的影响。“形名”理论始于春秋末，显赫于战国及秦汉时期，是先秦哲学家探讨自然和社会认知的一种逻辑思维方法。“形名”理论认为，任何客观事物都有其一定的存在方式和相互作用，这种事物的具体存在及其存在形式即为该事物之“形”。《管子》曰：“物固有形，形固有名。”《周易·系辞上》曰：“形乃谓之器。”因此，先秦哲学家对“形”的解释是泛指一切感官和认识可以把握的对象、形体，也包括与命名有关的认识思维活动对事物的分析与判断，即所谓的“指事造形”。

中医学理论中“形”的概念的确立也受到“形名”理论的影响。《内经》首先引进“形名”理论，通过观察人体生理病理反映于外的各种形象，来分析推断人体内在的生理或病理变化，在先秦哲学“形”的概念的基础上赋予了“形”新的涵义。《内经》中对“形”阐释主要体现在三个方面：其一，认为人体是由具体的形质结构构成的。如《灵枢·经水》曰：“若夫八尺之士，皮肉在此，外可度量切循而得之，其死可解剖而视之。其脏之坚脆，腑之大小，谷之多少，脉之长短，血之清浊，气之多少……皆有大数。”说明人体具有一定的空间结构，不是单纯的功能状态的存在，而是一个实实在在的个体，有大小、硬度、颜色，可视亦可及；其二，“形”是对人体组织结构如五脏六腑、五官九窍、四肢百骸等有形躯体的抽象和概括。如《素问·阴阳应象大论》曰：“论理人形，列别脏腑。”《素问·宝命全形论》曰：“人生有形，不离阴阳。”这些论述都是对人体组织结构的抽象概括；其三，生命功能活动有赖于“形”的存在。“形”是功能活动的载体。如《素问·六微旨大论》曰：“升降出入，无器不有。器散则分之，生化息矣。”其中的“器”即指有形之体，生化则是人体气机的作用，说明气机的生化功能离不开有形之体。可见，形既指实体结构的客观存在，亦是功能活动的载体。

三、形神关系

形是形体，是质；神是精神，是生命活动及其功能。形神关系，实际上就是身与心、生理与心理的关系。对于形与神的关系，在哲学与心理学上，都是唯物主义与唯心主义争论的一个焦点。中国古代思想家围绕形神问题出现了两种对立的思想：一种是二元论的形神观，把形与神看作两个实体，有两个本源，认为精神可以离开形体而独立存在。如《庄子·知北游》中言：“精神生于道，形本生于精。”另一种是唯物主义一元论的形神观，认为神是由形派生的，没有形体就没有精神，有“形具而神生”、“形存则神存，形谢则神灭”等说法。中医学理论中的形神关系秉承了中国古代哲学中的唯物论思想，强调身与心、形体与精神的统一，即形神一体，体现的是形为神之质、神为形之主的唯物辩证观点。南北朝的范缜从哲学角度总结了形神关系，并在《神灭论》中提出了“形者神之质，神者形之用”的观点。

（一）形为神之质

形为神之质，是指形是神的实体，是神产生的来源，也是神赖以存在的物质基础，强调的是精神对形体的依赖关系。其具体涵义包括以下两个方面：

1. **神本于形而生**　是指神依赖于形而产生，形生则神生，只有具备了人的形体结构，生命活动和精神活动才会产生。

《内经》认为，构成宇宙间万物的最基本元素是“气”。医学的生命观也认为，气是生命的本原，是构成人体和维持人体生命活动的最基本物质，因此人体的形质本原于“气”。气呈弥散状态，本无形质可言，但气可以化生精，精为生命的本源及各项功能活动的物质基础，为客观有形之存在。故张介宾《类经附翼·大宝论》曰：“形以精成，而精生于气。”说明了气、精、形三者之间气生精、精化形的相互依存关系。

精也有先天、后天之分。先天之精，指的是秉承于父母的生殖之精，是构成胚胎发育的

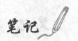

笔记

原始物质；后天之精是肾精、血、津液的总称；先天之精具有生殖、繁衍后代的基本功能，是有形之生命体形成的物质基础。《灵枢·本神》曰："故生之来谓之精，两精相搏谓之神。"说明当父母之精，两精相搏，人便具备了形体结构，其生命及其精神活动也因此诞生，即"形具而神生"，故神生于形。神生于形的含义，除了神的产生需以先天之精为本外，神的活动还需要依靠后天之精的不断充养。正如《读医随笔·气血精神论》中所言："精有四：曰精也、血也、津也、液也。四者可相互转化，皆为神的物质基础。精为形之基，为神之本。精气充则形健而神足；精气亏则形弱而神衰；精气竭则形败而神灭。"说明了精、形、神之间的相互依赖关系。

2. **神依附形而存**　是指神必须依附于形体才能存在，而且神的功能必须在形体健康的情况下才能正常行使。

神以形为物质基础，除表现于精气对神的化生作用之外，还表现在神对形体的依附性方面。故《素问·上古天真论》中有"形体不敝，精神不散"的记载，而张介宾在《景岳全书·治形论》中也称形为"神明之宅"。

神对形体的依附性首先体现在五脏对神的闭藏作用。神的产生源自精，而居藏于五脏，故《素问·灵兰秘典论》称心为"君主之官"。心居五脏之首，其主要生理功能为"藏神"，为"精神之所舍"，人体所有生命活动皆由心神所主宰。如果因某些原因，致使心受到损伤，则神必然也要受到影响，甚则神灭身亡。正如《灵枢·邪客》中所言："心伤则神去，神去则死矣。"神虽然由心所主，但同时又与其他内脏密切相关。《责问·宣明五气论》曰："心藏神，肝藏魂，肺藏魄，脾藏意，肾藏志。"神、魂、魄、意、志的名称虽然不同，但皆属于"神"的范畴，故中医将神、魂、魄、意、志称为"五脏神"，它们各居舍于相应的内脏，因此五脏皆可称为"神之宅"，故《素问·六节脏象论》又将五脏称之为"五神脏"。神对形体的依附性还体现在五脏所藏之精对五神的濡养作用。《灵枢·本神》曰："肝藏血，血舍魂……；心藏脉，脉舍神……；肺藏气，气舍魄……；肾藏精，精舍志……。"说明五脏之神首先必须依附于五脏之形体而存在，其次还必须依赖于脏腑之精、气、血、津液不断充养才得以产生并发挥其正常的生理活动。

因此，中医学在形神关系上，坚持了物质第一性的唯物主义观点，否认了脱离形体的精神实体的存在。无形则神无以生，无形则神无所依，形衰则神也衰，形亡则神亦亡，强调了神对形在物质基础上的依附关系。

（二）神为形之主

神为形之主，是指神是形的主宰。祖国医学在强调形是神的物质基础的同时，也十分重视神对形的反作用，并将神对形的作用提高到主宰性、决定性的高度。刘完素曰："神能御其形。"张介宾曰："无神则形不可活。"这些论述都是强调神对形的主宰作用。

物质代谢功能是人的最基本的生命活动之一，机体通过物质代谢将饮食水谷转化为精气。饮食水谷之所以能转化为精气，是由各脏腑器官相互协调共同活动来完成的，是神主导下机体气化作用的结果。倘若机体失去神的主宰，则脏腑功能紊乱、气化功能失常，甚则生命活动终止。另外，精、气、血、津液是构成人体和维持人体生命活动的基本物质，这些物质在人体之所以能发挥各自的生理功能，也是在神的主导作用下完成的。故张介宾曰："虽神由精气而生，然所以统驭精气而为运用之主者，则又在吾心之神。"

神对形的反作用，尤其表现在"心神"对脏腑的主导作用上。《素问·灵兰秘典论》曰："心者君主之官也，神明出焉。……主明则下安，……主不明则十二官危，使道闭塞而不通，形乃大伤。"人体脏腑的功能活动是复杂的，这些复杂的功能活动之所以能够相互协调，正是由于"心神"的调节作用。人体是一个有机统一的整体，不但机体自身各部分之间保持着密切的相互协调关系，而且与自然环境、社会环境也有紧密的联系，神在调节这些

笔记

关系上皆起着重要的主导作用。若神的调节作用太过或者不及，则会影响脏腑气血功能紊乱，从而发生相应的病理变化。如七情致病中的“怒伤肝”、“喜伤心”、“悲伤肺”、“思伤脾”、“恐伤肾”等皆是异常情志刺激导致五脏功能失常的病理变化。另外，五脏受伤又可进一步影响及心，使君主之官动摇不安，出现心的病理改变。正如《灵枢·口问》中言：“悲哀愁忧则心动，心动则五脏六腑皆摇。”如病情继续发展，则可影响整个生命形体，甚则形体衰亡。

（三）形与神俱、形神合一

“形与神俱”首见于《素问·上古天真论》：“上古之人，其知道者，法于阴阳，和于术数，食饮有节，起居有常，不妄作劳，故能形与神俱，而尽终其天年，度百岁乃去。”其涵义是指生命形体与精神心理状态的高度和谐平衡状态，又称作“形神合一”。这种形与神的整体统一状态，既是生命活动的基本特征，也是生命存在的根本保证，是中医形神关系的最高境界。

中医心理学认为，形为神所依，神为形之主。形与神，两者既相互对立，又相互依存，共同维持人体生命活动。神生于形，并以形为物质基础，神不能离开形体而独立存在；同时形体只有在神的主宰下，才能完成各种生理活动，发挥正常的调节功能，并适应内外环境的变化。若形神相合，则生机蓬勃，反之，若形神相离，则生机不存。正如张介宾所言：“形者神之体，神者形之用，无形则神无以生，无神则形无以活。”生动地阐述了形与神之间互根互用的辩证关系。此外，张介宾还在《类经》中进一步阐发了“形神合一”的生命观，他说：“人禀天地阴阳之气以生，借血肉以成其形，一气周流于其中以成其神，形神俱备，乃为全体。”说明神与形是生命形成不可缺少的两个方面，从本原上说，神生于形，但从作用上说，神又是形的主宰。

由于形神在生理上密切相关，所以两者在病理上亦相互影响，主要表现在以下两个方面。

1. **形病则神病**　机体正常的脏腑功能活动可以产生正常的神志活动，如果脏腑功能活动失常则可导致相应的情志病变。《素问·宣明五气》曰：“五精所并：精气并于心则喜，并于肝则悲，并于肺则忧，并于脾则畏，并于肾则恐，是谓五并，虚而相并者也。”《灵枢·本神》亦指出：“肝气虚则恐，实则怒……心气虚则悲，实则笑不休。”这些论述均指出了脏气虚实而产生相应的情志变化，若情志变化至极，则会诱发神志病变。《素问·藏气法时论》中有“肝病者……令人善怒……善恐，如人将捕之”的记载，便是由脏腑之形病而影响至神志错乱的病变。现代心身医学的许多资料亦表明，许多慢性患者确有一些常见而又比较固定的心理变化特点，如心脏病患者常会出现恐惧、焦虑、孤寂等异常心理反应。

2. **神病形亦病**　神志活动为五脏所主，神志失调，会影响相应内脏的生理功能，从而导致不同的病理变化。《素问·阴阳应象大论》中指出：心“在志为喜，喜伤心”；肝“在志为怒，怒伤肝”；肺“在志为忧，忧伤肺”；脾“在志为思，思伤脾”；肾“在志为恐，恐伤肾”。说明情志过激会引起五脏功能失常而产生相应的疾病。《灵枢·百病始生》即有“喜怒不节则伤脏”之训。在临床上也观察到，暴怒暴喜的确可诱发脑出血、心肌梗死、上消化道出血等疾病的突然发作，故《素问·生气通天论》所言：“大怒则形气绝，而血菀于上，使人薄厥。”

现代心身医学理论也认为，人类疾病除了生物和理化致病因素之外，社会和心理、情绪和行为、人格和生活方式等许多因素都可以诱发疾病。任何类型的不良情志因素，如离婚、事业失败、亲人死亡等生活事件引起的愤怒、悲哀、紧张、恐惧、内疚等情绪反应，若超过了常阈，均能使肾上腺皮质激素和催乳素等激素分泌异常，引起内分泌或免疫系统功能紊乱而诱发各种心身疾病，甚至导致死亡。研究证明，高血压病、偏头痛、冠心病、心肌梗死、脑

笔记

出血、哮喘和癌症等的发生与发展，均与精神情志因素密切相关。可见，现代心身医学对疾病的认识与中医“形神合一”理论指导下的病因病机理论是一致的。

第二节　心主神明论

心主神明论是中医学用藏象学说阐述人体复杂生命活动规律的学说。所谓神明者，“神”藏于内，“明”显于外，合称神明。心主神明指心有统率全身脏腑、经络、形体、官窍的生理活动和主司精神、意识、思维和情志等心理活动的功能。人体的生理活动和心理活动，都是统一在“心神”之下的。

一、心神主导脏腑功能活动

中医形神合一的生命整体观，揭示了人的生命是由“形”和“神”两方面构成的有机统一整体。人的生命活动十分复杂，可概括为两大类，一类是以物质代谢和能量代谢为特征的生理活动，另一类便是更为复杂的精神心理活动，两者都是以脏腑所藏的精、气、血、津液为其活动的物质基础。

“心主神明”是在“形神合一”思想的指导下提出来的，意即心神是人体生命活动的最高主宰。《素问·灵兰秘典论》以比拟手法，形象地用“君相臣使”列举了脏腑的职能：心为“君主之官，神明出焉”；肝为“将军之官，谋虑出焉”；脾胃为“仓廪之官，五味出焉”；肺为“相傅之官，治节出焉”；肾为“作强之官，伎巧出焉”；胆为“中正之官，决断出焉”；小肠为“受盛之官，化物出焉”；大肠为“传导之官，变化出焉”；膀胱为“州都之官，津液藏焉”；三焦为“决渎之官，水道出焉”；膻中为“臣使之官，喜乐出焉”，共十二官之职。心因为藏神而位居五脏六腑之首，起统帅作用，位居核心地位，主宰人的生命活动，故《灵枢·邪客》曰：“心者，五脏六腑之大主也。”认为只有在心神的统领下，才能形成完整协调的藏象系统，维持机体功能的和谐统一。正如《素问·灵兰秘典论》所言：“凡此十二官者，不得相失也。故主明则下安，……主不明则十二官危，使道闭塞而不通，形乃大伤。”由此可见，心神的明与不明，直接关系到全身脏腑功能活动的正常与否，强调了心神对脏腑功能的统帅作用。

心神调节“十二官”功能的途径，《内经》将其称之为“使道”。何谓“使道”？王冰注解曰：“使道，谓神气行使之道也。”根据《灵枢·本脏》中“经脉者，所以行血气”及《素问·痿论》中“心主身之血脉”等论述，可以将“使道”理解为经络。经络不仅具有运载气血的功能，也有沟通表里上下，联系脏腑器官的作用，使人体成为一个有机的统一整体。而心神以经络为联系通道，相互传递各种信息，发挥对形体的主宰和调节作用。因此，心神主导脏腑功能活动，还有赖于经络作为神气运行的“使道”。

二、心神主导人的精神意识思维活动

人类的意识思维活动是最高级的生命活动。从广义上讲，它可概括为对客观世界的全部认知过程，以及学习、记忆、观察、想象、思考和判断等的能力和由此而产生的有目的的意识行为，如情感、意志、语言、随意运动等。心主神明论认为，人对客观事物的感知是在心神主导作用下完成的。《灵枢·五色》曰：“积神于心，以知往今。”这里的“知”，实际上就是对客观事物的认知，也就是说：心神主宰着人的精神意识思维活动。

1. 心神与知觉　现代心理学认为，知觉是对直接作用于感受器的客观事物的整体及其外部相互关系的反映。客观事物包含着多种属性，例如物体有形状、颜色、大小、声音、气味、温度等属性；机体在病理情况下会出现形体、面色、体态等的改变等。当客观事物作用于人的感觉器官时，人不仅能够反映事物的个别属性，而且可以通过各种感受器的协同活

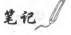

笔记

动，在大脑中将事物的各种属性联系起来，整合为一个整体，形成该事物的完整映象，这种对客观事物和机体自身状态的感觉和解释就是知觉。

中医学认为，心神主宰着感觉，而感觉是知觉的基础，也是知觉的有机组成部分。但是知觉的产生不只是某一种感觉器官活动的结果，而往往是视觉、听觉、嗅觉、触觉等整体活动的反映。知觉也不是各种感觉的简单总和，而是借助于过去的经验，在大脑中综合某一事物的不同属性、不同部分及其相互联系，从而形成对该事物的完整认识。在中医诊病过程中，医生将望、闻、问、切四诊收集的临床资料，联系起来产生一种对疾病的综合映象。这种对疾病反映的整体获取即为知觉，这种知觉是在心神的作用下产生的。《灵枢·五色》曰："五色各有脏部，有外部，有内部也。色从外部走内部者，其病从外走内；其色从内走外者，其病从内走外。五色各见其部，察其浮沉，以知浅深；察其泽夭，以观成败；察其散抟，以知近远；视色上下，以知病处。积神于心，以知往今。"这种对五色的上下、左右、内外、远近的整体判断，是通过医生心神主导下的知觉来实现的，即心神产生知觉。

错觉是对客观事物不正确的知觉。《灵枢·大惑论》专门讨论了迷惑、眩晕等错觉或幻觉产生的道理。其中记载："余尝上于清冷之台，中阶而顾，匍匐而前，则惑。余私异之，窃内怪之，独瞑独视，安心定气，久而不解。独博独眩，披发长跪，俯而视之，后久之不已也。……目者，五脏六腑之精也，营卫魂魄之所常营也，神气之所生也。故神劳则魂魄散，志意乱。……目者，心使也，心者神之舍也。故神精乱而不转，卒然见非常处，精神魂魄，散不相得，故曰惑也。……心有所喜，神有所恶，卒然相惑，则精气乱，视误，故惑。神移，乃复。是故间者为迷，甚者为惑。"这一段经文论述了视觉眩惑产生的原因主要是由于精气亏虚导致神气不足，从而影响心神的活动而产生的。当然错觉不仅有视幻觉，还包括听幻觉、触幻觉等，如《证治汇补》中还观察到："有视、听、言、动俱妄者，谓之邪祟，甚则能言平生未见闻事及五色神鬼，此乃气血虚极，神光不足，或挟痰火，壅闭神明，非真有祟也。"补充了错幻觉产生的原因除了气血虚亏之外，还包括痰火内壅等致病因素扰乱神明所致。

总之，知觉是在心神的作用下产生的，心神功能正常，可以产生对事物整体的正确反映，心神功能失常，则产生对事物的错觉。

2. **心神与思维** 现代心理学认为，思维是人们在通过感觉和知觉获得材料的基础上，进行复杂的分析与综合、抽象与概括、比较与分类，形成抽象的概念后，应用概念进行判断和推理，从而认识事物本质特征和规律性联系的心理过程。思维具有间接性和概括性两大特征。所谓间接性就是通过其他事物的媒介来认识客观事物，即借助已有的知识经验来理解或把握那些没有被直接感知到的，或在短期内还不能被感知到的事物，以及预见和推知事物发展的进程等。如医生通过望面色、闻声音、切脉等就可以通过间接思维来判断疾病的表里、寒热、虚实，并可进一步推断病情预后及转归；所谓概括性就是把同类事物的共同特征和本质特征以及不同事物之间的本质联系和内在联系提炼出来加以概括。一切科学的概念、定义、定理、规律等，都是通过思维对客观事物概括的结果。

中医学认为心神主宰人的思维活动，而思维活动以感知为前提和基础。这一观念集中体现在《灵枢·本神》篇中。它指出："所以任物者谓之心；心有所忆谓之意；意之所存谓之志；因志而存变谓之思；因思而远慕谓之虑；因虑而处物谓之智。""心之任物"，是指客观事物通过感官而反映于心神的过程，即感知阶段；"心有所忆"，是指心神将所接收的映象保留下来形成记忆，即印象阶段；"意之所存"，是指把多次接收的客观事物的映象作为记忆材料贮存起来，即经验积累阶段；"因志存变"，是指对存贮的材料进行思维加工，经过抽象概括而形成"概念"，即感性认识上升到理性认识、量变发展到质变阶段；"因思远慕"，是指利用已形成的"概念"，对眼前未及的客观事物进行推理和判断，即创造性思维阶段；"因

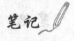

笔记

虑处物”，是指经反复思虑，周密思考，从而做到“心中有数”的处理事物，即认识指导实践阶段。另外，思维认识的正确与否还需接受实践的再检验，正如《素问·气交变大论》中所言：“善言天者，必应于人；善言古者，必验于今；善言气者，必彰于物。”提出了认识还需接受实践再检验的观点。因此，《内经》中全面论述了人的思维是在实践的基础上，由感性认识发展到理性认识，由低级阶段向高级阶段发展的过程，这与现代心理学的认知过程是一致的。

三、心神统领魂魄、兼赅意志

神的活动是非常复杂的。《内经》在长期实践的基础上，用“五行归类”的方法，将其归纳为“五神”，即神、魂、魄、意、志。五神分而为五，但合而为一，其中心神为最高统帅，魂魄、意志都是在心神统领之下进行的分工不同的精神活动。故《医门法律》曰：“心为五脏六腑之大主，而总统魂魄，兼赅意志。”

1. 魂 《灵枢·本神》曰：“随神往来者谓之魂。”说明神与魂的关系十分密切。心神为魂之统领，魂依附于神，两者亦步亦趋，如影随形。所以张介宾在《类经·脏象类》中注解曰：“神之与魂皆阳也……神藏于心，故心静则神清；魂随乎神，故神昏则魂荡。”神与魂的区别在于：神为阳中之阳，而魂为阳中之阴，魂是比神层次低的精神活动，与睡梦有着密切的关系。正如张介宾所言：“魂之为言，如梦寐恍惚、变幻游行之境皆是也。”唐容川在《中西汇通医经精义·五脏所藏》中也说：“夜则魂归于肝而为寐，魂不安者梦多。”说明从与五脏的关系而言，魂与肝的关系密切，故谓“肝藏魂”。

2. 魄 《灵枢·本神》曰：“并精而出入者谓之魄。”《灵枢·经脉》中有“人始生，先成精”的记载，由此可以认为魄是指与生俱来的某些本能活动。《内经》认为魄与肺的关系密切，即所谓“肺藏魄”。《五经正义》指出：“谓初生之时，耳目心识，手足运动、啼呼为声，此则魄之灵也。”张介宾注：“魄之为用，能动能作，痛痒由之而觉也。”因此，魄概括了人体本能的动作和感觉功能，同时也包括人体本身所固有的各种生理调节及代偿功能。

3. 意、志 从广义上讲，意和志都是指心对事物感知后所进行的思维活动。人们对客观事物的认识过程，就是由感觉到思维过程来完成的。在认识的开始阶段，心对事物的感知只是由感官所获得的表面的、个别的现象，即所谓感知觉。感知觉是思维的基础，思维以感知觉为内容。通过思维，将对客观事物的认识升华成本质的、全面的、有内在联系的整体。中医理论认为精和血是产生思维活动的物质基础，而肾为先天之本、藏精之处，脾为后天之本、气血生化之源，所以“脾藏意”和“肾藏志”实际上是从先天和后天两方面阐明了物质基础对思维活动的决定作用。《灵枢·本神》中有“心有所忆谓之意，意之所存谓之志”的论述，因此，“意”又可理解为记忆能力，“志”也可理解为对记忆的保持，即长时间的记忆。“志”还可指心理活动的指向和集中，如唐容川所言：“志者，专意而不移也。”此处的“志”和现代心理学“注意”的内涵是一致的。此外，志还概括了意志过程，如张介宾所言：“意已决而卓有所立者，曰志。”

四、“心神说”与“脑神说”

中医理论认为精神意识思维活动是心的功能，即“心主神明”；而现代医学认为精神意识思维活动是大脑的功能，因此提出“脑主神明”。两种学说分别形成于中医学和现代医学两种完全不同的医学理论体系，虽然两者有很多名词相同但其内涵却相差甚远。

（一）中西医“心”的概念名同而实异

在中医和西医两大医学理论体系中，有许多器官的名称都是相同的，如：心、肝、脾、肺、肾等，但其所代表的内涵却有很大的差异。西医对人体脏腑的认识是建立在解剖结构

笔记

基础上的，如英文"heart"一词就是指循环器官心脏的实体；而中医对人体脏腑的认识主要是基于整体审查、司外揣内、取象比类等思维方式，重在研究人体的整体功能联系。因此中医心的功能包括主血脉和主神志两大方面，实质上综合了现代医学循环和神经等多个系统的功能。

中西医概念同名的原因，是因为在西方医学传入中国的时候，其理论名词必然要翻译为中文。因为翻译的指导原则是"信、达、雅"，因此如果两个事物之间具有某种对应的联系，那么在翻译时必然是采取意译，而不采用音译的方式。早在《内经》时代，中医就对心的位置及其解剖形态有了明确的论述，指出："心位于胸腔内，隔膜之上，两肺之间，脊柱之前，形似倒垂未开之莲花，外有心包护卫。"正因为中医的心与西医的"heart"在位置和解剖形态上有对应的关系，因此将"heart"直译为"心"，而实际上中医的"心"与西医的"heart"本来就是两个概念，名同而实异。

（二）心主神志是中医通过"司外揣内"的认知方式得出来的结论

司外揣内，是指通过对人体外部现象的观察来推测内部生理和病理变化的一种认知方法，是中医在长期对人体生命活动及病理变化的观察过程中，在积累大量医学经验的基础上，汲取并移植先秦哲学思想及其逻辑思维方法而形成的独特的医学科学认知方法，是中医学认识人体生命活动规律的主要思维方式和手段之一。

古代医家通过解剖观察的方法认识到心主血脉的功能。他们在观察一些失血患者时，注意到随着出血量的增加，患者神志出现由淡漠转至昏迷的变化，说明血和神志有着密切的关系；其次，人死亡的时候，所表现的症状多是心脏停搏的同时伴有意识的丧失；再有一些心源性晕厥患者也表现为心脏停搏的同时伴有意识的丧失，当心脏复跳后，意识可再次恢复。正是观察到这些心与神志变化密切联系的临床征象，古医家们把人的思维功能归属于心，并渗透到文化之中。例如，人们常说的词汇"心想事成"、"心领神会"、"心有灵犀"、"心怀叵测"、"心烦意乱"等，就连专门研究人的精神意识思维活动的学科"Psychology"，也被译为"心理学"。另外，不仅是在中国，西方也有同样的认识。如在英语中存在的词汇："by heart"可翻译为"强记"或者"熟记"；"an appeal from the heart"可翻译为"来自内心深处的恳求"；"win one's heart"可翻译为"赢得某人的心"。这些语言表达方式均体现了"心主神志"思想的广泛影响。可见，在生产力低下的古代社会，"心神说"具有广泛的代表性。

（三）中医学中的"脑主神明"说

中医学理论中也蕴含着"脑主神明"的思想，《素问·脉要精微论》曰："头者，精明之府，头倾视深，精神将夺矣。"说明脑是精神之处所，精神活动与之密切相关。后世医家对此亦有论述，孙思邈在《备急千金要方·灸例》中言："头者，身之元首，人神所注。"陈无择在《三因极一病证方论·头痛证治》中言："头者，诸阳之会，上丹产于泥丸宫，百神所集。"李时珍《本草纲目·辛夷条》中提出："脑为元神之府。"王清任在《医林改错·脑髓说》中说得更为清楚："灵机记性不在心在脑。"明确提出了大脑是思维器官。

近代医家张锡纯首倡"心脑共主神明"之说，认为"人之神明，原在心与脑两处，神明之功用，原心与脑相辅而成。"神明有"元神"与"识神"之别，两者各具特性，"脑中为元神，心中为识神"。神明又有体用之分，"神明之体藏于脑，神明之用发于心"。神志活动的产生，是由脑而达于心，由心而发露于外。因此，心与脑以"神"为纽带紧密联系，心藏神，脑为元神之府；心主血脉，血上供于脑，血液充足则脑髓充盈。心与脑血脉相通，生理上紧密相连，病理上也密不可分。

总之，"脑主神明"说与"心脑共主神明"说都突破了"心主神明"的认识，但因为中医认识人体的特点是重整体，轻局部，注重脏腑之间的功能联系，而不受解剖形态的局限；又因

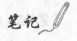

笔记

为中医“心”的概念本来就与西医“heart”的概念不同，其内涵更加丰富，外延更加广阔。因此，不能简单地以“脑主神明”说来取代“心主神明”理论，相反却为进一步深入探讨“心神说”提供了很多宝贵的线索。脑是神经系统的中枢，是心理活动的物质基础，这一点虽已无可否认，但是心脏直接参与机体神经内分泌调节的作用，也已得到现代科学研究的证实。目前，心脏的奥秘还远没有被揭开，人类对心脏功能的探索也从未停止。因此不能仅仅以解剖学实体及现代医学还原论思维去否定心的“主神明”功能。要正确认识和理解“心主神明”，必须立足于整体观念，以中医藏象理论为基础，铭记某一脏或腑不仅是一个解剖学概念，更重要的是概括了人体某一系统的生理病理学概念。中医学概念中的“心”是“功能心”、“系统心”，与其他系统之间存在着紧密的联系。心神不仅主导脏腑的功能活动，也主导人的精神意识思维活动，人体的生理活动和心理活动，都是统一在“心神”之下的，这是中医心理学心主神明论的根本内涵，也是中医心理学的重要特色之一。

第三节　心神感知论

普通心理学将人的心理过程分为3个部分，即“知情意”。“知”即为认知，人认识外界世界的过程，或者说对于作用于人的感觉器官的外界事物的加工过程，包括感觉、知觉、记忆、思维等心理现象。人们通过各个感觉器官认识了作用于它的事物的每个属性，产生了感觉，又能把各种感觉结合起来，产生对事物整体的认识，这就是知觉。人们通过思维才能产生对事物的本质的认识，这是由表及里、去粗取精的过程。而思维的过程依赖于记忆，记忆提供了过去获得的经验，使人们能把过去的经历和现在的经历联系起来，加以对照认识事物的本质及事物之间的联系。“情”即情绪和情感，伴随认识和意志过程中产生的对于外界事物态度的体验，如喜怒哀乐等。“意”即人的思维决策见之于行动的心理过程，称之为意志，其表现了心理对于行为的支配。心神感知论关注现代心理学的“知”中的感觉和知觉。

感、知觉都是人脑对客观事物的反映。认识过程中的感知活动，包括感觉和知觉两部分内容，是人类认识客观世界的初级阶段，即感性认识阶段。感觉是认识的开端，是通过感觉器官直接感受到的这些事物的个别属性的反映，感觉是一切较高级、较复杂的认识活动的基础。而知觉就是在感觉的基础上，对直接作用于感官的事物整体的认识。感觉和知觉虽然有着质的差别，但两者是密切联系的。没有感觉，就不可能有知觉，感觉是知觉的基础，也是知觉的成分。在心理活动的实际过程中，纯粹的感觉，除了初生婴儿或在实验室的条件下，是不存在的。由感觉到知觉的转化，是在“瞬间”“自动”完成的，人体自身根本无法察觉。可以说，在感觉的同时也出现知觉。因此，我们常把感觉和知觉统称为“感知觉”或“感知”。人的感觉根据刺激物的性质以及它作用的器官的性质，可以将感觉分为外部感觉和内部感觉。外部感觉接受外部世界的刺激，如视听嗅味肤觉。内部感觉接受机体内部的刺激（机体自身的运动与状态），因而又叫机体觉，如运动觉、平衡觉和内脏觉等。

中医学在“心主神明”论的基础上，认为人的感知活动也是在心神主导下进行的。《灵枢·本神》说：“所以任物者谓之心”。（任，《辞海》为“担任”之意；《说文解字》：“任，符也。”“符，信也，汉制以竹长六寸分而相合。”）心之任物功能，指心能符合、反映客观事物，担任与外界事物相接触，并从外界获得信息的功能。正因为神舍于心，心神是人类感知活动的中枢，所以脏象之心才成为反映所感知客观事物的处所。在先秦时期，我国先哲就已经认识到感知是感官与外物相接而产生的。《墨子·经上》就曾以“知材”“知接”论感知，并称耳、目、鼻、口（舌）、形（身）五种感官为感知从外入内的“五路”。《荀子·天论》称五官为

笔记

"天官",不仅认为"耳、目、鼻、口、形,能各有接而不相能也",还明确指出"心居中虚,以治五官",因此称心为"天君",强调了心神在感知活动中的主导作用。目、耳、鼻、舌、身等五官(荀子称"天官"、墨子称"五路"),是五种重要的感觉器官,据此可把感觉分为视、听、嗅、味、机体觉五种。目、耳、鼻、舌、身等多种感觉器官联合作用并经由心神的统合作用进而产生知觉。

《灵枢·邪气脏腑病形》篇又说"十二经脉三百六十五络,其血气皆上于面而走空窍。其精阳之气上于目而为睛;其别气走于耳而为听;其宗气上出于鼻而为嗅;其浊气出于胃走唇舌而为味。"而"心主身之血脉",所以这段文字阐明了视听嗅味等感觉分别是感受器—目耳鼻舌的功能,各种感官感知功能的物质基础是气血,而且也提示了感知活动的中枢(心神),与感觉器官(五官)之间的联系通路是经络系统。中医学认为,虽然五官各由五脏所主,其功能发挥与五脏的生理活动密切相关,但五官的功能活动还必须在心神的作用下,"将审查于物而心生"(《灵枢·逆顺肥瘦》),从而产生各种感觉,即视、听、嗅、味、机体觉等五识。这些认识与现代心理学对感知过程的认识大体相同,也正是中医心理学对感知过程认识的特色,可概括为"心神感知论"。中医心理学的"心神感知论"是基于"心主神明",阐述心神主导人对客观世界感知过程的理论。《灵枢·本神》认为"所以任物者谓之心",心神是人感知活动的中枢,目、耳、鼻、舌、身等感官所反映的视、听、嗅、味、痛、触、温等,都不是相应感官及脏腑的孤立活动,而是客观刺激被感知后由心神判断后的体验。

一、心神与五官感知

《荀子·正名》曰:"形体、色、理,以目异;声音清浊,调节奇声以耳异;甘、苦、咸、淡、辛、酸、奇味以口异;香、臭、芬、郁、腥、臊、漏、庮、奇臭,以鼻异;疾、养、沧、热、滑、铍、轻、重以形体异;说、故、喜、怒、哀、乐、爱、恶、欲以心异。"(外在事物的形状、大小颜色、纹理用视觉器官—目辨别;声音清浊、音乐的和谐与否用耳—听觉器官辨别;甜、苦、咸、淡、辣、酸及其他怪味由口舌—味觉器官辨别;香芬、腥臊等由鼻—嗅觉器官辨别;痛、痒、冷、热等则是肤觉,而这些感知觉皆由心主导。)

1. 心神与视觉 视觉是人类最重要的一种感觉,在人类获得的外界信息中,约80%来自视觉。《灵枢·官能》:"明目者,可使视色。"《素问·脉要精微论》:"夫精明者,所以视万物、别黑白、审短长。"由此可见,眼目具有视万物、察秋毫、辨形状、审明暗、别颜色的重要功能。通过这个途径,人才能更好地接触外界事物,了解外界事物,分析外界事物。

中医称目为精明,目为视觉器官,是心神感知外界的重要通路。心神通过视觉器官不仅可以分辨客观事物的各种属性,而且也可感知时间、空间和运动。

一些古籍中对脏腑与视觉关系的论述也颇为丰富:

《内经》称"目者,肝之官也","肝开窍于目"。《素问·五脏生成论》的"肝受血而能视",《灵枢·脉度》的"肝气通于目,肝和则目能辨五色矣",这些都论述了目与肝的关系最为密切,强调了目为肝窍,只有肝的功能正常,眼目才能识别万物。如果肝的阴血不足,或邪气侵入肝脏,导致肝的功能失常,就会出现视物模糊、雀目,甚则失明等病症。

《灵枢·大惑论》说:"五脏六腑之精气,皆上注于目而为之精。"《灵枢·口问》:"目者,宗脉之所聚也。"《灵枢·五癃津液别》:"故五脏六腑之津液,尽上渗于目。"这些论述了目与五脏皆有关。眼目本身及其周围都布满经脉,使脏腑之精、气、血、津液灌注于目,以保证其功能的正常发挥。

《素问·五脏生成论》说"诸脉者,皆属于目。"血气通过血脉实现对目的濡养,而"心主血脉",故"血脉"便把心和目紧密地联系起来了。目和心的关系并非只是简单的物质联系,

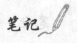

笔记

因为“随神往来者谓之魂”，魂亦由心神所统，因此目和心的关系更主要是表现在心神对目所接收的外部客观世界映象的正确感知上。正如任应秋所说“心主神明……，目之所以任物，即为神明活动表现之一”。

当人的神志正常，则能迅速准确地反映出视力所及的外部客观世界的映象。反之，心神失常时，即使肝目无病，视觉也不能正确反映客观事物。临床所见“邪闭心窍”神志昏迷患者的视觉丧失，“邪扰心神”神态失常患者的幻视，以及一时性的精神刺激所致的视觉失常等，均属表现了心与目的关系。故《灵枢·大惑论》说“目者，五脏六腑之精也，营卫魂魄之所常营也，神气之所生也”、“目者，心使也，心者神之舍也，故神精乱而不转”、“心有所喜，神有所恶，卒然相感则精气乱，视误故惑，神移乃复”。所以，在临床上遇有视觉异常的病例，必须明确病位以辨证论治，不可简单机械地一律以肝论治。

2. 心神与听觉　人们通过听觉可以和别人进行言语交际，可以欣赏歌声和钢琴协奏曲，许多危险信号也是通过听觉传递给别人的，听觉在动物和人的适应行为中有重要的作用。中医学认为耳为听觉器官，用以辨别不同的音质、音量等。《灵枢·五癃津液别》：“耳为之听。”《灵枢·官能》：“聪目者，可使听言。”耳通过经络系统的联系，与内脏皆有关，尤和肾、心的关系最为密切。心所主的血脉能上荣于耳以保证其听觉，更主要的是只有心主神志的正常，才能保证肾主耳的功能。

耳与肾关系密切。故称“耳者，肾之官也”、“肾主耳”。《内经》又说，“肾藏精”、“精脱者耳聋”、“血气皆上于面而走空窍，……其别气走于耳而为听”，所以听觉功能的物质基础仍是精气营血。

耳与心关系密切，表现在两个方面：心所主的血脉能上荣于耳以保证其听觉，更主要的是只有心主神志的正常，才能保证肾主耳的功能。首先，心所主的血脉能上荣于耳以保证其听觉。“心藏脉，脉舍神”，经脉不仅运载血气以充耳，同时心神也通过“使道”（经络）主宰了耳的听觉，故《素问·金匮真言论》说：“南方赤色，入通于心，开窍于耳。”又由于“心主血脉”，“耳得血而能听”。《证治准绳》也指出：“心在窍为舌，以舌非孔窍，因寄窍于耳，则是肾为耳窍之生，心为耳窍之客。”听觉实际上是将耳所接受的外界声音刺激，通过行使“神气”的“使道”而作用于心神的反映。其次，只有心主神志的正常，才能保证肾主耳的功能。若“心神不明”、“神气不行”，皆可发生听觉的异常。如《灵枢·癫狂》所说：“狂，目妄见，耳妄闻。”刘完素也说：“所谓聋者，由水衰火实，热郁于上，而使听户玄府壅塞，神气不得通泄也。”《济生方·耳门》则更进一步将耳聋耳鸣一症，归纳为从肾从心论治，说“肾气通耳，心寄窍于耳……六淫伤之调乎肾，七情所感治于心。”并指出治心之法，在于“宁心顺气”，“气顺心宁，则耳为之聪矣”。

3. 心神与嗅觉　嗅觉是人类最基本的感觉之一。中医学认为鼻不仅是呼吸出入的门户，也是嗅觉器官，以分辨臊、焦、香、腥、腐五种气味。

鼻作为人的五官之一，与五脏有着直接和间接的联系。其中鼻和肺的关系最为密切。《素问·阴阳应象大论》：“肺主鼻。”《灵枢·五阅五使》：“鼻者，肺之官也。”《素问·金匮真言论》：“西方色白，入通于肺，开窍于鼻。”《灵枢·五阅五使》：“鼻者，肺之官也。”《灵枢·脉度》：“肺气通于鼻，肺和则鼻能知臭香矣。”从古文中描述中可知肺司呼吸，开窍于鼻，鼻为肺之官，其通气及嗅觉功能须赖肺气调和，正常情况下，肺气调和，则呼吸通利，嗅觉灵敏。鼻可成为邪气侵犯肺脏的道路，外邪袭肺，多自口鼻而入；同样，肺的病变也可以从鼻表现出来。

鼻除与肺关系密切外，还与心在嗅觉感知上有着密切的关系。《素问·五脏别论》说“五气入鼻，藏于心肺，心肺有病而鼻为之不利也。”《难经·四十难》则明确地提出了“鼻属肺，其用属心”的观点。李东垣进一步阐发了心神对嗅觉的主导作用。金元时《脾胃论·卷

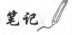

笔记

下》谓："夫三焦之窍，开于喉，出于鼻，鼻乃肺之窍，此体也，其闻香臭者用也，心主用而闻香臭也。"《东垣试效方》云，"(鼻)盖以窍言之肺也，以用言之心也"，"鼻乃肺之窍，此体也；其闻香臭者，用也。心主五臭，舍于鼻，……故知鼻为心之所用而闻香臭也"。

从以上诸家所述可知，鼻不只是单纯的嗅觉功能，并"吸引五臭，卫养五脏"。嗅觉是鼻的功能，除与肺有关，更重要的是心神的主导作用，认识到嗅觉感知活动的本质是将鼻所接受的气味刺激反映到心，而由心神作出香臭的判断。

4. **心神与味觉** 味觉往往和嗅觉协同，才能对客体五味感知得更准确。若再同时参与视觉，便可对感知的客体形成整体印象。舌为味觉器官。舌具有感受味觉的功能。根据《灵枢·经脉》的记载，五脏除肺以外，皆通过经络而与舌有着直接的联系。若从中医的"整体观"角度，可以认为舌与全部内脏都有关系，故薛己说："(舌)以部分言之，五脏皆有所属；以症言之，五脏皆有所主。"

中医认为，味觉和心的关系最为密切。故《内经》称，"舌者，心之官也"、"(心)在窍为舌"。心主血脉，心之气血通过经脉上荣于舌，使之发挥鉴别五味的作用。故《灵枢·脉度》说："心气通于舌，心和则舌能知五味矣。"舌本身的病理变化，如肿舌、木舌、舌苔厚腻等，可影响舌对五味的感受而引起味觉失常。但因"舌者，心之官也"，所以应重视心神对五味感知的主导作用。舌对五味的刺激必须反映至心，心神正常，才能得出正确地判断。临床所见某些神志失常的癫狂患者，常有饮食不分香腐臭秽者，即为明证。心的功能正常与否，常可从舌上反映出来。正常人的舌质淡红润泽，舌体柔软灵活，味觉灵敏，语言流利。如果心血不足，则舌质淡白；心火上炎，舌尖红或舌体糜烂；心血痹阻，舌质紫暗。心的严重病变，如热邪扰心或痰迷心窍，影响心神，可出现舌强、语謇等。

中医认为口与味觉有关。主要体现于辨别不同食物的味道，归脾所主。《素问·阴阳应象大论》："脾主口。"《灵枢·脉度》："脾气通于口，脾和则口能知五谷矣。"脾主运化而开窍于口，饮食口味及食欲全赖于脾的运化功能。脾气健运，则口味正常，食欲旺盛；脾气亏虚，则口淡无味；脾胃湿热，则口中黏腻、嘴里发甜、食欲缺乏；肝脾不和，则口中泛酸。

从以上诸家所述可知，祖国医学认识到味觉是舌的功能，味觉与口有关。同时也认识到脾作用于口而辨别食物的功能必须受心神的主宰。由此可见，对味觉的感知是由心脾共同作用而完成的。

二、心神主导躯体感知

墨子的"五路"及荀子的"天官"都将"形"(身)与五官并列，明确了躯体也是感知信息刺激的感受器。由躯体接受的多种信息刺激传导至心所产生的感知觉，总称为躯体觉，常见有痛觉、温觉、触觉、压觉等，因为它们往往都是通过皮肤接受外界相应刺激而产生的，所以有时又称为皮肤觉，或简称肤觉。此外还有运动觉、平衡觉等，对人的感知也有重要意义。

1. **肤觉** 肤觉的基本形态有四种，触觉、冷觉、温觉和痛觉。皮肤是重要的躯体感受器。《素问·皮部论》说，"皮者有分部""凡十二经络脉者，皮之部也"。

心神在肤觉中有重要作用。在正常的生理活动状态下，外界的触、温、冷、痛等相应刺激作用于皮部，通过"使道"而传导至心，心神便能产生相应的触压寒热或疼痛等反映。如果营血不运、肌肤失养，或局部损伤致使皮肤的感觉功能失常，不能接受外界的相应刺激，也就不可能反映于心神而产生相应的感觉，故不知痛痒寒热。

2. **深部痛觉** 按照西方心理学对感觉的划分，肤觉对应的是现代心理学的外部感觉，深度痛觉对应的是西方心理学中的内部感觉。痛觉除了发生于皮肤，即浅部痛觉外，还可以发生在肌肉、骨、关节和内脏。对于这些深部痛觉的致痛性刺激，主要是来自于机体本

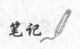

笔记

身。由机体因素所产生的疼痛，属于机体的病理变化。

从中医基础理论来看来，病理性的疼痛或因邪气阻塞经络，或因脉络拘急牵引，或因经络空虚、营血枯涩等，但其病理变化的结果都是"气血不通"。此即《类经·疾病类》所谓"通则不痛，痛则不通"。经络是运行气血的通路，病所的"气血不通"这一病理变化，必然要刺激经脉血络而传导于心，于是心应而神动，此即《灵枢·周痹》篇的"痛则神归之"之义。心神发挥其调节内环境的职能，加强心气的宣通与"邪"（气血不通的原因）相争，正邪相搏于病所，痛觉因之由心而生。

在影响疼痛的三个基本因素中，心神的感知最为重要。心神对疼痛感知的主导作用，表现在如果心神对致痛性刺激不予感知，则痛无以生。如战场上受伤而不觉痛，就是由于精神高度集中而无暇感知的结果。心神的主导作用还表现在心神状态对机体耐痛性的影响上。一般说来，心神稳定者耐痛，心神易动者不耐痛。故王冰说"诸痛痒疮，皆属于心""心寂则痛微，心躁则痛甚扩"，这对提高临床治（疼）痛及针麻镇痛效果的研究，都具有一定的指导意义。

3. **针感** 针感古人称"得气"，是指针刺入患者体内，通过各种操作手法，使患者产生酸、麻、胀、沉重、电击或痛的感觉。中医在进行针灸治疗时，被治疗者出现的针感是机体对针刺刺激的感应，属于感知活动的一部分。（针感虽然也可通过施术者的针下感觉，"如鱼吞钩"等得知，但主要还是受针者的自我感觉。因此从这个角度可以认为，针感也是属于感知活动的一部分。）《灵枢·小针解》说："刺之要，气至而有效，效之信，若风吹云，明乎若见苍天。"《标幽赋》亦云："气速至而速效，气迟至而不治……"均说明针感与针刺疗效的重要性。

祖国医学认为"得气"现象与心神有着密切的关系。即"其神易动，其气易往也"，"神动"则"气行"，"神易动"则"气易行"，故"得气"快而易；反之"神不易动"则"气不易行"，故"得气"慢而难。《灵枢·官能》曾提出"用针之要，无忘其神"的治疗原则。靳瑞等认为针刺疗法内在关键是"治神"，强调治神后方能得气，正如《灵枢·本神》："凡刺之法，先必本于神"之理论。首先，不同的个体体质不同，心神的活跃程度不同，故"得气"程度也不同。《灵枢·行针》说："重阳之人，其神易动，其气易往也……，阳气滑而盛扬，故神动而气先行。……颇有阴者，其阴阳之离合难，故其神不能先行也。"其次，同一个体在不同的精神状态下，心神活跃程度不同，也会影响"得气"。再者根据大量的"循经感传"现象的调查分析表明，脏腑的功能状态对"得气"也有影响。一般在疾病状态下，"感传"阳性率明显提高。这可能是因为患病的机体，由于处于"阴阳失调"、"正邪相搏"的状态下，所以心神在病体中也处于调节功能活跃的状态。

综上所述，心主神明主导人体对客观世界的感知活动，心神与视、听、嗅、味觉及躯体觉都有密切关系。"所以任物者谓之心"，正因为神舍于心，心神是人的感知活动的中枢，所以"脏象之心"才成为反映所感知客观事物的处所。目、耳、鼻、舌、身五种感官所反映的视、听、嗅、味、痛、触、温等，都不是相对应的感官及脏腑的孤立活动，而皆为将其所接收的客观世界的相关刺激反映至心，由心神作出的判断。

第四节 五脏神志论

一、神志的基本概念

神志、情志都属于神的范畴。神，既是中医学的概念，也是中国古代哲学中的概念。在中国古代哲学范畴中，神是指世间万物形成运动发展变化的内在动力和变化莫测的外在表

笔记

现。《素问·阴阳应象大论》云："天地之动静，神明为之纲纪，故能生长收藏，终而复始。"（天地的运动和静止，是由神妙的变化来把握的，因而能使万物的生、长、收、藏，循环往复，永无休止。）体现神是整个宇宙中事物发生发展变化的内在动力。

神志，在中医学中又称为神明、精神，亦属于神的范畴。根据天人相应、形神统一的观点，神的含义有三：其一，泛指自然界的普遍规律，包括人体生命活动规律；其二，指人体生命活动的总称；其三，指人的精神、意识、思维、情志、感觉等生理活动，为人类生命活动的最高形式，即中医学中的狭义之神。人的神志情志活动主要包括五神和五志。五神，即神、魂、魄、意、志；五志，即喜、怒、思、悲、恐。另外，中医学中的广义之神是指人体的生命活动。《灵枢·本神》云："两精相搏谓之神。"说明在人类生育繁衍过程中，由男女生殖之精相结合，就形成了新的生命，即产生了神。在人体生命活动的整个过程中（即神的存续过程中），还必须得到水谷精微和津液不断地滋养才能维持下去，从而保证人体逐渐发育成长。《素问·六节藏象论》记载："五味入口，藏于肠胃，胃有所藏，以养五气，气和而生，津液相成，神乃自生。"（五味入于口中，贮藏于肠胃，经消化吸收，五味精微内注五脏以养五脏之气，脏气和谐而保有生化功能，津液随之生成，神气也就在此基础上自然产生了。）狭义之神与广义之神是密切相关，广义之神包括狭义之神，狭义之神是广义之神的重要组成部分。

《系辞》记载："阴阳不测谓之神。"（阴阳虽是神明之府，但并不是说阴阳就是神，阴阳之不测的特性才是神。"不测"的含义有二：一是看不见，无法用感官直接感知；二是无法测量，无法得出精确的客观数据。）《素问·八正神明论》云："帝曰：何谓神？岐伯曰：请言神，神乎神，耳不闻，目明心开而志先，慧然独悟，口弗能言，俱视独见，适若昏，昭然独明，若风吹云，故曰神。"（黄帝道：什么叫神？岐伯说：所谓神，就是望而知之，耳朵虽然没有听到患者的主诉，但通过望诊，眼中就明了它的变化，亦已心中有数，先得出这一疾病的概念，这种心领神会的速度独悟，不能用言语来形容，有如观察一个东西，大家没有看到，但他能运用望诊，就能够独自看到，有如在黑暗之中，大家都很昏黑，但他能运用望诊，就能够昭然独明，好像风吹云散，所以叫做神。）体现世间万物变化莫测的外在表现。

对情志活动的认识，早在春秋战国时期，诸子百家已有了较多的记载。孔子在《礼记》中云："何谓人情？喜、怒、哀、惧、爱、恶、欲，七情弗学而能。"这里提到七种情志，并认为这是本能活动。老子也提出七情，为喜、怒、忧、悲、好、憎、欲。《黄帝内经》对情志的分类归纳，将五志分属于五脏。宋代医家陈无择明确提出了"七情"，即喜、怒、忧、思、悲、恐、惊。

二、神志活动与五脏的关系

（一）五神与五脏的关系

五脏与五神的关系是，心藏神、肺藏魄、肝藏魂、脾藏意、肾藏志。所以又把五脏称为"五神脏"。神、魂、魄、意、志，是人体的精神意识思维活动，属于心理活动的重要组成部分。五神虽然分属于五脏，成为五脏各自生理功能的一部分，但总统于心。

1. **心藏神**　心藏神，是指心能够统领和主宰人体的精神、意识、思维活动。魂、魄、意、志其他四神，均归心神所主，喜、怒、思、忧、恐五志也由心神所主。《类经·藏象类》记载："意志思虑之类皆神也。""是以心正则万神俱正，心邪则万神俱邪。"心所藏的神，是以心所主的血脉为物质基础，只有心的功能正常，血脉中的气血充足，心神得到营养，才能保证精神意识思维活动的正常进行。在《灵枢·本神》中记载："心藏脉，脉舍神。"

2. **肺藏魄**　魄是与生俱来的，属于人类本能的感觉、动作和自我防卫能力等。它是一种不受内在意识支配的能动作用表现，属于人体本能的感觉和动作，即无意识活动。如耳

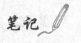

笔记

的听觉，目的视觉，皮肤的冷、热、痛、痒等感觉，肢体本能的躲避动作，婴儿的吮乳、哭、笑等，都属于魄的范畴。《五经正义》指出："初生之时，耳目心识，手足动作，啼呼为声，此皆魄之灵也。"《类经·藏象类》记载："魄之为用，能动能作，痛痒由之而觉也。"（耳的听觉、目的视觉、皮肤的冷热痛痒感觉，以及躯干肢体的动作、新生儿的吸乳和啼哭等，都属于魄的范畴。）魄是由先天获得而与生俱来的，是以精气为生成的物质基础。诚如《灵枢·本神》所云："并精而出入者谓之魄。"（随从精气出入的叫做魄）魄生成以后，藏于肺脏之中，依赖肺气的供养而发挥作用。在《灵枢·本神》中记载："肺藏气，气舍魄。"因此，先天禀赋充足，身体健壮，肺气旺盛，魄才能正常发挥功能，表现感觉灵敏、反应准确、耳目聪明、动作协调等。由于先天禀赋不足，素体虚弱，正气亏损，或剧烈的情志刺激等因素，导致肺的功能失常，就会表现神志异常等病理现象。《灵枢·本神》记载："肺，喜乐无极则伤魄，魄伤则狂。"

3. **肝藏魂**　魂是指与心神相伴随的一种意识思维活动，心神形成以后，才能生成魂，心神消失，魂就会自然消亡，所以魂是后天形成的意识思维活动。《灵枢·本神》记载："随神往来者谓之魂。"（随从神气往来的精神活动，叫做魂），魂形成以后，游行于肝和眼目之间，以影像的形式表现出来，依赖肝血的营养而发挥正常功能。《灵枢·本神》："肝藏血，血舍魂。"《类经·藏象类》："魂之为言，如梦寐恍惚，变幻游行之境皆是也。"（肝的藏血功能正常，则魂有所舍；肝血不足，则魂不守舍，出现梦游、梦呓及幻觉等症。）由此可见，由于肝主藏血和主疏泄的功能正常，肝血充足，肝气条达，魂就会顺随着心神而发挥正常的功能。如果肝失疏泄，肝血不足，肝的功能失常，就会出现夜寐不安、多梦、精神狂乱、幻视幻听等异常表现。

4. **脾藏意**　意，即意念，是思维活动的一种。就是在心接受外在事物以后，将其进行思维取舍以后进行追忆的过程。《灵枢·本神》记载："所以任物者谓之心，心有所忆谓之意。"意思是心接受外界事物以后，并且对其进行追忆的过程就是意。在思维过程中，意是初步的思维，尚有不确定性和缺乏完整性。在《类经·藏象类》就指出："谓一念之生，心有所向而未定者，曰意。"意的功能发挥，必须以脾的功能为基础，脾的功能正常与否，决定着意是否能正常进行。《灵枢·本神》记载："脾藏营，营舍意。"脾气健运，营血充足，就会保证意的正常，人的思维才能敏捷。反之，脾失健运，营血不足，意也会随之失常，人的思维迟钝或紊乱。

5. **肾藏志**　志，一指志向、意志。志是在意的基础上加以确认，有相对的完整性和确定性，有更明确的目标，即专志不移之意。《类经·藏象类》："意已决而卓有所立者，曰志。"二指记忆，即将心所追忆的事物保留下来的过程。《灵枢·本神》记载："心有所忆谓之意，意之所存谓之志。"（心里忆念而未定的，叫做意；主意已考虑决定，叫做志）志是以肾精为物质基础，肾精充足，才能保证记忆力正常。《灵枢·本神》："肾藏精，精舍志。"同时，肾所藏之精能化生为髓，而"脑为髓之海"，即中医认为，脑是由髓汇聚于头部而生成，与记忆力等思维活动有关。因此，明代著名医学家李时珍把脑又称为"元神之府"。清代医家王清任在《医林改错》中进一步指出："灵性记忆不在心而在脑。"都说明人的记忆力是以肾精为基础，肾精充足，髓海盈满，则精力充沛，记忆力强。若肾精亏损，髓海不足，则精神疲惫，头晕健忘。

（二）五志与五脏的关系

五志包括：喜、怒、思、悲、恐，包含于情感、情绪之中，也是人体的心理活动，亦属于神的范畴。《类经·藏象类》记载："分言之，则阳神曰魂，阴神曰魄，以及意志思虑之类皆神也。合言之，则神藏于心，而凡情志之属，惟心所统，是为吾身之全神也。"在中医基本理论中，除五志之外，还有七情之说。七情包括：喜、怒、忧、思、悲、恐、惊。七情大多是指情志

笔记

波动、情志刺激，多数以病因的形式出现。五志与五脏的关系是：心在志为喜，肝在志为怒，肺在志为忧，脾在志为思，肾在志为恐。

1. **心在志为喜** 喜是心情的喜悦，是心对外界信息的反应。正常的心情喜悦，能使气血调和，营卫通利，有利于心的生理活动。如果过度喜乐，就会影响心神，即所谓“喜伤心”。由于心的功能失常也会出现喜的异常，如心的功能亢奋可能出现喜笑不休，心的功能不及就会悲伤不止。

2. **肝在志为怒** 怒是人们在情绪激动时的一种情志变化。在一般情况下，短暂的、有节制的愤怒，是表达情感的一种方式，有利于郁闷心情的排遣。如果愤怒没有节制，对于人体就属于一种不良的精神刺激，可以使肝的功能失常，气血逆乱。肝为刚脏而体阴用阳，主疏泄而主升主动，过度愤怒使肝气亢奋、升发太过而发生疾病。同时，肝的功能失常也会出现烦躁易怒等表现。

3. **脾在志为思** 思是思考、思虑，是人体意识思维活动的过程和状态。正常的思考、思虑对于人体的生理功能不会有不良的影响。但是，在思虑过度、所思不遂等情况下，就会影响机体的生理功能。脾主运化，化生气血，脾的功能正常，化生的气血充足，则思考、思虑等心理活动过程就能正常进行。如果脾气不足，气血虚弱，人就可能出现思维迟钝，或思虑而不能释怀。思虑太过又容易影响脾的功能，形成脾失健运。

4. **肺在志为悲** 正常的悲，应当属于正常。但是，过度的忧愁悲伤，就属于非良性的心理活动。悲伤对于人体的影响，主要是损伤肺气。同时，肺气虚弱时，机体对于外来不良的精神刺激的耐受能力会随之下降，人体也容易产生忧愁悲伤的情志变化。

5. **肾在志为恐** 恐，即恐惧、畏惧，是人们对事物惧怕时的一种精神状态。肾的生理功能是主藏精，开窍于二阴而司二便，其生理特性为“藏”。如果恐惧过度会损伤肾的功能，使肾气不固，出现二便失禁、男子失精、女子半产漏下等表现。

在五志的喜、怒、思、悲、恐以外，七情中还有忧和惊两种情志活动。一般来说忧和悲近似，经常并用而影响于肺。惊和恐经常同时出现，但是有一定的区别。惊，其来卒而暴；恐，其来渐而徐。惊的形成，是在没有思想准备的基础上遇到突然剧烈的外在刺激。恐是一种胆怯、惧怕的心理反应，是一点一点形成而有逐渐加重的过程。如果突然受惊会影响于心，使神无所归，惊慌失措。如果恐惧过度则伤肾，导致肾气不固。惊和恐经常同时出现，是由于两者可以相互引发，惊可以导致恐，恐容易招致惊。

（三）神志活动过程中心的主导作用

1. **心神为五脏六腑的主宰** 心主神志，又称为心主神明、心藏神，为人体生命活动的中心，是各脏腑功能活动的主宰，其生理活动主要表现于两个方面。其一，主精神意识思维活动，即由心接受外界事物对人体的作用，才能形成精神意识思维活动。《灵枢·本神》记载：“所以任物者谓之心。”任，是接受、承载的意思。即心具有接受处理外界事物信息的作用，有了心的“任物”才能使人体产生精神意识思维活动。其二，主宰人体的生命活动。由于心主神志，而神志（狭义之神）是生命活动（广义之神）的重要组成部分，所以心成为生命活动的主宰。只有在心的统一指挥和调节下，各脏腑才能协调统一地发挥各自的功能。《灵枢·邪客》记载：“心者，五脏六腑之大主也，精神之所舍也。”《素问·灵兰秘典论》指出：“心者，君主之官也，神明出焉。”意思是：心好像国家中的君主一样，主管人体的精神意识思维活动，五脏六腑必须在心神的统一指挥下，才能保证生命活动的正常进行。

2. **心神主导意识思维活动** 心神对意识思维的主导作用，首先体现于心在人体生命活动的主宰作用。其次，五脏主精神意识思维活动，是以心的功能为基础。《灵枢·本神》：“生之来谓之精，两精相搏谓之神，随神往来者谓之魂……所以任物者谓之心，心有所忆谓之意，意之所存谓之志，因志而存变谓之思，因思而远慕谓之虑，因虑而处物谓之智。”（人之

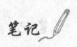

笔记

生命的原始物质，叫做精；男女交媾，两精结合而成的生机，叫做神；随从神气往来的精神活动，叫做魂；从乎精的先天本能，叫做魄；脱离母体之后，主宰生命活动的，叫做心；心里忆念而未定的，叫做意；主意已考虑决定，叫做志；根据志而反复思考，叫做思；思考范围由近及远，叫做虑；通过考虑后而毅然处理，叫做智。）由此可见，由心来接受外界事物对人体的作用，是精神意识思维活动的基础。心与各重要感觉器官有密切关系，在《黄帝内经》中均有记载。如《素问·阴阳应象大论》：心"在窍为舌"、《灵枢·大惑论》："夫目者，心之使也"、《素问·金匮真言论》："心，开窍于耳"、《素问·五脏别论》："心肺通于鼻"。客观事物通过各个感官而作用于心，心接受外在事物对人体的作用，人体才能产生精神意识思维活动，从而形成一系列的思维过程。因此，心的功能正常与否，就决定了精神意识思维活动是否能正常进行。心感知外界事物后还要有进行追忆的过程，这样才能对事物有更深刻的认识，这个过程称为"意"。随后心将认识相对深刻的事物贮存下来，使其逐渐积累，以利于由感性认识过渡到理性认识的过程，称为"志"。心对所贮存的外界事物信息进行加工、分析、抽象、概括，即完全上升为理性认识的过程，称为"思"。从对所接受的外界事物信息本身，与其他相关事物相联系，并且进行周密分析、综合、比较、判断、推理，从而达到理性认识的高级阶段，即创造思维阶段，称为"虑"。经过反复思考、综合分析、审慎判断，不但对事物本身的认识清晰，而且对自身能力有了充分估计，坚定了处理事物的信心，筹划了处理事物的方法，从而对事物进行正确处理的过程，就称为"智"。

由此可见，精神意识思维活动的认识对象是"物"，处理的对象又回归于"物"，而在精神意识思维活动的整个过程中，从感性认识到理性认识、从理论到实践，都是心神在起着主导作用。

3. **心主神志与五脏藏神** "心主神明论"阐明了人体生命活动的最高主宰是藏象之心。"五脏藏神论"主要说明人的心理活动与脏腑之间的关系。人和生命活动，其本质是脏腑功能活动的外在表现，心则通过统藏神明之功，而居于五脏六腑之首，从而主宰着整个人体的生命活动。《灵枢·天年》云："血气已和，荣卫已通，五脏已成，神气舍心，魂魄毕具，乃成为人。"（血气已经和调，荣卫已经通畅，五脏都已形成，神气居藏于心中，魂魄俱备，便成为人。）说明当人体五脏形成后，神随之而生成。其次，神在生理上分别由五脏所主。所以对心与五脏的关系，《灵枢·邪客》云："心者，五脏六腑之大主也，精神之所舍也。"（心是五脏六腑的大主宰，是精神的藏居之处。）杨上善《黄帝内经太素·经脉之一》云："心神是五神之主。"总之，心的功能正常才能保证其他脏腑的功能正常，心主神志的生理功能正常发挥才能保证所有的五神脏功能的正常发挥，从而使人体的精神意识思维活动能够正常进行。

（四）心神失调导致五脏病的病机

生理状态下的情志变化，是机体适应外界各种刺激的正常反应，没有这类情志反应，机体就无法适应千变万化的社会生活。某些有节制而积极的精神情绪，可以起到调节脏腑气机的作用。如喜能使气血畅达，营卫通利，心气舒畅；怒为发泄之志，有助于肝气疏泄条达。但是反复持续而不良的精神刺激，或剧烈的精神创伤，超过个体的耐受能力，则可引起紧张状态，情绪骚扰，内伤脏腑，发生精神及躯体疾病。情志的产生是各脏腑活动的结果，情绪的波动总是随着脏腑气机的变化而产生。因此，各种不正常的情志活动，皆可以造成脏腑的气机紊乱，从而伤及脏腑气机而形成疾病，诱发或加速病情的恶化。

良好的情绪，可使人的精神振奋，有益于身体的健康和疾病的恢复，可充分发挥机体的潜在能力，提高体力劳动和脑力劳动的效率。而异常的情绪对人体可产生各种危害，由情绪激烈变化导致的疾病涉及各个系统，在各种病因中占有重要地位。故而情志内伤在病因学上具有重要意义。

笔记

情志作为致病因素，早已引起了《内经》的重视，《素问·调经论》说："夫邪之生也，或生于阴，或生于阳……其生于阴者，得之饮食居处，阴阳喜怒。"（凡邪气伤人而发生病变，有发生于阴的内脏，或发生于阳的体表。病生于阳经在表的，都是感受了风雨寒暑邪气的侵袭；病生于阴经在里的，都是由于饮食不节、起居失常、房事过度、喜怒无常所致。）便把情志列为致病的主要因素之一情志因素致病还具有与其他因素不同的特点，具体言之，又有几种不同情况。

一是首伤心神，波及它脏。任何一种情志异常，都常首伤心神，心为诸脏之主，伤心又可影响到其他脏的功能失调。如《灵枢·邪气脏腑病形》云："愁忧恐惧则伤心。"《灵枢·百病始生》云："忧思伤心。"

二是反伤本脏。情志过激便可直接损伤五脏。《素问·阴阳应象大论》说："怒伤肝、喜伤心、思伤脾、悲伤肺、恐伤肾。"又如《灵枢·百病始生》说："喜怒不节则伤藏，藏伤则病起于阴也。"（喜怒失去节制，就会伤及内脏，伤及内脏则病发于阴内）其致病特点主要是影响内脏的气机，而使气机升降失常，气血功能紊乱，使五脏之气偏亢偏衰，上下升降协调关系逆乱。正如《素问·举痛论》所说："怒则气上，喜则气缓，悲则气消，恐则气下……，惊则气乱……，思则所结。"（大怒则使肝气上逆，血随气逆，甚则呕血，或肝气乘脾发生殇泄，所以说是气上。喜则气和顺而志意畅达，营卫之气通利，所以说是气缓。悲哀太过则心系急迫，但悲为肺志，悲伤肺则肺叶张举，上焦虽之闭塞不通，营卫之气得不到布散，热气喻闭于中而耗损肺气，所以说是气消。恐惧则使精气下却，精气下却则升降不交，故上焦闭塞，上焦闭塞则气还归于下，气郁于下则下焦胀满，所以说"恐则气下"。寒冷之气侵袭人体，则使腠理闭密，营卫之气不得畅行而收敛于内，所以说是气收。火热之气能使人腠理开放，营卫通畅，汗液大量外出，致使气随津泄，所以说是气泄。受惊则心悸动无所依附，神志无所归宿，心中疑虑不定，所以说是气乱。劳役过度则气动喘息，汗出过多，喘则内气越，汗出过多则外气越，内外之气皆泄越，所以说是气耗。思则精力集中，心有所存，神归一处，以致正气留结而不运行，所以说是气结。）

三是情志导致的脏腑气血失调，还可成为其他因素致病的先导。《素问·调经论》说："喜则气下，悲则气消，消则脉虚空，因寒饮食，寒气熏满，则血泣气去，故曰虚矣。"（人若过度喜乐，则气易下陷，过度悲哀则气易消散，气消散则血行迟缓，脉道空虚；若再寒凉饮食，寒气充满于内，血气滞涩而气耗，所以叫做虚证。）说明过度的喜悲等情志变化，使得经脉中的气血空虚，从而为寒饮食之寒邪侵入人体创造了条件。

四是在疾病过程中，剧烈或不适当的情绪往往影响病理进程，甚至使病情恶化。如《素问·玉机真藏论》说："然其卒发者，不必治于传，或其传化有不以次，不以次人者，忧恐悲喜怒，令不得以其次，故令人有大病失。"（假如骤然暴发的病，就不必根据这个相传的次序而治。有些病不依这个次序传变的，如忧、恐、悲、喜、怒情志之病，病邪就不能依照这个次序相传，因而使人生大病了。）

（五）五脏病导致心神失调的病机

由于心气、心血不足，不能营养心神，或因邪气过盛扰乱心神，都会使心主神的功能失常。若心血不足，忧郁伤神，就会出现"脏躁"病，以悲伤欲哭、躁扰不宁为主要症状。若见失眠为主，兼见心烦、盗汗、舌红、脉细等症状，为心火偏亢，阴血不足。若热邪内陷心包，扰乱心神，出现高热烦躁，神昏谵语，舌红绛，脉数。若痰火扰心，则出现失眠烦躁，甚至语言错乱，嘻笑不休，打人毁物，弃衣而走，成为癫狂病。若心阳不足，则四肢清冷，神疲，自汗。由于心与小肠有表里关系，当心火亢盛，火邪随经脉上炎于舌，会出现舌红或溃疡生疮，心烦口苦，小便短赤，脉数等症状。

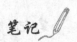

笔记

第五节 人格体质论

所谓人格，一般认为它的含义较广，它是以性格为核心，包括先天素质，受到家庭、学校教育、社会环境等心理的、社会的影响，而逐步形成的气质、能力、兴趣、爱好、习惯和性格等心理特征的总和。所谓体质，又称为形质、气质等，即人体的质量。体质是人体在先天遗传和后天获得的基础上，所形成的功能和形态上相对稳定的固有形态。也就是说，体质是禀受于先天，受后天影响，在生长发育过程中所形成的与自然、社会环境相适应的人体形态结构、生理功能和心理因素的相对稳定的固有特征。

人格是心理学概念，而体质则属于生理和病理学范畴。中医学在论述人格时，往往结合人的体质因素一起讨论，反映出中医形神合一的一贯思想。中医认为，一定的人格与一定的体质存在某种必然的关联，这是与现代西方心理学不谋而合，所以本节把人格和体质合并讨论。

一、人格与体质的关系

中医学一向认为，心理活动是与生理活动相互联系的。从这一原则出发，在讨论人格问题时，总是认为一定的人格必然与一定的体质有某种关联。在《黄帝内经》中有很多篇章讨论了相关的问题，在讨论这些问题时，大多数把心理活动与体态、体质、行为等生理病理因素一起讨论。如《灵枢·通天》《灵枢·阴阳二十五人》《灵枢·论勇》《灵枢·论痛》《灵枢·行针》及《灵枢·逆顺肥瘦》等都反映了这些特点。

在这些篇章中，都是以阴阳五行为基础，把人格与体质相结合，进行综合论述。诸如勇敢与怯懦的不同性格，都是以不同的生理解剖和体质条件为基础。在论述阴阳盛衰和形体胖瘦的性格特点时，《灵枢·逆顺肥瘦》指出：形体肥胖而"贪于取与"性格的人，体质是"广肩腋，项肉薄。厚皮而黑色，唇临临然，其血黑以浊，其气涩以迟"。其含义为：好进取而乐施予性格的人，他们的外貌特征为肩腋部宽阔，项部肌肉瘦薄，皮肤粗厚而色黑，口唇肥厚丰满，血色深而浓厚，气行滞涩缓慢。以上这些论述，都是把人格与体质综合进行考察，把人格与生理功能以及形态结构综合进行分析，这就充分体现了中医形神合一的思想。

二、人格体质分类的基础

中医学对于人格体质的分类，大多是以阴阳五行为基础，分为阴阳五态和阴阳二十五人等。以上这些分类，除了对众多人群的密切观察以外，还有多方面的理论知识作为基础，从而形成中医人格体质分类的特点。

（一）中国古代哲学理论基础

中医学具有悠久的历史，中医理论接受中国古代哲学思想的影响，尤其是阴阳五行学说更为浓重。中医对于人格体质的认识也不例外，是以古代阴阳五行哲学思想为理论基础，这体现了中医心理学思想与古代哲学思想的密切联系。

《素问·宝命全形论》指出："人身有形不离阴阳。"这是中医理论认识人体一切生命活动的总原则，生理问题是如此，心理问题同样是如此。所以《黄帝内经》在探讨人格体质分类时，依然贯彻了这一原则。《灵枢·通天》就是以阴阳的盛衰多少为标准进行确定，把人格体质按照阴阳五态分类。认为：太阴之人，多阴而无阳；少阴之人，多阴而少阳；太阳之人，多阳而无阴；少阳之人，多阳而少阴；阴阳平和之人，阴阳充盛而平和。

《灵枢·通天》指出："天地之间，六合之内，不离于五，人亦应之，非徒一阴一阳而已

笔记

也。”说明五行学说是中医学讨论生命问题的又一基本概念，这一原则与阴阳原则具有同等重要的意义。《灵枢·阴阳二十五人》在讨论25种人格类型时就遵循了五行归类的原则，明确指出：“先立五形金木水火土，别其五色，异其五行之人，而二十五人具矣。”先要明确金、木、水、火、土五种类型的人，然后再根据五色、五音等的不同，区别五种形态之人，这样二十五人的形态就清楚了。从中可以看出，按照五行进行归类，无论是分为五种，还是由此派生出的25种人格类型，都是以五行学说为基础的。

（二）中医学理论基础

中医学对于人格体质的分类，除了具有哲学上的根据以外，还以医学上的解剖形态、组织结构、生理病理作为重要基础。在论述每一种类型时，总是结合相应的形态特征、生理素质和病理表现，这充分表现了中医学与心理学的密切联系。

如《灵枢·通天》讨论阴阳五态人的不同个性时，就指出了各自不同的生理体质因素。记载：“太阴之人，多阴而无阳，其阴血浊，其卫气涩，阴阳不和，筋缓而厚皮。”“少阴之人，多阴而少阳，小胃而大肠，六腑不调，其阳明脉小，而太阳脉大。”“太阳之人，多阳而少（无）阴。”“少阳之人，多阳而少阴，经少而络大，血在中而气在外，实阴而虚阳。”“阴阳平和之人，其阴阳之气和，血脉调。”以上都说明阴阳五态人不同的生理体质因素。

（三）中国传统文化的影响

中医学的人格体质划分，除了以上哲学与医学的基础以外，从其描述的具体内容分析，还接受了中国传统文化的影响。《黄帝内经》大约成书于秦汉时期，这一历史时期，中国传统文化概貌已经基本形成。由于中国人文环境和社会历史背景条件所决定，中国传统文化的特点是以政治伦理为中心。这种传统文化特点深刻地影响了中医学，使得中医学对于人格体质的认识，就带有了鲜明的政治伦理色彩。《黄帝内经》中对于人格体质类型的阐述，就十分注重政治伦理内容，并且将其与心理学的内容进行有机的结合。如“贪而不仁”“念然下意”“小贪而贼心”“无能而虚说”“轻财少信”“不敬畏”“善为吏”“君子”等，多属于道德伦理范畴。以上这些带有道德伦理特色的行为描述，包含了丰富的心理学内容，在相当程度上反映了不同的个性心理特征。综上所述，传统中医学中的心理学思想与中国传统文化密切联系。也提示出，要着眼于从中国传统文化背景去考察和学习中医心理学思想，只有这样才能对中医心理学的思想内容作出正确的阐释和说明。

三、阴阳五行人格体质类型

对于人的人格体质类型表现，早在古代的人们就已经进行了系统的观察。在观察到不同个性心理特征时，试图给以归纳分析，总结相应的规律，并且在理论上加以说明。在春秋时代已经有个性分类的论述。《论语·子路》中有“狂”“狷”“中行”的划分，并论述了各自的特征：“狂者进取，狷者有所不为”，只有那种“中行”之人才能做到适度，才能符合儒家基本宗旨“中庸之道”的要求。这是最初的对于人的人格的分类。

在《黄帝内经》中，对于人的人格体质有了比较系统而综合的论述，并且以阴阳五行学说为基础，针对实际情况和具体问题，进行了分类划分。

（一）阴阳五态人格体质划分

《灵枢·通天》根据人的先天禀赋不同、体质类型不同以及性格特征等不同，提出了人的人格体质类型的分类，认为有“太阴之人”“少阴之人”“太阳之人”“少阳之人”和“阴阳平和之人”。具体内容如下：

1. 太阴之人 属于“太阴之人”的人格体质特征是，贪婪而没有仁爱之心，表面谦虚，假装正经，内心险恶，好得恶失，喜怒不形于色，不识时务，只知利己，行动上惯于运用后发制人的手段。面色阴沉黑暗，假意谦虚，身体高大而卑躬屈膝，故作姿态。这种人的内在体

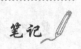

笔记

质，是多阴而少阳，他的阴血浓浊，卫气滞涩，阴阳不能调和，所以形成筋脉纵缓而皮肤较厚。治疗时如果不抓紧时机快速泻其阴，病情就不可能好转。

2. **少阴之人** 属于“少阴之人”的人格体质特征是，喜欢贪图小利，暗藏贼心，幸灾乐祸，好搞破坏来伤害别人，见到人家有了荣誉反而感到气愤，心怀嫉妒，对别人毫无恩情。这种人外貌表现好像很清高，但是行为鬼鬼祟祟、偷偷摸摸，怀着阴险害人之心，站立时躁动不安，走路时身体前倾，状似伏身向前。他的体质是多阴少阳，胃的体积小而受纳水谷就少，以致阳气化源不足，肠的体积大而传化水谷就快，而阳气不能蓄积，从而使六腑不和，阳明经脉中经气微少，太阳经脉中经气盛大，容易出现血液脱失。因此，必须详细审察阴阳盛衰的情况进行调治。

3. **太阳之人** 属于“太阳之人”的人格体质特征是，生活上处处表现自己而洋洋得意，好说大话而没有实际能力，言过其实而好高骛远，作风草率，不顾是非，常常意气用事，过于自信，虽然遭到失败，也不知悔改。这种人外貌表现为高傲自满，仰腰挺腹，身躯好像向后反张和两膝关节曲折的样子。他的体质是阳气偏盛而阴气偏衰。对于这种人，必须谨慎调治，既不能泻其阴气以防阴气虚脱，只能泻其阳，还要避免泻之太过。如果阳气过度损伤，就会导致阳气外脱而发狂。同时，如果阴阳都脱失，就会形成突然昏倒，不省人事。

4. **少阳之人** 属于“少阳之人”的人格体质特征是，做事精审，很有自尊心，稍有小小的政治地位，就过高地自我宣传，善于对外交际，不愿意默默无闻、埋头苦干。这种人外貌表现为，在站立时习惯于把头扬得很高，行走时习惯于摇摆身体，常常把双手反挽于背后，喜欢把两臂、两肘暴露于外。他的体质是阳气偏盛而阴气偏衰，络脉偏大，经脉偏小，血深伏于里，气浮现于表。他的体质是多阳少阴，所以在治疗时应当充实其阴经而泻其阳络，就可以恢复健康了。但是，少阳之人以气为主，如果单独泻其络脉太过，又会迫使阳气很快耗散，形成中气不足，疾病就难治了。

5. **阴阳平和之人** 属于“阴阳平和之人”的人格体质是生活安静自处，不介意个人的名利，心境安定而不为外在事物所干扰，清心寡欲而不形成过分的喜悦，顺从事物发展的自然规律，与世无争，善于适应形势的发展变化，地位虽高却很谦逊，以理服人，而不是用压制的方法制服别人，具有很好的治理才能。这种人的外貌表现为从容稳重，举止大方，性格和顺，善于适应环境，态度严肃，品行端正，待人和蔼，目光慈祥，作风光明磊落，举止有度，处理事物条理分明，为众人所尊敬和夸赞。他的体质是阴阳之气调和，血脉和顺。在治疗这样的患者时，应当谨慎地审察阴阳盛衰和邪正虚实，并且要端详其面容的表现，以判断脏腑、经脉、气血的有余或不足，然后进行调治。邪气偏盛的运用泻法，正气不足的运用补法，虚实表现不明显的就以经络为基础进行治疗。

以上是中医学对人格的阴阳分类，这种分类是较高层次的分类，表现了比较典型而纯粹的个性类型，但是大多数人不具备这种典型表现。这种分类虽抽象概括程度较高，但是具体针对性不强，因此在实践中以这种分类去一一对照每一个人则有困难；需要结合具体情况进行个别认证和区分。

（二）阴阳二十五人

《灵枢·阴阳二十五人》根据人的先天禀赋而决定的体质不同，运用阴阳五行学说的理论，分述了二十五种人的不同特性。指出了他们的肤色、体形、性格，以及对季节时令适应方面的差异，并且根据其不同特点而提出了不同的治疗原则。

1. **木形之人** 木形之人的人格体质特征是，颜面呈青色，头偏小而颜面长，肩背宽大，身体挺直，手足偏小，有才智而好用心机，体力不强，大多忧劳于事物。对于季节时令的适应方面，能耐受春夏的温热，不能耐受秋冬的寒冷，秋冬季节容易感受病邪而发生疾病。这

笔记

种类型的人，属于足厥阴肝，其特征是柔美而稳重，是禀受木气最充分的人。木形之人，均配合木音（角），根据木气偏盛的不同，又可以分为左右上下四种类型。左之上方，在木音中属于大角一类的人，类属于左足少阳经之上，他的形体特征是修长而美丽。右之下方，在木音中属于左角一类的人，类属于右足少阳经之下，他的性格特征是性情随和而顺从。右之上方，在木音中属于大角一类的人，类属于右足少阳经之上，这一类型人的特征是努力向前进取。左之下方，在木音中属于判角一类的人，类属于左足少阳经之下，这一类型人的特征是正直不阿。

2. **火形之人**　火形之人的人格体质特征是，皮肤颜色红赤，牙齿宽大，颜面瘦小，头部较小，肩、背、大腿、腹各部的发育匀称美好，手足偏小，行路时步履急速，心性急躁，走路时身体摇晃，肩部和背部肌肉丰满，做事情有气魄，把钱财看得很轻，但是很少有信用，多忧虑，对事物的观察和分析很敏锐和明了，颜面气色好，性情急躁，不能长寿而容易出现暴死。这种人对于季节时令，能够耐受春季夏季的温暖，不能够耐受秋冬季节的寒凉，秋冬季节容易感受外在邪气而发生疾病。这一类人在五音中比为上徵，属于手少阴心经，是禀受火气最充分的人。做事情讲究实效，对事物的认识非常深刻，是这种人的最主要特征。火形之人，均配合火音（徵），根据火气偏盛的不同，又可以分为左右上下四种类型。左之上方，在火音中属于质徵一类的人，类属于左手太阳之上，这一类型人的特征是光明正大而明白事理。右之下方，在火音中属于少徵一类的人，类属于右手太阳之下，这一类型人的特征是多疑。右之上方，在火音中属于右徵一类的人，类属于右手太阳之上，这一类型人的特征是勇猛而不甘落后。左之下方，在火音中属于质判一类的人，类属于左手太阳之下，这一类型人的特征是乐观、怡然自得而无忧愁和烦恼。

3. **土形之人**　土形之人的人格体质特征是，皮肤黄色，面庞偏圆，头大，肩背丰满而健美，腹大，下肢从大腿到足胫部都很健壮，手足偏小，肌肉丰满，全身上下都很匀称，步履稳重，做事情能够取信于人。这种人的性情很安静而不急躁，好帮助人，不愿意争逐权势，善于团结人。这种人对于季节时令，能够耐受秋冬季节的寒冷，而不能够耐受春夏季节的温暖，春夏季节容易感受外在邪气而发生疾病。这一类人在土音中比为上宫，属于足太阴脾经，这种类型的人是禀受土气最充分的人。待人诚恳而忠厚，是这种人的最大特点。土形之人，均配合土音（宫），根据土气偏盛的不同，又可以分为左右上下四种类型。左之上方，在土音中属于大宫一类的人，类属于左足阳明经之上，这一类型人的特征是平和而柔顺。左之下方，在土音中属于加宫一类的人，类属于左足阳明经之下，这一类型人的特征是神情喜悦快活。右之上方，在土音中属于少宫一类的人，类属于右足阳明经之下，这一类型人的特征是神情表现威严而有主见。

4. **金形之人**　金形之人的人格体质特征是，面庞呈方形，皮肤白色，头小，肩背窄小，腹部小，手足小，足跟坚硬结实好像骨生在足跟的外部一样，行动轻快。这种人秉性廉洁，性情急躁，性情安静和暴烈兼而有之，精通为官之道。这种人对于季节时令，能够耐受秋冬季节的寒冷，而不能够耐受春夏季节的温热，春夏季节容易感受外在邪气而发生疾病。这一类型人在金音中比为上商，属于手太阴肺经，这种类型的人是禀受金气最充分的人。峭薄寡恩，是这种类型人的主要特征。金形之人，均配合金音（商），根据金气偏盛的不同，又可以分为左右上下四种类型。左之上方，在金音中属于钛商一类的人，类属于左手阳明经之上，这一类型人的特征是廉洁自重。左之下方，在金音中属于右商一类的人，类属于左手阳明之下，这一类型人的特征是英俊而潇洒。右之上方，在金音中属于大商一类的人，类属于右手阳明经之上，这一类型人的特征是善于明察是非。右之下方，在金音中属于少商一类的人，类属于右手阳明之下，这一类型人的特征是有威严而庄重。

5. **水形之人**　水形之人的人格体质特征是，皮肤呈黑色，面部多皱纹，头偏大，下颌部

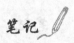

笔记

宽大，两肩小，腹部大，手足喜动，行路时摇摆身体，尻骨较长，脊背亦长，对人的态度既不恭敬也不畏惧，善于欺诈，容易被杀身死。这种人对于季节时令，能够耐受秋冬季节的寒冷，不能够耐受春夏季节的温热，春夏季节容易感受外在邪气而发生疾病。这一类型人在羽音中比为上羽，属于足少阴肾经，这种类型的人是禀受水气最充分的人。人格卑下是这种类型人的主要特征。水形之人，均配合水音（羽），根据禀受水气偏盛的不同，又可以分为左右上下四种类型。右之上方，在水音中属于大羽一类的人，类属于右足太阳经之上，这一类型之人的特征是神情洋洋自得。左之下方，在水音中属于少羽一类的人，类属于左足太阳经之下，这一类型人的特征是心情经常郁闷而不舒畅。右之下方，在水音中属于中羽一类的人，类属于右足太阳经之下，这种人的特征是性情很文静，就像水一样清澈。左之上方，在水音中属于桎羽一类的人，类属于左足太阳之上，这种人的特征是行为举止安定，好像身体被桎梏而不能随便活动一样。

以上木、火、土、金、水五种形态的人，因各自不同的特征，又分为二十五种不同类型。由于禀赋不同，才有这二十五种不同变化。将五行之人又分为二十五种不同类型，每一行中有一种是禀受本气最全的，还有四种是禀受本气有偏颇的。从而提示出，在临床辨证和治疗时，要重视人体禀赋的不同，并且要同中求异，异中求同，区别对待，因人制宜，更好地达到准确施治的目的。例如对于阴阳二十五人在针灸治疗时的规律，眉毛清秀而美者，是足太阳经脉的气血充足；眉毛粗疏不好者，是气血均少；人体肌肉丰满而皮肤润泽的，是血气有余；形体肥胖而皮肤粗糙的，是气有余而血不足；形体消瘦而皮肤粗糙的是气血均不足。根据形体外在表现和体内气血的有余不足，就可以了解疾病的虚实，病势的逆顺，从而施行恰当的治疗。

（三）其他人格体质分类

对于人格体质，除“阴阳五态”和“阴阳二十五人”分类之外，《黄帝内经》中还具体讨论了人格的性格差异，试图对不同性格进行分类，并且给予理论上的阐述。如对性格的意志特征，《黄帝内经》提出了勇敢与怯懦的区分。《灵枢·论勇》描述了勇、怯不同性格的表现，“勇士者，目深以固，长衡直扬，三焦理横，其心端直，其肝大以坚，其胆满以傍。怒则气盛而胸张，肝举而胆横，眦裂而目扬，毛起而面苍，此勇士之由然也。……怯士者，目大而不减，阴阳相失，其焦理纵，䯏骭短而小，肝系缓，其胆不满而纵，肠胃挺，胁下空。虽方大怒，气不能满其胸，肝肺虽举，气衰复下，故不能久怒，此怯士之所由然者也。”意思是：性格勇敢的人，表现目光深邃而坚定，眉毛宽大而长直，皮肤的纹理是横的。形成的内在机制是，心脏端直，肝脏坚厚，胆汁盛满。所以在发怒时，气壮盛而胸廓张大，肝气上张举，胆气横溢，表现两目圆睁，目光逼射，毛发竖起，面色铁青，这就是决定勇士性格和表现的基本原因。怯懦的人表现眼目虽大而不深固，神气散乱，气血不协调，皮肤肌腠的纹理纵而不横，肌肉松弛，胸骨剑突短小。形成的内在机制是，肝系弛缓，胆汁不充满，胆囊松弛，肠胃纵缓，胁下空虚，肝气不能充满。虽然正值大怒之时，怒气也不能充满胸中，肝肺虽然由于发怒而上举，但是不能坚持，气衰就会下落，所以不能长时间发怒，这就是决定怯士性格的原因。而且勇士“见难则前”，怯士“闻难则恐”、“恐不能言，失气惊，颜色变化，乍死乍生”，体现了勇敢怯懦不同性格对困难的不同态度。对于不同人格体质的情绪特征，《黄帝内经》也进行了论述和区分。《灵枢·行针》中记载：“重阳之人，熇熇高高，言语善疾，举足善高，心肺之脏气有余，阳气滑盛而扬。”熇熇高高：本指火势升腾之象，此指重阳之人感情热烈，神态活跃而激扬。体现了重阳之人热情激动的情绪，并且简明概括了多阳和多阴不同性格的情绪，认为“多阳者多喜，多阴者多怒”。这与现代心理学把性格划分为内向型和外向型的观点是极为相似的。

总之，人体的人格体质特征与生理特征有着密切关系，个体的生理特征决定了人格体

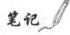

笔记

质特征，人格体质特征又无时无刻地影响着生理特征。这两者又与对外界的承受能力、对外部邪气的抵抗能力密切相关。正如《素问·经脉别论》所云："勇者气行则已，怯者则着而为病。"

第六节　阴阳睡梦论

睡眠与梦，是意识状态的不同表现形式，是重要的生理和心理现象。与清醒时意识状态相对者是睡眠，睡眠并非完全失去意识，只是意识的一种状态。梦是睡眠过程中某一阶段的意识状态下所产生的一种自发性的心象活动。睡眠和梦境形成的机制是非常复杂的，曾是古代哲学家探讨的重要问题之一，希腊哲学家柏拉图曾经说过："好人做梦，坏人作恶。"《黄帝内经》从唯物的观点出发，运用阴阳、脏腑、营卫气血、邪正盛衰的理论对睡眠与梦的形成进行阐发，后世医家又在此基础上结合临床实践，不断地加以补充和完善，形成了具有中医特色的睡梦观。

一、睡眠

现代心理学认为，睡眠不仅是觉醒的简单结束，而是中枢神经系统内发生的一个主动过程，睡眠与觉醒的发生和维持，与脑内神经介质的动态变化密切相关。睡眠是人类（包括其他动物）极为平常和普遍的生理现象，睡眠具有恢复精力和消除疲劳的功能。中医理论认为，寤与寐（觉醒与睡眠）的形成，与阴阳、脏腑、营卫气血有密切关系。

（一）睡眠与阴阳的关系

人类的睡眠与觉醒是交替出现的，受光线、温度等因素影响，一般在白昼觉醒、夜间睡眠。中医认为，这是人体阴阳与自然界阴阳相通应的结果。在一天的二十四小时之中，自然界有昼夜晨昏的固有规律，有阴阳盛衰的不同变化，人体的阴阳盛衰也随其变化而变化，从而形成了睡眠与觉醒的交替出现。阴阳学说认为：白昼为阳，平旦之时阳气初生，日中阳气隆盛，所以从平旦至日中为阳中之阳；日中之后，阳气逐渐衰减，所以日中至黄昏之时为阳中之阴。黑夜为阴，黄昏之时阴气初生，以后阴气逐渐旺盛，所以合夜至鸡鸣之时为阴中之阴；鸡鸣时以后，阴气消减而阳气产生，所以合夜至鸡鸣之时为阴中之阳。自然界的阴阳盛衰变化是如此，人体的阴阳盛衰变化也是如此。睡眠与觉醒是一个阴阳消长平衡的过程，白昼时自然界阳气旺盛而阴气衰减，人体阳气出于阴分而旺盛于外则觉醒；黑夜时自然界阴气旺盛而阳气衰减，人体阳气入于阴分则睡眠。只有这样，人体才能将息得宜，弛张有度，劳逸结合，从而保证生命活动的正常进行。现代心理学把这一过程称为日节律或生理时钟，认为：在一天二十四小时内，个体在生活上呈现周期性的活动，何时睡眠、何时进食、何时工作、何时排泄，几乎都有一定的顺序，而这样的顺序几乎是由个体生理上的运作所决定的。这种决定个体周期性生活活动的生理作用，称为生理时钟。同时指出，生理时钟的形成，主要是由一天二十四小时变化所决定。例如：一天之内的温度和亮度有显著变化，人类身体的体温也有一定的变化，在环境的温度和亮度降低而人的体温也降低的情况下，个体就会产生睡眠的需求。每天气温和亮度的变化规律，大致是午夜至凌晨五时左右一段时间最低，人类的体温也正好是在这一段时间降至最低。因此，对于绝大部分人来说，晚上十一点钟至翌日凌晨六点钟是睡眠时间。故而生理时钟又称为日节律。

自然界的昼夜晨昏有阴阳盛衰的周期性变化，人体顺应自然界也有阴阳盛衰的周期性变化，才有睡眠和觉醒的生理现象。如果人体违背这个规律，就会发生疾病。平旦的时候，人体的阳气开始生发，日中的时候阳气最为隆盛，太阳偏西的时候阳气已经衰减，汗孔就闭

笔记

合了。因此,夜幕降临时应当深居简出,不要进行剧烈运动,从而扰动筋骨、触冒雾露。如果违背以上规律,形体就会困顿而被外邪侵袭。由此可见,人的睡眠机制,是阴阳之气自然而有规律转化的结果。如果这种规律一旦被破坏,就会导致失眠的发生。

(二)睡眠与营卫气血的关系

中医理论认为,人的睡眠和觉醒与营气卫气的运行有密切关系。营气和卫气的周期性运行,是人体阴阳出入的物质基础。卫气属阳而主表,运行于脉外;营气属阴而主里,运行于脉中。两者贯穿于阴分阳分,环周不休而没有尽头。其中卫气的运行与睡眠觉醒的关系更为密切。卫气在白昼运行于阳分二十五个周次,在夜间运行于阴分二十五个周次,卫气在白昼运行于阳分人就觉醒,运行于阴分人就睡眠。营气在脉中运行,卫气在脉外运行,两者营运周流不息,一个昼夜各自运行五十个周次而重新会合一次,营气卫气贯穿于阴分阳分,像环子一样没有尽头。卫气在夜间行于阴分二十五个周次,在白昼行于阳分二十五个周次,卫气运行于阳分时人就觉醒而起床活动了,卫气运行于阴分时人就进入睡眠状态。所以说:日中时分阳气最盛,为阳中之阳,称之为重阳;夜半时分阴气最盛,为阴中之阴,称之为重阴。太阴的阴气最为旺盛而主内,太阳的阳气最盛而主外。卫气分别在白昼和夜间运行于阴分、阳分各二十五个周次。夜半阴气最盛,夜半后阴气逐渐衰减,平旦时阴气消尽而阳分接受卫气。日中时分阳气最为旺盛,日西阳气衰减,日入阳气消尽而阴分接受卫气。夜半时分营气与卫气重新会合,人们都处于睡眠之中,将此状态称为合阴。到平旦之时阴气消尽而阳分接受卫气,照这样循环往复,没有尽头。人体的阴阳盛衰变化以及营气卫气的运行,与自然界的阴阳盛衰变化保持一致。

另外,老年人夜间睡眠少而白昼精神萎靡,少年人和壮年人白昼精神清爽而夜间安然熟睡,都是由于各自不同的年龄阶段阴阳盛衰、营卫气血运行各异而造成的。因为青壮年人的气血旺盛,肌肉滑利,气血运行的道路通畅,营气卫气旺盛而运行正常,所以表现为白天精神清爽而夜间安然入睡。老年人的气血衰弱,肌肉干枯,气血运行的道路不通,五脏的功能不能相互协调,营气卫气虚弱而运行失常,所以表现为白天精神不清爽而夜间的睡眠少。

其次,由于某些原因,使得人体的阴阳、气血、营卫出现盛衰变化,运行失常,就会形成睡眠的异常。正常生理情况下,卫气在白昼行于阳分而人处于觉醒状态,夜间行于阴分而人处于睡眠状态。如果由于一些疾病的原因,卫气不能入于阴分,总是滞留于阳分,使在外的阳气过盛,阳跷脉就随之过盛。既然卫气不能进入阴分,就会形成阴分气虚,所以就会导致失眠。有的人嗜睡,是什么原因引起的呢?《灵枢·大惑论》指出:这一类人的肠胃较大,卫气滞留的时间就比较长;皮肤滞涩,分肉不滑利,卫气在外的运行就迟缓。卫气运行的常规,是白昼行于阳而夜间行于阴。卫气不在阳分运行而进入阴分,人就入睡;卫气不在阴分运行而进入阳分,人就觉醒。这种人的肠胃较大,卫气在阴分滞留的时间比较长,再兼有皮肤滞涩,分肉不滑利,因此卫气进入体表的速度也就迟缓。由于卫气久留于阴分,不能进入阳分,使得精神不能振奋,所以出现嗜睡多卧。至于胃肠较小的人,皮肤润滑舒缓,分肉之间通利,使卫气在阳分停留时间较长,精神容易振奋,所以睡眠比较少。

(三)睡眠与脏腑的关系

睡眠与各脏腑功能活动均有关,其中与心、肝、脾、肾关系密切,而人体睡眠与心神的关系最为密切。各脏腑功能活动直接作用于精神意识思维活动和情绪变化,从而影响睡眠;同时脏腑功能活动与阴阳、气血、营卫的盛衰及运行密切相关,也会影响睡眠。心主血脉而藏神,心气旺盛,气血充足,则心神安居其中,白天精神清爽而夜间安睡。如果心的气血不足而心神失养,则白天精神萎靡而夜间睡眠不安。另外,其他的脏腑功能正常与否也会影响于心神,从而决定睡眠是否正常。例如:脾胃为气血生化之源,又能统摄血液。血液为水

笔记

谷精气所化生，总统于心而生化于脾。因此，脾气旺盛，化源充足，气血充养于心神，则“昼精夜瞑”。如果脾胃的功能失常，或其他原因使气血不足，营卫失常，必然影响于心神而导致睡眠失常。肝主藏血，贮藏血液和调节血量，只有肝血充足才能保证心血旺盛。肝主疏泄而调节情志，所以人的精神意识思维活动虽然主宰于心，同时与肝的功能密切相关。因此，心和肝的功能协调配合，才能保证睡眠的正常进行。正常人肝的功能没有受到影响，魂涵养于肝的阴血之中，心神安定，就能安然入睡。如果肝血虚衰，或受到某些邪气的侵袭，就会使魂不守舍，心神不安而发生不寐。另外，心和肾的功能正常与否与睡眠也有密切的关系。心与肾的正常关系，古人称为“心肾相交”、“水火既济”。心位于上焦而属阳，主火，其性主动；水位于下焦而属阴，主水，其性主静。心火必须下降于肾，与肾阳共同温煦肾阴，使肾水不寒；肾水必须上济于心，与心阴共同涵养心阳，使心火不亢。这种水火既济的关系保证了心和肾阴阳升降平衡，人才能安然入睡。如果肾水不足，不能上济心火而心火独亢，心神躁动而不能入睡。

影响睡眠的因素非常复杂，除了与阴阳、气血、营卫、脏腑有关以外，还与其他方面有关，如年龄长幼、体质强弱与胖瘦等。在年龄方面：婴幼儿为稚阳、稚阴之体，脏腑娇嫩，形气未充，阳气滞留于阴分的时间比较长，睡眠的时间也就长。随着年龄的不断增长，脏腑的功能不断健全，阳气不断旺盛，觉醒的时间逐渐变长而睡眠的时间逐渐变短。根据心理学家的观察研究，新生儿每天睡眠的平均时间为16小时；6个月后，减为13小时；儿童期（2~12岁）的睡眠时间为10~12小时；青春期（12~18岁）的睡眠时间为9~10小时；成年人的睡眠时间为7~8小时；老年人（60岁以上）的睡眠时间，一般在5~7小时。传统中医在长期医疗实践和生活实践中也观察到，不同年龄阶段的人群睡眠时间有差异，并且随着年龄的不断增长，脏腑的功能不断减弱，气血不断亏损，睡眠的时间不断减少，同时白天的精力也会逐渐降低。《灵枢·营卫生会》记载：“壮者之气血盛，其肌肉滑，气道通，营卫之行不失其常，故昼精而夜瞑。老者之气血衰，其肌肉枯，气道涩，五脏之气相搏，其营气衰少而卫气内伐，故昼不精夜不瞑”。在体质的强弱方面：由于先天禀赋不足，或素体虚弱，致使脏腑亏损，气血虚弱，营卫运行逆乱，而出现精神疲惫，或嗜睡或少寐。体质的胖瘦方面：肥胖的人，多形盛而气虚，肌肉腠理致密，形成卫气滞留于阴分的时间较长，因此嗜睡而多卧；消瘦的人，多阴虚而阳亢，肌肉腠理滑利，卫气通达而运行于阳分的时间较长，因此少寐而多动。另外，张景岳在《景岳全书》中还记载了饮用浓茶也可以影响睡眠的问题，指出：“饮浓茶则不寐……而浓茶以阴寒之性，大制元阳，阳为阴抑，则神索不安，是以不寐也。”

二、梦

现代心理学认为，梦是睡眠过程中发生的生理心理现象，具有明确的视、听、运动感觉性想象，又失去自我与现实世界，以及与时间、空间的连续性。梦的心理学特点：一是梦中的自我与觉醒的自我失去了连续性；二是觉醒时的时间、空间概念和规则在梦中完全崩溃，以致造成孩提时期与现实生活结合在一起，或者生者与死者会面等荒诞的现象。但是，梦的内容似乎与下列因素有关：所处环境中的声音、光线、气味的刺激；机体状况以及内在脏腑功能活动的影响等。

现代医学和心理学认为，梦是人处在睡眠状态下一种潜意识心理活动在大脑中所形成的影像，是属于一种心理生理现象，也可以反映人体心理生理异常变化。没有无梦的睡眠。那些所谓不做梦的人，实际上只是没有记住罢了。和睡眠一样，梦对于人体的身心健康同样有着重要的作用。

我国古代，曾经有许多人对梦做过研究和探讨，为我们留下了许多有关梦的学术资料。

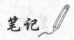

笔记

在《说文解字》中，对梦的解释为“寐而觉也”。《黄帝内经》中对于梦的形成、不同梦境的意义、梦境与疾病的关系等方面都做了深刻的阐发。中医认为，梦与人体的阴阳、脏腑、邪正盛衰等关系密切。

（一）梦与阴阳的关系

人体的阴阳盛衰变化，不但与睡眠有关，同时与梦也有一定的关系。因为睡眠的深浅变化受到卫气运行的影响，睡眠的深浅又与梦的多少有关。卫气在白昼行于阳分人则觉醒，卫气在夜间行于阴分人则睡眠。按照阴气的盛衰多少，阴又分为三阴，阴气最少的一阴称为厥阴，阴气最盛的三阴称为太阴，阴气居中的二阴称为少阴。卫气运行于阴气最少的厥阴时，睡眠比较浅，形成梦境的机会比较多；卫气运行于阴气最盛的太阴时，睡眠比较深，形成梦境的机会比较少。另外，由于身体素质、机体状况或者疾病等原因，导致人体的阴阳出现盛衰的不同变化，就会形成相应的梦境。

（二）梦与脏腑的关系

在各脏腑中，梦与心、肝的关系最为密切，其次与肾、脾也有一定的关系。《类经·梦寐》中记载：“夫五行之化，本自无穷，而梦造于心，其原则一。盖心为君主之官，神之舍也。神动于心，则五脏之神皆应之，故心之所至即神也，神之所至即心也。第心帅乎神而梦者，因情有所着，心之障也……夫人心之灵，无所不至，故梦象之奇，亦无所不见，诚有不可以语言形容者。”以上充分说明外界事物作用于心神而与梦的关系。心为君主之官，在人体居于重要地位，主管人体的精神意识思维活动。心接受外在事物对人体的作用会影响于其他脏腑，由于心所接受的外界事物的刺激不同，影响的脏腑不同，就会形成不同的梦。其次，梦与肝的关系也非常密切。《灵枢·本神》中记载：“随神往来者谓之魂。”魂是伴随心神而存在，依傍心神而发挥作用，受到心神影响而发生变化。如果某些精神刺激使心神异常而影响于魂，就会形成相应的梦境。同时，《灵枢·本神》中记载：“肝藏血，血舍魂。”魂涵养于肝的阴血之中，游行于肝和眼目之间。如果肝血不足，或其他原因影响于肝的功能，使得魂不能涵养于肝的阴血之中而飞扬于外，就会出现梦或精神恍惚、幻视等以影像为特点的表现。另外，梦与肾也有一定的关系。肾为水脏，位居于下焦，心为火脏，位居于上焦，肾的阴液向上滋养心火而心火不亢。肾属水，肝属木，肾与肝为母子关系，肾阴能滋养肝阴。如果肾阴不足，不能滋养肝心，心肝的阴血亏损而使神、魂异常，自然会形成梦。梦的形成与脾胃也有一定的关系。脾胃为后天之本，气血生化之源，脾气健运，化源充足，才能保证心和肝的气血旺盛。否则，脾胃气虚，化源不足，心肝血虚，也会形成梦。因此，临床如果出现梦的异常，应当首先着眼于心、肝，再旁涉脾、肾进行治疗，才能获得满意的效果。

（三）梦与邪正的关系

关于梦与疾病的关系，中医有着一套完整的理论。能预兆人体病变的梦，中医称之为“梦证”，是由于人体的阴阳五行失调而造成。根据梦境，来推断出人体哪一部位的不和，并加以辨证施治，即为梦诊，这是中医非常传统的一种诊法。

中医学认为，人和自然是一体，环境的变化会引起人体内在脏腑的感应，通过梦象反映出来。梦象虽然是心神活动，但神魂的变化与形体密不可分，由此可以了解脏腑阴阳气血的变化，进而是全身各个组织的变化。

《黄帝内经》是第一部从梦象中探寻疾病的医书，它指出由于五脏、五声、五音、五色、五行相合，由此可以推导出产生梦境的生理以及病理原因，它阐述了梦的本质和特征。在《黄帝内经》的《灵枢·淫邪发梦》《素问·脉要精微论》《素问·方盛衰论》等篇章中，记载了大量由于各种邪气侵袭人体而形成梦的内容。对人体阴阳、脏腑、气血、营卫的盛衰虚实等病理变化所导致的梦境，进行了分析归纳。阐述了脏腑、阴阳、气血的有余不足，营卫

笔记

逆乱，形成梦境的机制，以及出现不同梦境的诊断意义。对于梦境的出现，古人认为与人体内、外环境直接相关，其变化也是复杂多端的。《黄帝内经》着重强调内环境中的病理变化和外环境中的邪气与梦境的关系，而对于引起梦境的生活经历、心理因素等方面涉猎的很少。

（庄田畋　谭从娥　李　燕　宋婧杰　陈耀辉　韦　欣）

复习思考题

1. 如何理解形与神的关系？
2. 简要阐述“心主神明论”的含义。
3. 分别简述“五神”、“五志”与“五脏”的关系。
4. 阴阳五态人格体质是怎样划分的？
5. 中医心理学上认为“睡眠”与哪些因素有关？

笔记

第三章　中医心理学临床基础

目的要求

1. 掌握　中医心理疾病的辨证及治疗原则。
2. 熟悉　中医心理疾病的病因病机。
3. 了解　中医心理疾病的诊法。

第一节　中医心理疾病概述

一、历代医家对中医心理疾病的认识

在中医学发展的历史长河中，历代医家虽然没有对中医心理疾病下过确切的定义，但是各个时期均涉及心理疾病的诊治。早在公元前 11 世纪，从《尚书》开始，中国的文字中逐渐有“狂”“瘖”“疑疾”“惑疾”等心理疾病的记载，这些都是对心理疾病的初步认识。

在《黄帝内经》中，有着丰富的关于心理疾病的内容，散见于各章节中，包括了病因、病机、诊断、治疗、养生以及预防等多个方面，奠定了中医学心理疾病的理论基础。其中，《内经》认为情志是致病的主要因素，有多处提出此观点，如《素问 · 举痛论》：“余知百病生于气也。怒则气上，喜则气缓，悲则气消，恐则气下，惊则气乱……思则气结。”《内经》从情志疾病的心理原因及心理和言、行、表情上的反常变异方面对情志疾病作了细致的分析和分类。明确指出了“狂”病的主要心理原因是剧烈和长期的情绪精神刺激，也与禀赋、心理类型等因素有关。这些观点和现在关于精神障碍的病因基本是相同的。但是《内经》中仍然体现了古代的朴素唯物主义思想，认为心理疾病的发生与躯体病变是密不可分的。

张仲景在《伤寒杂病论》里有多处体现心理因素在疾病发生与发展、诊断与治疗中的作用。例如，在六经辨证时，将一些异常心理现象作为辨证的重要依据，“少阳之为病，口苦咽干目眩也”；“少阴之为病，脉微细，但欲寐也”。在治疗疾病过程中注重关注患者心理状况，并提出相应的“心药”，“病人家人来请云，病人发热烦极，明日师到，病人向壁卧，此热已去也。设令脉不和，处言已愈，假令向壁卧，闻师到，不惊起而盼视，若三言三止，脉之咽唾者，此诈病也。假令脉自和，处言此病大重，当须服吐、下药，针灸数十百处乃愈”。对于患者诈病的情况采取相应的恐吓，使其害怕服用峻烈的药物或针灸而好转。另外，张仲景明确提出部分心理疾病的病名，如奔豚、梅核气、百合病、脏躁、癫狂等，并给出相应理、法、方、药的处理措施，体现了以治疗躯体病变为主达到形神同调的思想。

陶弘景深受道教思想影响，淡泊名利，非常注重心理卫生，认为形神相依，主张动以养形，闲心寡欲以养神；认为夭寿与先天因素有关，但调摄将养更重要。

孙思邈被后世称为“药王”，非常重视胎教胎养，认为孕妇的心理、言语、行为都会影响

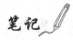

笔记

胎儿心身的发展。在心理病因方面，从形神相互依附为用的关系出发，认为有两类病理机制：一类是心理失常引起机体不适致病；一类是机体病变引起心理失常。并把两类致病因素归结为“七气”、“七伤”、“五劳”、“七绝”等。在心理疾病的临床研究方面，《备急千金要方》分门别类地记载了许多心理疾病，如躁狂、抑郁、痴呆等。在辨证论治方面，比较完善地继承了《内经》的脏腑辨证理论，并加以发挥。

王冰的医学心理学思想集中反映在其所注释《黄帝内经素问》一书中。他以五行理论、脏象学说结合直接观察、内心体验，解释情志相胜疗法的机制。如对恐胜喜的解释：“恐则肾水并于心火，故胜喜也”；“恐至则喜乐皆泯，胜喜之理，目击道存。恐则水之气也”。强调心理养生，提出“全神”之道，即要“心远世纷，身离俗染，故能积精而复全神”。主张以静为主：“烦扰阳和，劳疲筋骨，动伤神气，耗竭天真”，“养于神气，外为柔软，以固于筋”，不然则“动静失宜，以生诸疾”。王冰对心理疾病的认识是以调脏腑病变为主，并要注意对情志因素的干预。

张从正治病以祛邪为主，认为许多疾病都与心理因素密切相关，如，水肿睾丸是“因惊恐得之，惊之为病，上行则为呕血，下则肾伤而水肿”。妇人乳汁不下可能是“啼哭悲怒郁结，气益闭塞，以致乳脉不行”。他尤其对情志相胜疗法进行了深入探讨：“悲可以治怒，以怆恻苦楚之言怖之；喜可以治悲，以谑浪亵狎之言以娱之；恐可以治喜，以祸起仓卒之言以怖之；怒可以治思，以侮辱欺罔之言以触之；思可以治恐，以虑彼志此之言夺之。”情志相胜是中医心理疗法重要手段之一。另外采用心理疗法时，他非常注重针灸、方药的使用。

张元素为金医学家，易水学派代表人物。易水流派以脏腑病机学说为中心。从脏腑虚实为纲出发，系统阐述感知觉、情绪、梦、精神状态等。如，肝虚：头痛、耳聋、胸胁胀满；梦花草茸茸；如人将捕之，恶言。肝实：两胁下隐痛；喜怒；梦山林茂盛；令人忘忽眩晕。心虚：胸腹及腰背引痛；恐悸多惊，忧思不乐；令人烦躁，精神不守，魂魄妄行。心实：身热而骨痛；笑不休，懊侬；梦火发，喜笑，烟火，恐畏；狂昌，谵妄言。对《内经》病机 19 条进行发挥，其中较详细地论述了心理病因病机，对郁、惊、惑、悲、笑、谵、妄、躁扰、狂越、惊骇、如丧神守等心理症状都分别进行论述。如，对“惑”的论述：“疑惑、犹豫、浊乱，而志不一也，像火参差而惑乱，故火实则水衰，失志而惑乱也，志者，肾水之神也”；对“妄”的论述：“虚妄也。火为阳，故外清明而内浊昧，其主动乱，故心火热甚，则肾水衰而志不专一，虚妄见闻而问答，则神志失常，而如见鬼神也。”

二、中医心理疾病的定义

中医心理疾病是指情志刺激或躯体病变等因素导致人体形与神失调，又以神志失常为主的一类疾病。如郁病、卑惵、百合病、不寐、癫狂等。其中，形指有形躯体而言，包括脏腑、经络、四肢百骸等组织结构和气血津精等基本营养物质，是神志活动的物质基础；神则泛指人体一切心理活动，包括了神、魂、魄、意、志、思、虑、智的思维活动和喜、怒、悲、忧、恐的情志活动。两者相互作用，相互影响，密不可分，躯体病变往往是心理疾病发生的客观条件，情志失常又是多种躯体疾病发病的重要原因，两者往往并见于心理患者身上，形神失调是中医对心理疾病最根本、最核心的认识。如《素问·上古天真论》中指出：法于阴阳，和于术数，饮食有节，起居有常，不妄作劳，故能形与神俱，而尽终其天年，度百岁乃去。”就体现了“形神合一”在生命活动中的地位及其重要性。由此可知，“形神失调”是对中医心理疾病内涵的高度、准确、完整的概括。

三、中医心理疾病临床要点

中医学的基本特点是整体观念和辨证论治。所谓整体就是事物的统一性、完整性和

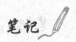

笔记

联系性。中医学非常重视人体本身的统一性、完整性及其与自然界的相互关系，认为构成人体的各个组成部分之间，结构上不可分割，功能上相互协调、相互为用，病理上相互影响，而且人体与自然界也是密不可分的。我们通常把疾病分为两大类，一类是躯体的疾病，一类是精神疾病，而中医学向来重视整体观念，两者是相互联系的。我们研究的是“形神合一”、“形神相即”的“人”。中医心理疾病的研究范畴是受心理、社会因素及环境影响在疾病的发生和发展过程中起重要作用的一类躯体疾病并伴有躯体的器质性改变的一类疾病。

（一）中医心理疾病的特点

1. **情志致病，直中五脏**　情志活动和脏腑气血密切相关，情志活动的产生必须以五脏作为物质基础，情志活动正常是五脏气血正常的表现。《素问·阴阳应象大论》“人有五脏化五气，以生喜、怒、悲、忧、恐。”这说明情志与脏腑特殊的对应关系，心在志为喜，肝在志为怒，脾在志为思，肺在志为忧，肾在志为恐。中医认为情志活动皆有七情太过或不及而发疾病。《三因方》“七情，人之常性，动之则先发自脏腑郁发”由于情志与五脏所属关系不同，情志异常内伤脏腑之倾向也有所不同。如过度的喜笑，常使人心气涣散；过度激怒，常出现肝阳上亢；过度忧伤，常发生肺气耗散；过度思虑，常可见脾运无力；过度惊恐，常致人肾气不固。所以说中医心理疾病多由情志变化，而情志变化多直接作用于不同脏腑。

2. **伤及五脏，重点在心**　人的神志情志活动主要包括五神和五志。五神，即神、魂、魄、意、志；五志，即喜、怒、思、悲、恐。五神、五志是人体的精神意识思维活动，属于心理活动的重要组成部分，虽然分属于五脏，成为五脏各自生理功能的一部分，但总统于心。

《素问·灵兰秘典论》列举了脏腑的职能：心为“君主之官，神明出焉”；肺为“相傅之官，治节出焉”；肝为“将军之官，谋虑出焉”；胆为“中正之官，决断出焉”；膻中为“臣使之官，喜乐出焉”；脾胃为“仓廪之官，五味出焉”；大肠为“传道之官，变化出焉”；小肠为“受盛之官，化物出焉”；肾为“作强之官，伎巧出焉”；三焦为“决渎之官，水道出焉”；膀胱为“州都之官，津液藏焉”，共十二官之职。心因为藏神而位居五脏六腑之首，具有统帅、核心的地位，主宰人的生命活动，故《灵枢·邪客》“心者，五脏六腑之大主也。”认为只有在心神统领下，才能形成完整协调的藏象体系，维持机体的统一和谐。《素问·灵兰秘典论》“凡此十二官者，不得相失也。故主明则下安。”“主不明则十二官危”。由此可见，“主”之明否，决定全身脏腑的“安”“危”。强调了心对脏腑功能的统帅作用。

3. **气机失调，情志异常**　在生理状态下，脏腑之气的升降出入运动，既表现出不同的运动特性，又保持着升与降、出与入的整体协调平衡，从而保证了机体不断从自然界中摄取人体生命活动所需的物质，并通过气化作用，升清降浊，摄取精微，排泄糟粕，维持物质代谢和能量转换的动态平衡，共同完成人体的新陈代谢，促进生命活动的正常进行。气的升降出入运动失调，就会引起各脏腑组织的功能异常，导致各种疾病的发生；若气的升降出入运动停止，人的生命活动便告终结。《素问·六微旨大论》“出入废则神机化灭，升降息则气立孤危。故非出入，则无以生长壮老已；非升降，则无以生长化收藏。是以升降出入，无器不有。”当气的运动受阻而不畅，或升降出入之间失去协调平衡时，称之为“气机失调”。由于气的运动形式是多种多样的，所以气机失调也有多种表现。临床上常见的气机失调有：气的运行受阻而不畅通，称为“气机不畅”，如肝气不舒等；若气行受阻较甚，局部阻滞不通，称作“气滞”，如肝气郁滞、脾胃气滞等；气的上升太过或下行不及，称作“气逆”，如肝气上逆、肺气上逆、胃气上逆等；气的上升不及或下降太过，称作“气陷”，如中气下陷等；气的外泄太过而不能内守，称作“气脱”，如气随血脱、气随液脱等；气不能外达而郁结闭塞于内，称作“气闭”。

4. **人格体质，天赋使然**　中医学一向认为，心理活动是与生理活动相互联系的。从这

笔记

一原则出发，在讨论人格问题时，总是认为一定的人格必然与一定的体质有某种关联。《内经》中有很多篇讨论了关于体质的问题，在讨论这些问题时，大多数把心理活动与体态、体质、行为等生理现象和病理反应放在一起讨论。如《灵枢·通天》《灵枢·阴阳二十五人》《灵枢·论勇》《灵枢·论痛》《灵枢·行针》及《灵枢·逆顺肥瘦》等都反映了这些特点。其中，突出表现在《灵枢·阴阳二十五人》，该篇章根据人的先天禀赋而决定个体体质的不同，运用阴阳学说的理论，以五行学说为基础，结合角、徵、宫、商、羽五音，分述了二十五种人的不同特性，指出了他们的肤色、体形、性格，以及对季节时令适应方面的差异，并且根据其不同特点提出了相应的治疗原则。

例如根据原文，《灵枢·阴阳二十五人》"好有才，劳心，…多忧劳于事"体质和性格禀赋木性的人，属于木音中的上角，这个类型人，皮肤呈青色，像东方的苍帝，头小脸长，肩背宽大，身体挺直，手足小，有才能，好用心机，体力不强，经常被事务所困扰。对时令季节的适应是，耐受春夏不耐秋冬，秋冬季节容易感受病邪而发生疾病。《素问·灵兰秘典论篇》："肝者，将军之官，谋虑出焉。"又说："胆者，中正之官，决断出焉。"将军在汉代以前指运筹帷幄的元帅，而非后世中战场上冲锋陷阵的将军，故木形人肝气较旺，善谋虑决断而常忧劳于心。

（二）中医心理疾病的分类

对于中医心理疾病的分类，目前没有明确的标准，笔者认为，根据目前各大教材及医院科室的分类，可以把中医心理疾病按照传统分类方法进行分类：

1. **中医内科心理疾病** 郁证、卑惵、不寐、脏躁、百合病、偏头风、心动悸、胸痹（心痛）、风眩、哮病、胃疡、呃逆、厌食、大瘕泻、脾约、消渴等。

2. **中医妇科心理疾病** 痛经、月经先后无定期、经行情志异常、闭经、绝经前后诸症等。

3. **中医男科心理疾病** 阳痿、遗精、不育症、乳痈等。

4. **中医外科心理疾病** 瘿气、乳痈、失荣、乳岩等。

5. **中医五官科心理疾病** 口疮、梅核气、暴盲等。

6. **中医皮肤科心理疾病** 摄领疮、油风脱发等。

7. **中医儿科心理疾病** 厌食、呕吐、急惊风、痫症、夜惊等。

在本书第五章我们将从中选取八种经典的中医心理疾病，从病因病机、辨证论治、心理治疗、气功治疗、针灸治疗、病案举例等六个方面进行详细讲述。

第二节　中医心理疾病的病因病机

人体是一个有机的整体，同时人与自然环境也有着密切的联系。"人与天地相参也，与日月相应也"（《灵枢·岁露论》）。人体内环境自身以及人体与外界环境之间，维持着既对立又统一的动态平衡，从而保持人体正常的生命活动。当这种动态平衡因心理因素、社会环境因素等原因遭到破坏，而个体又不能进行有效调节得以恢复时，就会导致心理疾病的发生。

一、心理疾病的病因

导致中医心理疾病的病因十分复杂。它是由躯体的、心理的和社会的诸多因素在不同时间和不同程度上相互作用引起的。躯体因素指的是个体的体质因素，是中医心理疾病的生理始基。社会环境因素往往通过个体的心理因素和情绪反应起作用。因此，心理因素与社会环境因素是不能分割的综合性因素，常称为心理社会因素。在中医心理疾病的发病中

笔记

不良的社会因素起着外部致病因素的作用，不良的心理因素起着促发疾病的“扳机”作用。不良的心理因素主要为内伤七情和不良人格。

（一）体质因素

体质的“体”指形体、身体，可引申为躯体和生理；“质”指特质和性质。体质是指人群中的个体在其生长、发育过程中，脏腑、气血、年龄、体态等在形态、结构、功能、代谢、对外刺激的反应性等方面所形成的个体差异性。中医心理学认为，生物躯体因素是心理疾病的生理始基。所谓生理始基，是发病前的生理特点，即“邪之所凑，其气必虚”之中的“虚”，它是心理疾病躯体症状的生物学基础，决定着个体对某些病因和疾病的易感性或易罹性，以及疾病传变转归中的某种倾向性。每个人都有自己的体质特点，这一特点不同程度地体现在健康和疾病过程中。体质与心身疾病和心理疾病的发生都有一定的相关性，是疾病发生的背景和基础，体质状态反映正气强弱，决定发病与否。体质除了对机体发病有直接影响外，还决定发病的性质和部位，相同的致病因子作用于不同的体质可以出现不同的证候，因此，体质状态也是预测疾病发展、转归、预后的重要依据。中医体质学于20世纪70年代由北京中医药大学王琦教授创立，在继承前人体质理论的基础上，从体质角度对中国人健康状态的个体差异进行了分类和相关研究。现已形成完整的中医体质学学术体系，包括理论构建、体质分类、判定标准的制定，以及体质辨识量化操作方法的应用。中医体质学的体质分类从形态结构、生理功能、心理特点、疾病倾向性等4个维度将人群的体质进行聚类分析，分为9种基本体质类型，分别是：A型（平和质）、B型（气虚质）、C型（阳虚质）、D型（阴虚质）、E型（痰湿质）、F型（湿热质）、G型（血瘀质）、H型（气郁质）和I型（特禀质）。其中，除平和质外，其余8种体质属于偏颇体质，即虽无明确的疾病，但是个体体质呈现出阴阳、气血、津液相对失衡的状态。每一种偏颇体质都有其相关的一种或一类疾病，由于心身疾病的发病因素相当复杂，包含了遗传、人格特征、情绪反应、生活事件、文化背景、地域环境等生物、心理、社会方面众多因素，这与中医体质的影响因素不谋而合，中医体质也是诸上影响因素综合作用于机体的结果。所以，中医体质与心身疾病存在着诸多联系。

（二）人格因素

现代心理学认为，人格受人的意识倾向性制约，有好坏之分。不良人格是指一个人的人格中那些倾向于增强心理应激反应的不良因素或心理特点，从中医心理学的角度来说正是这些因素和特点促使了个体对某些疾病具有易感性，它不利于个体心身健康，甚至导致了疾病的发生。如《外科正宗》里就有乳癌是由于“忧思郁结，精想在心，所愿不遂，肝脾并气，以致经络阻塞，结聚成结”。不良人格是个体所形成的、特有的、根深蒂固的、缺乏弹性的行为模式，常呈现出固定的适应不良行为方式的反应。如情绪不稳定，情感淡漠，易激惹等。

对于人格在《内经》中有几种分类方法，如《灵枢·论勇》按勇怯将人分为“勇士”、“怯士”两类，《灵枢·寿夭刚柔》以刚柔为尺度进行划分；《素问·血气形志》则根据“形志苦乐”将人分成五种；《内经》中尤以《灵枢·通天》“五态之人”分类和《灵枢·阴阳二十五人》的“五行分类”较为详细。中医心理学的人格分类法，是古代医家在形神合一整体观指导下并基于临床直观诊治经验及在中医阴阳五行理论指导下发展起来的，虽然心理现象的复杂性、个体差异性等，单从阴阳、五行分类难免在认识上有一定的局限性，但古人把人格的不同与易产生的疾病联系起来，并指导临床治疗，是难能可贵的，对现代治疗心理疾病有着深刻的指导意义。

在心理疾病的发病过程中，不良人格特征主要通过下述几个途径起作用：

1. 决定一个人的行为类型、生活方式和生活习惯。某个人格特征易发展成某类型的行为模式，而这些行为因素又易促发某类疾病的发生。如太阳之人，其生理特点是多阳少阴，

笔记

个性特征为好高骛远，好言大事，无能而虚说，志发于四野，举措不顾是非，刚愎自用，行为表现为傲慢自大，挺腹抑腰，举动似不可一世，可能易发心悸、胸痹心痛等病症。

2. 影响一个人对各种社会、心理、生物刺激的认知与评价，从而产生不同的情绪反应和生理变化。

3. 影响一个人对外界环境刺激、挑战、竞争的应对方式、适应能力及其效果。

4. 影响一个人同他人的人际关系，从而决定社会对其支持的量和质。

不良人格在心理疾病发生上既可作为重要条件引起某种疾病的发生、发展，如太阳之人的行为与心痛症；又可在各种心理疾病发生过程中起非特异作用或作为一般的共性因素产生影响，如认知评价、应对方式、社会支持等在所有的心理疾病发生过程中均有一定的发病学意义。不良人格是某些疾病的易感因素，不良人格之所以能增加机体对某些疾病的易感性，主要是因为性格因素可扩大和缩小心理应激，可以说不良人格是心理疾病发病的重要内部环境。

个性特征之所以能对心理疾病的发病起作用，是因为个体的应激反应方式和内心体验受个性的影响。某种特殊个性不仅对外界刺激过于敏感，而且在受刺激后，通过脏腑、气血、经络的功能活动强化躯体反应或直接导致躯体反应，从而产生一定的躯体症状。

（三）内伤七情

七情是指人的喜、怒、忧、思、悲、恐、惊七种情志变化，是机体的精神意识和思维活动的一个组成部分。七情是人体对客观事物和现象所作出的七种不同的情志反映，属正常的精神活动范围。《素问·气交变大论》："有喜有怒，有忧有丧，有泽有燥，此象之常也。"说明一个人有时高兴，有时发怒，有时忧愁，有时悲伤，好像自然界气候的变化有时下雨，有时干燥一样，是一种正常的现象。在个体能正常调节的情况下，七情一般不会使人发病，只有突然、强烈或长期持久的情志刺激，超过了个体自身心理生理活动的调节范围与耐受能力，使人体气机紊乱，脏腑阴阳气血失调，正不胜邪，导致心理疾病的发生。由于七情致病是直接影响有关脏腑的气机、阴阳气血而发病，病自内生，故称为"内伤七情"。

七情致病不同于六淫、疠气等外感致病因素，外感病因侵袭机体，多从腠理肌肤及口鼻而入，发病之初多见表证，而七情致病的特点是直接影响相应的内脏，使脏腑气机逆乱，气血失调，或伤精耗血，或聚痰成瘀，或神志失常，导致心理疾病发生。

1. **直接伤及内脏**　由于五脏与情志活动有相对应的密切关系，故不同的情志刺激，可损伤相应的脏腑。《素问·阴阳应象大论》说："怒伤肝"、"喜伤心"、"思伤脾"、"忧伤肺"、"恐伤肾"，当然在临床上并非绝对如此。因为人体是一个以五脏为中心的有机整体，而心是人体生命活动的主宰，既主宰人的生理活动，也主宰人的心理活动，所以，各种情志刺激都与心密切关联。七情刺激损及心，然后通过影响波及其他脏腑而发病，所以心在七情致病中起着主导作用。同时，情志活动以脏腑气血为物质基础，而心主血脉藏神，在志为喜，为生命活动之主宰；肝藏血主疏泄，调畅情志，在志为怒；脾乃后天之本，主运化而为气血生化之源，在志为思；所以临床上情志所伤的病症，以心、肝、脾三脏气血失调为多见。例如，过喜、惊吓、思虑劳神均可伤心，而致心神不宁，出现心悸、失眠、健忘、纳呆、脘腹胀闷，甚则精神失常等证；郁怒伤肝，肝气郁结，则见两胁胀痛、善太息，或咽中如有物梗阻等症，或气滞血瘀，而见胁痛、月经不调、癥瘕、积聚等病症；思虑忧愁伤脾，脾失健运则可见食欲缺乏、脘腹胀满、大便溏泄等症，若思虑伤神同时损及心脾，则可导致心脾气血两虚，而同时出现上述心神不宁及脾失健运诸症。

2. **影响脏腑气机**　七情对内脏的直接损伤，主要是通过影响脏腑气机，导致气血紊乱而致。《素问·举痛论》有"怒则气上""喜则气缓""悲则气消""恐则气下""惊则气乱""思则气结"的记载。

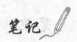

笔记

情志所伤引发心理疾病的病因，既可由外因引起，也可发自体内，即脏腑功能失调而引起。七情内伤，不同的情志失调虽可单独致病，然常常相兼为患。在发病过程中，很难截然分开，故七情致病有其复杂的相兼性，常见两种或两种以上的情绪纠合在一起发病，但这种相兼性是有主次的，多以某种情志为主导而兼其他情志。如惊恐是惊与恐两种情绪的复合，郁怒是忧与怒两种情绪的复合。同时，由于人是一个有机的整体，情志致病的主次有时也会转换，如思则气结，指思虑过度，伤神损脾导致气机郁结，使脾之运化无力而结滞，长此以往，脾土反侮肝木，又会影响肝之疏泄功能，而使肝气上逆，血随气逆并走于上，临床可见肝郁之证为主要表象，而实则病变在脾。这七种负性情绪，可谓心理疾病的情志之因。因为负性情绪的刺激，必然引起个体的心理应激，这种应激，有的突然而剧烈，有的持久而平缓，但对个体造成的伤害是肯定的。需要说明的是，人在一定时间内，对所有的事物和活动都会染上情绪色彩。如遇高兴的事会使个体在一定时间内对其他事物都持有乐观态度，待人笑逐颜开，见什么都感兴趣；相反，当工作受挫时，感到一切都不痛快，看什么都不顺眼。正如古人所说的“忧者见面之忧”“喜者见面之喜”。这是正常的情志范围，不属病因中讨论的负性情绪范围。只有负性情绪产生过于强烈、频繁或持续时间过长，超过了个体内在的调节能力时出现的生理病理变化才会导致心理疾病的产生。

3. **影响病情转归** 在许多疾病的演变过程中，若患者受七情刺激而引起较剧烈的情志波动，往往会使病情加重，或急剧恶化。如素有肝阳上亢的患者，遇事恼怒，肝阳暴张，亢极化风，便会突然出现眩晕欲仆，甚至昏厥不省人事、半身不遂、口舌歪斜等发为中风病；胸痹心痛病患者，可因暴喜或暴怒而引起怔忡、心暴痛欲绝、大汗淋漓、四肢厥冷、面色青紫等心阳暴脱之危重证候。疾病也可导致情志异常，如《灵枢·本神》指出：“血气有余，肝实者善怒，血气不足，肝气虚者善恐；神有余、心气实者善喜，神不足、心气虚者善悲。”这是由于脏腑气血之虚实，表现为怒、喜、恐、悲等情志症状。疾病，特别是那些严重威胁人类生命的如癌症，本身就是一类刺激因素，可引起个体剧烈的心理反应，使之处于强烈持久的恐惧、忧郁、焦虑、颓废等消极情感状态，并产生失落感、不安全感等。这种心理状态又进一步干扰了个体的内环境平衡，削弱了个体的防御机制，以致在心和身之间形成一种恶性循环，从而影响疾病的发展和疾病的预后。

（四）社会因素及其他因素致病

心理疾病除了体质因素、情志因素、不良人格致病以外，中医病因学还认为人是一个有机的整体，人与外界环境有着物质统一性。各种社会因素如文化背景、环境、社会地位、经济状况、社会变迁、迁居、四时气候、职业、宗教信仰、民族、风俗习惯等，是心理应激的主要应激源。这些生活事件发生后，常需要个体以改变生活风格、认知评价和行为方式去应对和适应。如果适应良好，可促进心身健康。若适应不良，则可引起恶性心理应激，导致心理疾病。《素问·移精变气论》说：“往古人居禽兽之间，动作以避寒，阴居以避暑，内无眷慕之累，外无伸宦之形，此恬淡之世，邪不能深入也……当今之世不然，忧患缘其内，苦形伤其外，又失四时之从，逆寒暑之宜，贼风数至，虚邪朝夕，内至五脏骨髓，外伤空窍肌肤，所以小病必甚，大病必死……”又如清代王燕昌《王氏医存·郁结不同》中“人惟随心事少拂意事多，故病常兼肝郁”，即是说社会因素对人的心理、生理及病理都有很大的影响。《素问·阴阳应象大论》：“春在志为怒，夏在志为喜，长夏在志为思，秋在志为忧，冬在志为恐。”《素问·气交变大论》释之为：春季阳长阴消，易致阳气升发太过，肝气亢急而怒，秋天阳长阴消，肃杀之气易使肺气耗伤，意志消沉而多忧善悲。说明自然界四时阴阳消长的不同变化，影响体内脏腑气血，出现不同的情绪变化，人若不能适应四时气候的变化，便产生疾病。所以，《内经》谆谆嘱咐，凡为医，当“上知天文，下知地理，中知人事”。天文、地理等概指自然环境中种种影响因素及其变化；“人事”则泛指社会人际之事。其涉及甚为广泛，大至整

笔记

个社会政治、经济文化及习俗风尚等；次则涉及个体的政治、经济地位、个人经历和处境遭遇等；小则与人情事宜、文化修养、勇怯动静等个体因素有关。

其他如饮食、劳倦失常及人体内代谢产物亦是导致情志变化的因素。如人体若代谢失常，形成血瘀或痰湿，阻滞气机，也会出现情志异常而引发心理疾病。

二、中医心理疾病的病机

病邪作用于人体，机体正气奋起抗击，正邪相争，人体阴阳失去相对平衡，使脏腑、经络、气血的功能失常，从而产生全身或局部多种多样的心身变化。因此，尽管心理疾病的种类繁多，临床表现错综复杂，各个疾病都有各自的病机，但从总体来说，其病机为气机紊乱、脏腑失调、伤精耗血、聚痰成瘀、神志失常，其中气机紊乱是中医心理疾病的核心病机。

（一）气机紊乱

气机是指气的运动变化，表现形式为升降出入。气机是脏腑功能活动的基本表现形式，也即脏腑功能活动表现的基本形式为升降出入。

人体生命活动的维持，靠气机调畅、升降出入协调有序，整个机体才能和谐稳定。气机调畅不仅能维持各个脏腑的生理功能，能协调脏腑组织之间的和谐稳定。心理活动也是以气行畅达为基础，这是因为人的心理活动与内脏有密切关系，一是气机调畅，脏腑功能正常，能化生精气营养神，二是情绪的正常要靠气机的调畅，故《内经》曰："有五脏化五气，以生喜怒思忧恐。"

七情是人体正常的情绪表现，是脏腑功能的体现，但如果太过就会成为致病因素。七情所伤最易致气机功能紊乱。七情致病是在疾病的发生、发展过程中，由于情志因素的作用，导致脏腑功能的升降出入运动紊乱，从而形成气滞、气逆、气陷、气闭、气脱的病理状态，致使脏腑功能障碍，情志异常甚或出现脏腑器质性病变。故气机紊乱是中医心理疾病病理变化的主要因素，是疾病发生、发展、变化与转归的内在根据。气机紊乱可直接伤及脏腑，或致精血亏损，或生痰成瘀等，终致躯体严重的器质性病变。

七情所伤出现的气机紊乱表现，与五脏相应的情志有密切关系：喜则气缓；怒则气上；忧则气聚；思则气结；悲则气消；恐则气下；惊则气乱。

1. **喜** 喜为欢乐、高兴之意，是心情愉快的表现。喜归心属火，喜为心志，喜则意和气疏，营卫舒畅。但喜而过度，可使气机缓散而发病。心在志为喜，过喜则心气受损，神明失用，故《素问·阴阳应象大论》有"喜伤心"之说。喜伤心即过喜伤心，一方面可引起精神失常，如感情不能自制，睡眠不宁，甚则精神恍惚，注意力不集中，神疲无力，语言错乱，或失神发狂之症。正如《灵枢·本神》所言"喜乐者，神惮散而不藏"，即是说过喜会使神气耗散，精气消耗太多，心气泄缓，血气涣散，不能上奉于心，神不守舍。如《儒林外史》中范进中举后的表现。《灵枢·癫狂》又说："狂者多食，善见鬼神，喜笑不发于外者，得之有所大喜。"另一方面，可因喜气太过而致心气虚，如《素问·玉机真藏论》："因喜而大虚，则肾气乘也。"《灵枢·本神》："肺喜乐无极则伤魄。"临床可见心血不足之惊悸、怔忡、心气亏虚之胸闷气短，脑神供应匮乏之头晕乏力，心肾不交之心悸、失眠等症。

2. **怒** 怒为气愤、恼火之意，是一种勃发向上或怒无所泄的情绪反应。临床以怒目相视、暴跳如雷、声调高亢、怒火勃发或含恨忍辱、怒无所泄多见。前者称暴怒，怒而即发；后者称郁怒，怒而不发。肝在志为怒，暴怒则气上，郁怒则气郁。过度愤怒，可影响肝的疏泄功能，而使肝气上逆，血随气逆，并走于上，故言"怒则气上""怒则气逆"，甚则呕血等。暴怒多见于气血旺盛之人，如太阳型性格之人。正如《素问·生气通天论》说："大怒则形气绝，而血菀于上，使人薄厥。"《内经》中还有"暴怒伤阴"之说，这是因为肝火炽盛，耗伤阴血则水不涵木，使整个人体处于血亏火旺之中，因而引发涉及肝、胆、心、肾各系的种种心理疾

笔记

病。临床可见头胀头痛、面红目赤、或呕血、衄血，甚则昏厥猝倒。郁怒致病影响气机舒畅而成肝郁气滞之证。其特点是发病较慢，病程较长，致病多重，对个体危害极大。而暴怒致病，发病较快，若及时治疗，则对个体的危害较小，但因发病急骤，有血随气逆而有易出血的危象。

3. 忧 忧是情感的抑郁，有忧郁、发愁之意。包括两层意思，一是预感和经过某种不顺心的事情；二是指沉浸在担忧、忧郁的不良心境中持久不解，多表现为怏怏不快、闷闷不乐、瞪视默默等。肺在志为忧，肺为相傅之官，主全身之气的升降出入运动，主治节，忧则肺气治理调节功能失常而郁结，时间长而肺气耗散，故经曰“忧伤肺”。陈无择在《三因极一病证方论》中说：“遇事而忧……忧伤肺，其气聚。”故忧郁的临床表现多以郁闷不欢、表情忧伤、默默不语，叹气频作、睡眠不安多见。气郁还伤脾，可积液成痰，见痴呆不语，神志不清，喉中痰鸣，肢体抽搐等证。正如张景岳所言：“忧为肺之志，而亦伤脾者，母子之气通也。”

4. 思 思是指集中精力、注意力，运用智慧考虑问题。《灵枢·本神》说：“因志而存变谓之思。”可见思是用意反复考虑的意思。如思虑过度，则会对心身健康造成影响。如因朝思暮想的个人欲望得不到满足而心情不畅；内心隐秘不得宣泄而致激烈的内心冲突；错误的认知，不切实际的空想，一厢情愿的单相思；毫无根据的多疑、猜想、嫉妒等，都属过度的思虑。思由脾主，心亦主思，过度思虑，首先伤脾，影响运化，故经曰“思则气结”。《三因极一病证方论》指出：“思伤脾，气留不行，积聚在中脘，不得饮食，腹胀满，四肢倦怠，故曰思则气结。”临床表现为食欲下降、脘腹胀满、大便溏泄等症；心为脾之母，思则气结，母气不行，母病及子，子盗母气，伤及心神，就会出现心悸、怔忡、健忘、失眠、面色萎黄、少言恶动等心脾两虚之证，此乃思伤脾亦伤心之意。

5. 悲 悲为伤心、难过之意。多见心境凄凉，无可奈何，垂头丧气，叹息不已，愁眉不展，面色惨淡，有时泪涌而泣，说话时多声低而缓慢。悲属金，主要伤及心肺两脏，《素问·举痛论》说：“悲则心系急，肺布叶举，而上焦不通，营卫不散，热气在中，故气消也。”《灵枢·本神》：“心气虚则悲。”《素问·痿论》说：“悲哀太甚，则包络绝，包络绝则阳气内动，发则心下崩。”悲哀过度可使上焦郁而化火，消耗肺气，悲哀愁忧则心动，心动则五脏六腑皆受影响，所以悲伤肺，又伤心。因此可看出，抑郁悲伤不仅伤及肺，还常致多脏腑病变。王冰在《素问·至真要大论》的注释中曰：“悲哀动中者，竭绝而失生，故精气竭绝，形体残毁，心神沮丧矣。”故言悲则气消。《甲乙经》说：“心虚则悲，悲则忧。”说明悲哀太过可伤及内脏，并诱发其他情志变化，如忧，可引发劳瘵和癌症等。《红楼梦》中林黛玉可谓是“悲忧”致病的典型例子。

6. 恐 恐是害怕之意。一是对未来的惧怕，二是指突受外界刺激后产生的某种畏怕心理。是在异常情况下的应激情绪，《灵枢·邪气脏腑病形》说：“心下淡淡，恐如人将捕之。”《诗经》说：“战战兢兢，如临深渊，如履薄冰。”恐归肾属水，肾在志为恐，肾气不足则恐。《灵枢·经脉》说：“肾，足少阴之脉，气不足善恐。”肾藏志，心藏神，血不足则志歉，志歉则恐，恐则神怯。故《素问·调经论》言：“血不足则恐。”《素问·四时刺逆从论》：“气血内却令人善恐。”内脏气血不足导致恐惧发生之后，恐惧又能使气机功能紊乱。故《素问·举痛论》说：“恐则气下，精气下陷。”是指由于恐惧过度，则消耗肾气，精气下陷不能上升，升降失常，故肾主二便、主生殖的功能失调，而出现溺频溲多，甚则二便失禁、阳痿、遗精、滑泄等病症，同时，“恐伤肾”、“恐则脾气乘”，由此还可引发癫痫、癫狂、痉厥等更为严重的心理疾病。

7. 惊 惊即惊吓之意。与恐相似，但惊为自不知，从外而致，恐为自知，从内而生。惊是骤遇危险，突然面难，不知所措，或目击异物，耳闻巨响，致目瞪口呆，甚至昏厥。《临证指南医案·惊》：“惊则伤胆，恐则伤肾。”七情之惊致病，主要伤及心、胆二经。《素问·举

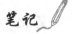

笔记

痛论》:"惊则气乱……心无所依,神无所归,虑无所定,故气乱也。"临床出现心悸、怔忡、惊厥等。

以上这些认识,有助于人们在临床诊治过程中区别对待,抓住要领,从而准确地遣方用药,或针对性地应用情志相胜疗法。

(二)脏腑失调

各种不同性质的心理疾病致病因素均可直接损伤脏腑,导致脏腑生理、心理功能的失常。《素问·阴阳应象大论》指出"喜伤心""思伤脾""忧伤肺""恐伤肾","怒伤肝",认为不同的情志波动,可对各脏有不同的影响。不良人格是一种人格发展的内在不协调。由此使得具有不良人格的人往往难以正确评价自己的行为反应方式,难以正确处理复杂的人际关系,难以对环境刺激作出恰如其分的反应,有时甚至是病理性的反应,而这种病理性反应亦是脏腑功能失调的反映。不良行为和生活习惯也易伤及脏腑,如酗酒、吸烟、嗜食肥甘厚味、喜怒无常致心、肝、脾胃、肺的功能伤损而易患心动悸、胃溃疡、癌症等。若人体代谢失常,形成血瘀或痰湿或结石,阻滞气机,使脏腑功能失调,从而产生心理疾病。

(三)伤精耗血

精血是构成人体生命活动的最基本、最重要的物质,是心理活动的主要物质基础。体质的先天禀赋不足、异常的情志活动、不良人格及社会因素导致的欲求未遂,都可通过多种途径耗伤精血。《素问·疏五过论》指出:"暴乐暴苦,始乐后苦,皆伤精气。精气竭绝,形体毁沮。""尝贵后贱,虽不中邪,病从内生,名曰脱营;尝富后贫,名曰失精。""失精""脱营"都属于精血耗伤之病。

精血亏损所致的常见症状有:耳鸣、眩晕、眼花、腰膝酸软、阳痿、遗精、早泄、月经不调、便秘、心悸、怔忡等。

(四)聚痰成瘀

人体若代谢失常,或在疾病过程中形成的病理产物如血瘀或痰湿,阻滞气机,气机紊乱,从而出现情志异常,导致了心身功能紊乱而出现心理疾病。痰饮是津液输布障碍所导致的病理产物。"气能行津",津液的输布及其化为汗、尿等排出体外,全赖于气的升降出入运动。因此,气机不利,气行郁滞常是津液停留,水湿内生,聚痰成饮的直接原因。而心理疾病致病因素首先干扰气机,影响气的升降出入,致使痰饮内生,怪症迭出。叶天士于《临证指南医案·郁》中指出"郁则气滞,气滞久则必化热,热郁则津液耗而不流,升降之机失度。"可见痰湿、痰热内酝,诸症皆出。轻者可表现为胸闷心悸、喘咳咳痰、恶心纳呆、眩晕、失眠、奔豚、梅核气等,重者可发为神昏痴呆、癫狂、痫病、中风偏枯等。瘀血既是心理疾病过程中形成的病理产物,又可以是某些心理疾病的致病因素。在导致瘀血的多种原因之中,异常的情志波动是常见原因之一。情志波动扰乱气机,致使气行不利,血行不畅,凝结成瘀。常见的病症如:癥瘕、中风、臌胀、虚劳、癫狂、痛证、不孕、经闭、崩漏等。陈无择在论及胁痛时指出:"因大怒,血著不散,两胁疼痛,皆由瘀血在内。"

第三节 中医心理疾病诊法与辨证

一、中医心理疾病诊法

中医学的整体观认为:人体内部的任何局部病变都可以影响全身,全身的病变也可以呈现在某个局部,躯体内部的可以牵连及外,躯体外部的也可以传变入里,情志刺激可以影响脏腑功能,脏腑病变也可以造成情志活动的改变。也就是说,疾病是人体内在生理、心理活动方面的异常表现,而其异常的病理变化必然通过一定的征候反映于外,通过对此征

笔记

候的观察分析，可以探究其内在的生理、心理异常活动情况。所谓“有诸内必形诸外”、“有诸外必及诸内”。因此，通过望闻问切，四诊合参，便可以了解患者的病变情况。正如《素问·阴阳应象大论》说：“以我知彼，以表知里，以观过与不及之理，见微得过，用之不殆。”

中医心理诊察的传统方法，也是以望、闻、问、切四诊为主，但在全面诊察的基础上，又特别侧重于心理情志症状的收集分析，并且主要落实在心理情志病证的辨识上。故运用中医四诊并侧重收集心理情志症状等病情资料，进行心理情志病证辨识的方法，即称之为中医心理诊法。

（一）四诊察心法

1. **望诊察心法** “望而知之谓之神”。望诊，是通过医生的视觉对患者的神、色、形、态进行观察以推断内在疾病的一种方法。神为心身健康的标志，是生命总体的综合表现。如果“神气皆去，形骸独居而终”（《灵枢·天年》）则是死亡的到来。疾病就是不同程度的“失神”，诊断就是判断“失神”的性质与程度，治疗的目的就是使之恢复。因此，心理诊法以望神为中心。

（1）望神：神的涵义有广义与狭义之分。广义之神是生命活动的总称，泛指生命活动的外在表现，狭义之神指精神意识思维活动。临床上望神一般是指观察患者得神、失神、假神等精神状态，从神的健全与否来窥测内在脏腑生理情况，进而预测疾病的轻重、预后等，所谓“得神者昌，失神者亡”。作为神（尤其是情志活动）的表现，通常综合反映在面部表情、语言气息、形态动静等方面，因此望神察心在心理诊断中的意义极为重要。

望神有多种途径，但望眼神在其中尤为重要。中医认为目是最能集中表现神的器官。《灵枢·大惑论》曰：“目者，五脏六腑之精也，营卫魂魄之所常营也，神气之所生也……目者，心之使也，心者，神之舍也。”意思是说，人的眼睛，既是脏腑精气所形成，也是营、卫、气、血、精、神、魂、魄经常通行和寓藏之所，其精明视物的功能，主要出于神气的生养；眼睛的视觉活动主要受心支配，这是因为心主藏神的缘故。清代杨西山《弄丸心法·杂论》说：“人之二目，神之门户。目光凝聚，其神清明；目光闪灼，神将外散；目无光彩，神已离舍；神去必死，不可救药。”杨仁斋在《仁斋直指方》中说：“五脏六腑之精气皆上注于目，望而知之，当先以目中神气为验。”以上论述都强调了望目在望神中的重要作用。

临床上眼神的变化主要表现在目色的清浊、目光的明暗、瞳仁大小的调节和眼球运动的灵活与呆滞等方面。一般而言，目光炯炯为有神，目光黯淡则失神；精神疲惫消沉者常双眼时时闭合，心事重重而情绪忧郁者多眼睑低垂、目光浑浊呆滞；暴怒者两目圆睁直视，喜悦者眉开眼笑；无端嘻笑多癫狂，时暗落泪多郁证。总之，凡恐惧、喜悦、愤怒、消沉，烦躁、精神创伤等各种情志变化，皆可通过眼神反映出来。

望神的内容还应包括望神气是否充足，神志是否正常等。所谓得神是指眼神精彩内含，炯炯有神，目光明亮，反应灵活，神志清楚，语言清晰，体态自如，动作灵活，表情丰富自然，呼吸调匀，面色明润等，这是精气充足的表现，也即虽病而正气未伤、病轻而预后良好。失神的表现有目暗睛迷，目光呆滞，反应迟钝；神志昏迷，语无伦次，语言不清，表情呆板，精神萎靡，呼吸急促或微弱而喘，形羸色败，面色晦黯等，这是精气亏损的表现，病至此已属重笃，预后不良，神气不足是轻度失神，介于有神与无神之间，一般多见于虚证，故较之无神更为多见。神志失常也是失神的一种表现，但与精气衰竭的失神有本质不同，一般见于属精神疾病范畴的烦躁不安、脏躁、癫、狂、痫等。假神的表现，有久病重病之人本已失神，但突然精神转佳，目光转亮，言语清亮，面色赤如妆等，这是垂危患者表现出的假象，预示生命临终。

（2）望色：色，是指面部等部位所表现出来的颜色。中医认为，皮肤的色泽可以反映脏腑气血的盛衰，因此，借助于望色可以推测疾病的部位、性质及深浅，以及情志的属性和变

笔记

化。观察面部的颜色与光泽是望神察心的重要方面。

尽管藏象学说、五行学说将五色分属五脏、五方、五志等方面，但是合而观之，也有共同的原则，就是不管何种颜色均以“有神”、“失神”为两个重点。以含蓄明亮为“有神”健康之色，相反，以暴露晦涩为“失神”病态之色。《素问·脉要精微论》说：“赤欲如白裹朱，不欲如赭；白欲如鹅羽，不欲如盐；青欲如苍璧之泽，不欲如蓝；黄欲如罗裹雄黄，不欲如黄土；黑欲如重漆色，不欲如地苍。”以黑色而论，重漆之色乌黑发亮为有神之色，地苍之色散乱黯淡为无神之色。由此可知，察色中之神，以察光泽为主。通常情况下，人的心理状态、近期情志变化等，可以或多或少地表现于面色色泽上。如面色微黄红润光泽，体现了祥和稳重的心理状态；黯淡无光，则多为心情长期压抑忧郁；面色灰黑伴锁眉颓丧，说明近期受到精神创伤；面色红润光泽而眉开，说明心情兴奋喜悦；悲哀伤感则面色苍白；极度愤怒则面色红绛青紫；过度惊恐则面色乍黑乍白；羞涩则面泛红晕；沉思则面色黯黄……凡此种种，无不为我们从外部观察色泽的改变了解其心理状态提供线索。

另外，察面色还可以为分辨人格体质特征提供一定的依据。如太阳火形之人面色偏赤，阴阳平和土形之人面色偏黄，少阴木形之人面色偏苍，太阴水形之人面色偏黑。故《医宗金鉴·四诊心法要诀》说：“五脏之色，随五形之人而见，百岁不变，故为主色。”

（3）观形：形，是指形体的壮弱、胖瘦。《灵枢·五变》中记载：“黄帝曰：何以候柔弱之与刚强？少俞答曰：此人薄皮肤，而目坚固以深者，长冲直扬，其心刚，刚则多怒，怒则气上逆……此言其人暴刚而肌肉弱者也。”《素问·经脉别论》中也说：“诊病之道，观人勇怯、骨肉、皮肤，能知其情，以为诊法也。”这些都表明通过观形，可以借由人的外形与情志、人格的某些联系来推知其个性特点进而诊察疾病。一般来说，肥胖之人多性静不躁，偏气虚湿盛，为病常见嗜睡、眩晕、惊悸、健忘等；消瘦之人多性躁欠静，偏阴虚火旺，为病常见失眠、多梦等；壮实之人多性急易怒、勇敢好胜，对疾病的耐受性相应强；衰弱之人多忧虑、拘谨、怯弱胆小，对疾病的耐受性相应差。

（4）审态：态，指动静姿态。《灵枢·本神》曰：“察观病人之态，以知精神魂魄之存亡得失之意。”，“意伤则悗乱，四肢不举。”《素问·脉要精微论》又曰：“头倾视深，精神将夺。”这些论述都旨在说明体态的变化与心理状况有着密切的联系，从某些姿态的变化情况可以推知病者的心理状况及所患疾病。如好动者，多为阳性人格，情绪易于冲动，且多善怒、多兴奋或易颓丧等；好静者，多为阴性人格，情感内向深沉持久，喜怒不形于色，易郁怒、伤感、疑虑、忧思等。体态低头蜷缩、萎靡、目呆不语者，多见于极度惊恐或愤怒时，或为气血逆乱之证。如见躁动、登高、弃衣、打骂等态，则多属狂证；而手舞足蹈、无故哭笑、语无伦次等态，则多属癫证。气厥证，可见突然昏迷，手足强直诸态；郁证者，也有时乱啼哭、打闹或一时神志不清。

观形与审态既有区别也有联系，表现为一个问题的两个方面。形是指外观、外形，如体质的强弱，个子的高矮，身体的肥瘦，气血的盛衰等。态是指外态、动态，如眼神的灵活与呆板，对外界刺激反应的敏捷或迟钝，动作的协调与否等。这种动态，在心理学中常指行为。行为主义往往将行为强调到极点，中医持中庸态度看待行为。临床把握外态于辨证分析预后等方面，王宇泰说：“大抵阳证身轻而手足和暖，开目而欲见人为可治；若头重视深，此天柱骨倒，而元气败也。又伤寒传变，循衣摸床、两手撮空，此神去而魂乱。”指出应根据形态来判断预后的好坏，确定疾病的性质、部位，了解异常心理的程度，及其神的存亡，为论治提供依据。

在望形态中，留心神的存亡也是极其重要的。张介宾在《景岳全书·传忠录·神气存亡论》指出：“目光精彩，言语清亮，神思不乱，肌肉不削，气息如常，大便不脱，为形之神在，虽脉象可疑，亦可足虑。若目暗睛迷，形羸色败，喘急异常……或忽然暴病，即沉迷烦躁不

笔记

知人，或一时卒倒，即眼闭口开，手撒遗尿，若此者，虽脉无凶候，必死无疑，其形中之神去也。”说明形态上反映出神气的存亡，可以判断疾病的善恶，在这个时候比脉诊更具有决定性的作用。总之，望诊心法中，辨“有神”与“失神”贯穿于各个环节中。

(5)望其他：“舌乃心之苗”，望舌之质与态也可了解心理情志状况。如舌体不灵甚至舌强者，多为大惊、大恐；舌体颤抖者，多属行为过敏、心气虚弱；舌尖细红粒密布者，则多情感波折不解、心火偏盛而长期失眠等。

2. 闻诊察心法 “闻而知之谓之圣”。闻诊包括耳识和鼻识两部分内容。在闻诊中除了嗅二便、痰饮等物所发出的味道外，主要的还是通过患者所发出的声音来诊察疾病的性质、部位及程度。声音所反映出来的心理状况是直接而明显的，因此心理诊法中的闻诊重在对语言声音的诊察。

语言声音与心理情志的状况关系甚为密切，如《医门法律》中就明确指出：“凡闻声不能分呼笑歌哭呻，以求五脏善恶、五邪所干及神气所主之病者，医之过也。”《医宗金鉴·四诊心法要诀》中说：“喜心所感，忻散之声；怒心所感，忿厉之声；哀心所感，悲嘶之声，乐心所感，舒缓之声；敬心所感，正肃之声；爱心所感，温和之声。”语音的辨析重在气息的高低、强弱、缓急，语言的辨析重在内容的常与变。在一般的情况下，不同心理状态，会发出不同的声音。如大怒者喊叫，大喜者欢叫，悲伤者哭叫，恐惧者其声低颤或尖叫，沉思者则呼之不应。独语自言，见人则止，多为情志郁结或癫病；错语而后自知追悔叹息，则为多心气不足。此外，实热、狂病多谵语，心神阳气欲脱多郑声，心火旺、胃不和则多梦呓等。

在中医学的藏象五志论中，古人还通过宫、商、角、徵、羽等五个音阶，以它们发音过程及其长短、上下、清浊、音韵的特点差异分别与脾土、肺金、肝木、心火、肾水相配合，来说明五音、五声、五志、五脏之间的配合关系，从而达到“聆音察理”、诊断疾病的目的。以商音为例，它发音是由“开口张腭”而成，其音的长短是次长，音的清浊是次浊，位置是次下，即是居于极长极下极浊的宫音与长短上下清浊相合的角音之间。音韵的特点是铿锵清肃，它比宫音要轻劲些。商音属肺金，其志为悲忧，当闻者过于悲切而音浊不清时，可定病位于肺金系统。肺气异常其声促，肺主气，向下为清肃，同上为宣发。肺气失调必宣肃失常，气逆于上为喘促追急，多属实证，肺虚则气少不足以息。另外，人与天地相应，五音之中也还有四时观点，如张景岳说：“秋气清肃”，这也是整体观念的表现。其他宫、角、徵、羽等音可依此理类推。吴谦《医宗金鉴》言：“聆音察理始能明，五声相应五脏病，五声不和五脏情。心病声急多言笑，肺病声悲音不清，肝病声呼多狂叫，脾病声歌音颤轻，肾病声呻长且细，五音昭著证分明。”

闻诊察心法中还包括一些异常的声音在心理诊断上的意义。如“谵语”“狂言”“独语”“郑声”“睡中呢喃”“错语”“夺气”等。对这些异常的声音，中医都以专门的术语表示，有其特定的病理内容，现分述如下：

谵语：发音的特点为“实声长壮，乱言无次数更端”(吴谦)，其心理状态是“妄谬而不知”(王冰)。就是说在患者神志不清的状况下，胡言乱语，数数更端，内容杂乱，声音粗长，壮而有力，多为实证热证。

狂言：是在某些心气实热时，表现为粗鲁狂妄，言过其实，声过其常，丧失理智，医书上常记述为登高而歌，弃衣而行，狂言詈骂，不避亲疏。

独语：往往是由于情志郁结，有重重心事，但又不愿向人倾诉。无人则言，有人则止，将自己隐曲之情，难言之苦，深深地藏在心底，不愿泄露出来，怕别人知道，但是萦绕的心事总是泄出为快，所以处于矛盾状态，表现出二重性的行为特点，只好自言自语。

郑声：吴谦在《医宗金鉴》中说：“为虚音短细，频言重复。”当心气内损精神散乱时，心底有事，困难吃力地想表达，语言低怯，一事一语，频频重复。这是病重虚极生命垂危。故

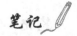

笔记

仲景有“实则谵语，虚则郑声”之说，当大补元气，回阳救脱。

噫：即嗳气，既可因寒气客于胃，亦可因情志抑郁，有事拂郁心中，而使脾络不舒，胃气上逆而为噫气。宜随因而治。

睡中呢喃：呢喃为象声词。睡梦中呓语，咬字不清，意思不明，睡着多言，醒后则无。有心火，有胆热，或胃中不和等原因所致。

错语：患者在神志清醒时，语言错乱。言为心音，心中有事，言时又心不在焉，出言而错，旋即自知其非，又追悔叹息。这常常是由于心气虚，精不养神所致。

夺气：王气愦散，神恍志弱，声音微小，欲言难以重复，轻者气虚，宜补中益气升举大气，重者气绝，急宜大补元气。

总之，以上各种异常声音在辨证中，首要注意辨别虚实，大凡好多言，言而声高，呼吸气粗，多为阳证实证。相反，少气懒言，言而音微，呼吸气弱，多为阴证虚证。

闻诊中除了以上有“名”可言的声音外，在临床实际中，更多的是“无名”声音掺杂在各种病证中。如张仲景《金匮要略》说：“病人语声寂然，喜惊呼者，骨节间病；语声喑喑然不彻者，心膈间病；语声啾啾然细而长者，头中病。”张三锡也说：“诊时呻吟者，攒眉呻吟苦头病也。叫喊以手扶心一下，中脘病也。”这里谈到对闻声音的体验，病位的确定，疾病的轻重深浅等方面，临诊中全在细心体会。

听声音还得知常知变，从常达变，谨察病机。《形色外诊简摩》中指出的：“若其人本来少于嗔怒而忽反常，嗔喜无度。正言而鼻笑，不答于人，此脾病声之候，不盈旬月，祸必至矣……若其人本来少于悲恚，忽尔嗔怒，出言反常，乍宽乍急，言未尽，以手向眼。如有所畏虽不即病，祸必至矣，此肝之候也。”

3. 问诊察心法 “问而知之谓之工”，中医在四诊中尤其重视问诊。问诊有着十分丰富而广阔的内容，尤其是对致病心理因素的发掘，许多心身疾病的诊断，只有凭问诊才可以得知。就是一般的疾病，对其病因，神志精神，居处睡眠，职业嗜好等方面的情况也应该注意其中的心理因素。

问诊对于心理病因有着重要的发掘作用，同样是心理诊法中最重要、最直接的方法。对患者的个性心理特征、习惯嗜好、社会生活环境的适应、与疾病有关的某些心理活动等情况的了解，有时望、闻、切诊是难以获得的，而问诊却可弥补其不足。《素问·疏五过论》中就指出：“凡欲诊病者，必问饮食居处，暴乐暴苦，始乐后苦。”医生可通过与病者及家属等进行有目的的交谈，了解患者求诊原因、起病经过、自觉症状，思维意识、情感变动、生活起居、气质性格、工作学习等有关心理活动的综合情况。

（1）问主诉和现病史：就是询问患者求诊的原因和心理主症。通过询问，确定患者神志和情志的异常表现，如无端发怒、生闷气、紧张、忧虑、恐惧、失眠多梦等。要注意弄清心理症状发生的时间规律和表现的程度、病症的产生和发展情况，协助患者或其家人回忆辨明病症产生的诱因，发作环境及与其他疾病有否关系，重点了解心理症状表现的性质、程度、持续的时间以及由此引起的躯体症状等情况。

询问时要注意按时间顺序询问，如从起病到就诊时病情发展变化的主要情况，其心理症状或躯体症状有无性质、程度的明显变化，其变化有无规律性等。还要询问诊治过程即从起病到就诊前做过的诊断与接受治疗的情况。

（2）问一般情况、既往史、家族史：一般情况包括患者姓名、性别、年龄、民族、职业、籍贯、文化程度、经济状况、社会地位、家庭成员情况、家庭气氛、人际关系、居住环境、工作环境、本人生活史、生育史、教养、恋爱、婚姻、生活习惯、性格、兴趣爱好等，务求广泛详尽，这对心理诊断极有意义。

笔记

既往史及家族史是指既往曾患过何种疾病，是否曾出现过就诊时同样或类似的心理现象，曾经怎样治疗过等，家族成员有否类似的情况。

情志的苦乐是问诊中很重要的一项。故喻嘉言在《寓意草》中的议病式里明确地列一项“形志苦乐者，验七情劳逸也”，重视致病的内因。李梃《医学入门》进一步指出：“当问所处顺当否？所处顺，则性情和而血易调；所处逆，则气怫郁，于所服药中量加开郁行气之剂。”患者所处的环境逆顺主要从问诊中得来，环境对人的影响直接关系到立方遣药。今天在临床上也应该看到，尽管现代文明给人们带来了物质上的富裕，精神领域的扩大，同时给人们带来了许多不安、紧张、忧虑和恐怖，且不说战争、斗争、运动、饥荒失业、癌症等给人们精神上的严重创伤，就是在通常环境下，人们情志心理因素对疾病的影响也是极为普遍的。

对于既往病史和整个病程的问询了解，《医原·问证求病论》强调指出：“当问其人平昔有无宿疾，有无恚怒忧思。”有不少心理病因是埋藏得很深的，患者不愿轻易说出，这就需要心理医生运用问诊的技巧加以发掘。有的病辗转治疗了很久都不见效，其原因之一就是忽视了心理病因。对于以前的心理创伤不追溯，原本不知，说不上治病求本，治疗就成了无的放矢。《素问·疏五过论》对此进行了批评，说：“凡诊者必知终始，有知余绪，切脉问病，当合男女，离绝菀结，忧恐喜怒，五脏空虚，血气离守，工不能知，何术之语？”如果在切脉问病中，对各种心理因素不能追求本而知其末（余绪），那算什么医工呢？他的医术是成问题的。

（3）问其他：诸如寒热、饮食、口味、大小便、疼痛、妇女月事等。

心理问诊的实施，要特别注意察言观色，因有时患者的言语内容与内心感受并不完全一致，甚至是矛盾的，只有边听边观察才能真正体会到患者语言内容的真实意义和内容真情。

4. 切诊察心法 “切而知之谓之巧”。切诊主要的内容是切脉，是中医诊断学中最显著的特点。中医的切诊包括切脉与按诊，两者均可反映心理活动。

（1）切脉：心主血脉而藏神，故脉诊对诊察心理有重要的意义。中医很早就有情绪与脉搏之间规律性联系的记载，宋代陈无择在《三因极一病证方论·总论脉式》中说：“切脉动静者，以脉之潮会、必归于寸，三部诊之，左关前一分为人迎，以候从淫，为外所因。右关前一分为气口，以候七情，为内所因……喜则散，怒则激，忧涩思结悲紧恐沉惊动，皆内所因。”成无己《注解伤寒论》中言：“人恐怖者，其脉何状？师曰：‘脉形如循丝累累然，其面色脱色也。’……人愧者，其脉何类？师曰：‘脉浮而面色乍白乍赤；恐怖则气随神乱，脉形如丝而细小无力’”。西汉名医淳于意还有医案记载：如为“齐王中子诸婴儿小子”诊悲郁之症，“脉来数疾，去难而不一”，即脉来快，去难（有涩象），而且脉律不整齐均匀，此为气机不畅，“病主在心……此悲心所生也，病得之忧也”。

一般而言，人体脉象的变化与情志活动相顺应，如兴奋则脉数，忧思则脉细迟，郁怒则脉弦，大惊恐则脉伏，羞怯则脉浮，心神不定则脉迟数不定等。故《三因极一病证方论·五形乖违病脉》节中载：“凝思则滑，神耗则散，皆伤心也。”“惊惑眩乱，脉多失序。”“癫狂神乱，关上洪疾。”“伏者，沉隐不出……凝思滞神。”“细为气血俱虚……为神忧伤过度……动则为痛、为惊、为挛、为泄、为恐。”

有时，还会出现脉象与情志活动不相符合的情况，如性急脉应躁，但脉反而缓，性慢脉应缓，但脉反而躁，多喜脉应滑数，但脉反而涩，他如忧郁脉反而滑，过思脉却洪，惊恐脉沉缓等，皆属此类。

脉象除与情志症状有密切关系外，与人格气质也有联系。如太阳之人多怒，所以脉多洪大有力；少阳之人易激动，脉也相应多见弦滑而数；阴阳和平之人，性情平和，脉常缓和；少阴之人性情内向，若多郁结者，则脉多沉而弦涩；太阴之人内向，孤独冷漠，脉也多见沉而迟涩。

笔记

此外，脉象在心理病机关系分析中还有判断预后的意义，如性急者脉躁为顺缓为逆，性慢者脉缓为顺躁为逆。孙思邈在《备急千金要方》中指出：“人乐而脉实，人苦脉虚极，性急而脉缓，性慢而脉躁，此皆为逆，逆则难治。”这是根据情志的苦乐，性格的缓急与脉象的关系来预后疾病的逆顺。李时珍在《濒湖脉学》中也说：“癫乃重阴，狂乃重阳；浮为吉兆，肾急为殃，病脉宜虚，实急者恶。”对于癫狂这类疾病来说，浮大属阳，证脉相符虽害不困，反之，则为逆，预后不良。

依据脉象来诊断情志疾病，这方面古人为我们留下了许多丰富的医案。《续名医类案·诈案》记载了张介宾一案：“一士子为宦家所殴，遂卧病旬日，吐血盈盆。因喧传人命，连及多人，延医数辈，见其危剧之状，皆束手远避，防为所累也。最后张见之，察其色，则绝无窘苦之况。诊其脉，则皆和缓如常。始而疑之，继而悟，乃潜语之曰：‘他可欺也，余不可欺也。此尔之血耶，家禽之血耶。’其人愕然。浼予勿言，遂与调和，御感而罢。”此案张景岳根据脉象及面色判断为假病。另外，还可以根据脉象的变化诊断为心病。《史记·扁鹊仓公列传》记载：“济北王侍者韩女病腰背痛，寒热，众医皆以为寒热也。臣意诊脉，曰：‘内寒，月事不下也。’即窜以药，旋下，病已。病得之欲男子而不可得也。所以知韩女之病者，诊其脉时，切之，肾脉也，啬而不属，啬而不属者，其来难，坚，故曰月不下。肝脉弦，出左口，故曰欲男子不可得也。”仓公即淳于意，西汉时著名医家，长于脉诊，此案就是一例。前医未诊得心病从寒热论治，效果不好。淳于意从肾脉坚啬诊断为经闭证。其病因，切得肝脉特别弦长，过于左寸口，据此脉象推测是心病，此女欲求情人而又不能得，慕恋郁思成疾而致月经闭塞不通。

（2）按诊：按诊即用手直接触摸、按压患者某些局部，以了解异常变化的方法。按诊是切诊的内容之一，按切手足、肌肤、胸腹等对了解情志证候也有一定意义。在某些情志状态下，按诊可以了解到皮肤温度的变化，如惊恐、暴怒而气血逆乱时，伴随着情志状态会出现手指冷甚；情志郁结、烦躁易怒时可有手心发热。此外，在不同个性气质类型的人，如肌肤偏凉多属阴性气质，其人性格沉静，情绪持久内含，不易外露，好生闷气，易悲愁伤感等，肌肤偏热者多属阳性气质，其人活泼好动，情绪外向，易兴奋激动等。

（二）四诊合参与诊法技巧

在心理诊断中，四诊虽各有特点、各有偏重，但实际工作中还应遵循中医诊断历来强调的“四诊合参”，坚持这一原则才能对患者的心理状态和人格类型等作出大致正确的评估。此外，就四诊方法而言，问诊是医生直接听取患者的主观感受，这一途径获取的信息较大程度受到患者主观因素的影响；望、闻、切诊则是医生凭借视、听、触觉获取信息，较大程度受医生主观因素的影响，如医生的气质、掌握的中医理论的多寡、经验的定势、环境、暗示等。

另外，在运用心理诊法的过程中，医生施诊时的言、行、法、态等对患者心理将会产生的影响。重视诊法运用中患者的心理反应，既有利于医生能更好地掌握施用诊法，也有利对患者产生积极有益的心理效应，从而提高诊治的效果。

大凡病者，都无不为病痛所困而求医心切，期望寄托于医生。故医生诊疾时，首先要关心体贴病者，和蔼慈祥，让病者获得寄托依靠与希望，从而有助于病者形成有益诊治的心理，故唐代孙思邈在《备急千金要方·大医精诚》中强调“凡医治病，必当安神定志，无欲无求，先发大慈恻隐之心，誓愿普救含灵之苦”。

对心理性疾病患者，医生的“诱守”要特别重视。作为心理疾病患者，总会有些难以启齿的隐痛，如生理缺陷、生殖系统疾病等，这就需要医生循循善诱才能真切地了解到病情。同时，又要求医生对所获取的患者不愿外露的病情资料谨守秘密，切不可把这类患者作为笑料或无意议论，否则将加重病者不安之心绪，甚或加重病情。

笔记

二、中医心理疾病辨证

中医学治疗疾病素以整体观念指导辨证治疗。中医认为人体是一个有机的整体，人的脏与脏、腑与腑、脏与腑、脏腑与九窍、筋骨皮肉各个组织之间，通过经络、气血、精、津液、营卫联系为一个统一的整体，情志又通过气机即气的升降出入与躯体联系为统一体。脏腑气血之间、情志躯体之间，既有层次的分工，又有密切合作，既互相促进，又互相制约，以致达到“阴平阳秘”，使内外环境保持一种动态的平衡，维持正常的生命活动。一旦这种动态的平衡遭到破坏，就会变生各种疾病。

（一）中医诊病中的整体恒动观思想

中医诊病中的整体恒动观思想主要从以下几个方面体现出来：

1. **司外揣内** 《灵枢·论疾诊尺》说：“从外知内。”由于“有诸内者，必形诸外”，所以视其外部现象有可能测知内在的变动情况。

《灵枢·本脏》说：“视其外应，以知其内脏，则知所病矣。”其原理正如《灵枢·外揣》所说：“日与月焉，水与镜焉，鼓与响焉。夫日月之明，不失其影；水镜之察，不失其形；鼓响之应，不后其声。动摇则应和，尽得其情……昭昭之明不可蔽，其不可蔽，不失阴阳也。合而察之，切而验之，见而得之，若清水明镜之不失其形也。故远者司外揣内，近者司内揣外。”这是以生动的形象比喻来说明医生诊察疾病是通过表面的现象推测内部的变化，好比日月之投影、水镜之照形、击鼓之有声一样，是必然的道理，知此则可理解诊病的原理。如果五音不彰、五色不明，便是五脏气机有了异常变动，这就是内外相互关联的道理。因而观察外表的病理现象，可以推测内脏的变化，认识内在的病理本质，便可解释显现于外的征候。所以《丹溪心法》说：“欲知其内者，当以观乎外；诊于外者，斯以知其内。盖有诸内者形诸外。”

2. **见微知著** 意指通过微小的变化，可以测知整体的情况，机体的某些局部包含着整体的生理、病理信息。

《灵枢·五色》将面部分为明堂、阙、庭、蕃、蔽等部，把上至首面，下至膑足，内而脏腑，外而膺背的整个人体皆分属于其中，并说：“此五脏六腑肢节之部也，各有部分。”这便是察面部以测全身病变的具体描述。又如早在《素问·五脏别论》便有“气口何以独为五脏主”之说。《难经·一难》更强调“独取寸口以决五脏六腑死生吉凶之法”。详审寸口之三部九候，以推断全身疾病的方法，一直沿用至今。耳为宗脉之所聚，耳廓的不同部位能反映全身各部的变化；舌为心之苗，又为脾胃之外候，舌与其他脏腑也有密切联系，故舌的变化可反映脏腑气血的盛衰及邪气的性质。五脏六腑之精气皆上注于目，故目可反映人体的神气，并可察全身及脏腑的病变等。临床实践证明，某些局部的改变确实有诊断全身疾病的意义。

3. **以常达变** 《素问·玉机真脏论》说：“五色脉变，揆度奇恒，道在于一。”“道”和“一”是物质世界运动变化的一般规律。要认识客观事物，必须通过观察比较，知常达变，在认识正常的基础上，发现太过、不及的异常变化，从而认识事物的性质及变动程度。中医望色、闻声、切脉以诊病，尚属此理。

健康与疾病，正常与异常，不同的色泽，脉搏的虚、实、细、洪都是相对的，在诊断疾病时，一定要注意从正常中发现异常，从对比中找出差别，并进而认识疾病的本质。这也就是所谓以我知彼，以观太过不及之理的诊断原理。

（二）中医心理疾病辨证纲要

辨证论治是中医认识疾病和治疗疾病的基本原则。“辨证”就是把四诊（望诊、闻诊、问诊、切诊）所收集的资料、症状和体征，通过分析、综合，辨清疾病的病因、性质、部位，以及邪正之间的关系，概括、判断为某种性质的证。论治，又称为“施治”，即根据辨证的结果，确定相应的治疗方法。辨证是决定治疗的前提和依据，论治是治疗疾病的手段和方法。辨证

笔记

论治的过程，就是认识疾病和解决疾病的过程。

中医心理疾病的辨证就是运用阴阳五行、脏腑经络为纲，结合气血痰火等病理变化对疾病的病因病机加以阐述。

1. 阴阳失调与心理疾病辨证 中医学认为，机体的一切组织结构及其功能活动，均可分属于阴和阳两类不同性质的属性，机体各种组织结构之间，各种功能活动之间，组织结构和功能活动之间的平衡协调关系，处于“阴平阳秘”的平衡协调状态，这种平衡协调状态由于某些因素的作用而遭到破坏，就导致了阴阳失调。

人是阴阳对立的统一体，阴阳两者属性不同，功能也各异。《素问·生气通天论》说：“阴者，藏精而起亟也；阳者，卫外而为固也，阴不胜其阳，则脉流薄疾，并乃狂。”所以必须保持阴阳平衡，才能使心理精神活动保持正常。即所谓“阴平阳秘，精神乃治”（《素问·生气通天论》）。外感六淫，或七情内伤以及其他原因导致阴阳失调，就可能导致情绪异常甚至精神疾病。如《素问·宣明五气》说：“邪入于阳则狂。”《类证活人书》说：“伤寒病，若阳气独盛，阴气暴绝，必发躁，狂走，妄言，而赤。”《素问玄机原病式》有“伤寒发狂奔走，骂詈不避亲疏，此阳有余，阴不足”的记载。这些论述均是指外邪导致阴阳失调而出现的神志异常症状。七情内伤所致的阴阳失调而产生的情志异常则更为多见，如《素问·阴阳应象大论》中所说的“暴怒伤阴，暴喜伤阳”等。

阳主动，阴主静，阴阳偏胜与偏衰，所表现的心理疾病的症状有所不同。如《内经》有“阳主动，阴主静”。《难经》有“重阳者狂，重阴者癫”。《脉经》有“阴附阳则狂，阳附阴则癫”。《丹溪心法》概括为：“癫属阴，狂属阳”，把神志异常概括为阴性症状和阳性症状两大类。

阴阳失调与心理疾病症状的发生有着密切的关系，阴阳盛衰的临床辨证，又具体体现在脏腑、经络及气血痰火等病理变化方面。

2. 脏腑功能失调与心理疾病辨证 脏腑功能失调与心理疾病有着十分密切的关系。《灵枢·本神》说：“心怵惕思虑则伤神，伤神则恐惧自失……脾愁忧而不解则伤意，意伤则悗乱……肝悲哀动中则伤魂，魂伤则狂妄不精……肺喜乐无极则伤魄，魄伤则狂……肾盛怒而不止则伤志，志伤则喜忘其前言。”说明七情内伤，使心肝脾肺肾五脏受损，皆可导致神志失常。

（1）心系病变：心为五脏六腑之主宰，主神明，为七情活动的中枢，故心的病变产生的心理症状最多。临床常见有心气虚、心阳虚之心悸惊恐，精神衰退；心血虚、心阴虚之癫病；心血瘀阻，心神失宁之癫狂病，以及痰迷心窍、痰火扰心之癫、狂、痫等。

（2）肝系病变：肝主谋虑，与胆互为表里，而胆主决断，司勇怯，所以肝脏的病变，可以产生一系列情感思维的改变。肝又主筋，抽搐痉挛等症多与肝有关。临床常见有肝气虚之恐惧症，肝阴虚之焦虑症，肝火旺之躁狂症，肝风动之癫痫，肝气结之忧郁症等。

（3）脾系病变：脾主运化，为后天之本，脾伤则运化失司，容易转精化痰，痰浊内扰，可产生种种神志症状。脾与胃互为表里，所以有“脾胃为生痰之源”的论点。脾系病变与精神疾病的关系，临床常见有痰迷心窍之癫狂，阳明火热之躁狂，心脾两虚之惊恐、阴癫，以及脾肾阳虚之精神衰退等。

（4）肺系病变：肺主气，朝百脉，与心共同调节百脉之气血，肺在志为忧，所以悲忧易伤于肺，临床上多见情志方面的变化。

（5）肾系病变：肾为先天之本，藏精而主骨生髓，脊髓上通于脑，脑为髓汇聚而成，而脑主精神活动、记忆和意识思维，肾精不足，髓海空虚则多见头晕健忘、痴呆、愚智，以及精神衰退等症。

3. 经络失调与心理疾病辨证 经络学说也是中医基础理论的重要组成部分，与阴阳脏腑学说紧密联系。经络是沟通表里上下、联络脏腑和通行气血的独特系统。经络失调可产

笔记

生多种神志异常的病变，如《素问·厥论》有“阳明之厥，则癫疾欲走呼，腹满不得卧，面赤而热，妄见而妄言”。《伤寒论》有“太阳病不解，热结膀胱，其人如狂”以及温病学派认为神昏、谵语、言语错乱为邪入心包所致等，这些均说明脏腑经络受损，均可出现精神障碍。

十二经脉与督冲二脉病变时，所产生的精神症状，在历代医书中多有阐述，如《丹溪心法·十二经见证》中就有“足阳明胃经见证，恶人与火，闻木声则惊。狂，上登而歌，弃衣而走……善伸数欠。癫疾，湿淫心欲动，则闭户独处”，“足少阳胆经见证……善太息。”“手阳明大肠经见证……耳聋焮焮焞焞，耳鸣嘈嘈”，“足太阴脾经见证……怠惰嗜卧，抢心……烦闷……善噫，形醉……”，“足少阴肾经见证……嗜卧，坐而不起……善思，善恐……”，“足厥阴肝经见证，头痛，脱色善洁，耳无所闻……遗沥，淋溲……眩晕……善恐，胸中喘，骂詈”，“手少阴心经见证……浸淫善笑，善恐，善意，……眩仆……悲”，“手厥阴别脉经见证，笑不休……”，以及王叔和《脉经》中所说“冲督之脉者，十二经之道路也，冲督用事，则十二经不复朝于寸口，其人皆若恍惚狂痴”，这些论述为后世医学家运用针灸治疗精神神志疾病提供了重要的理论依据。

4. 气血功能失调与心理疾病的关系 气属于阳，血属于阴。《难经·二十二难》说：“气主煦之，血主濡之。”《张氏医通》说：“盖气与血，两相维附，气不得血则散而无统，血不得气，则凝而不流。”这说明了气与血之间，存在着相互依存、相互为用、互为阴阳，共同组成一个对立的统一体。气为生命活动的动力，血为生命活动的基础。不论何种原因，一旦造成气血失调，阴阳失去平衡，各种疾病即随之而生。

气与七情内伤的关系密切。《素问·举痛论》说：“百病生于气也，怒则气上，喜则气缓，悲则气消，恐则气下，寒则气收，热则气泄，惊则气乱，劳则气耗，思则气结。”并认为“惊则心无所依，神无所归，虑无所定，故气乱矣。”阐述了七情内伤可直接影响气机功能。《儒门事亲》进一步描述了因七情内伤所致气机功能紊乱而产生各种精神症状，如“怒气所致，为煎厥，为薄厥，为阳厥”；“喜气所致为笑不休……甚则为狂”；“悲气所致为阴缩……为目昏，为少气不足以息”；“恐气所致……为阴痿，为惧而脱颐”；“惊气所致……为痴痫，为不省人事，为僵卧”；“劳气所致为咽噎病……为瞑视，为耳闭”；“思气所致，为不眠，为嗜卧，为昏瞀”；“炅气所致……目昧不明，耳鸣或聋，躁扰狂越骂詈，惊骇禁栗，如丧神守”。临床上气机功能紊乱所造成的心理疾病多见于忧郁症、神经症、癫痫、痴呆以及情志方面的疾病等。

血是机体精神活动的主要物质基础，《素问·八正神明论》说：“血气者，人之神，不可不谨养。”若人之血气充盛，血脉调和而通利，则表现为精力充沛，神志清晰，感觉灵敏，活动自如。所以《灵枢·平人绝谷》说：“血脉和利，精神乃居。”血的功能紊乱，可直接产生神志障碍，如《素问·调经论》中就有“血有余则怒，不足则恐”和“血并于阴，气并于阳，故为惊狂”的论点。虞抟进一步提出“癫为心血不足”(《医学正传》)。李梴在《医学入门》中谈到：“妇人月水崩漏过多，血气迷心或产后恶露上冲，而语言错乱，神志不守者，此血虚神耗也。”阐述产后精神病是由于“血虚神耗”所致。

气与血关系十分密切，两者常同时为病，如张仲景在《金匮要略》中所论述：“邪哭使魂魄不安者，血气少也；血气少者，属于心，心气虚者，其人则畏，合目欲眠，梦远行而精神离散，魂魄妄行。”巢元方《诸病源候论》说：“风癫者，由血气虚，邪入于阴经故也，人有气血少，则心虚而精神离散，魂魄妄行，因为风邪所伤，故邪入于阴，则为癫疾。”均阐述了气血功能紊乱，是产生精神疾病的重要因素之一。

瘀血与精神疾病的关系，最早见于汉代张仲景的《伤寒论》。如“妇人伤寒发热，经水适来，昼日明了，暮则谵语，如见鬼状，此为热入血室，小柴胡汤主之”。又如“太阳病……如狂，血证谛也”等论述，对“蓄血证”及“热结膀胱”等，提出用桃核承气汤、抵当汤等活血破瘀的治法。朱丹溪治一切杂病，俱于气、血、痰、郁四条求之，对癫狂也不例外。《医学入门》

笔记

有“血迷心包”、“败血冲心”之论点，主张用泽兰汤并失笑散，或逍遥散加远志、桃仁、红花、苏木以调气破瘀。至明清有所发展，王清任明确提出气血凝滞说：“癫狂一症，乃气血凝滞脑气，与脏腑气不接，如同做梦一样”，治用癫狂梦醒汤破气活血。

5. **痰、火与心理疾病的关系** 痰火是中医病因病理学的主要内容，是脏腑病理变化的产物，同心理疾病的发生与发展有着十分密切的关系。

痰迷心窍的理论在中医精神医学理论中占有重要地位，早在《内经》中就有“下其痰”而治狂病的论述。明确把痰作为癫狂的病理机制，则起自金元时期的张从正与朱丹溪，张从正所著《儒门事亲》中有“肝屡谋，胆屡不决，屈无所伸，怒无所泄，心血日涸，脾液不行，痰迷心窍则成风”的论述。《丹溪心法》有“癫属阴，狂属阳，癫多喜而狂多怒……大率多因痰结于心胸之间”。至此痰迷心窍说作为癫狂的重要病理学说的形成对后世产生了巨大的影响。以后明清医家如戴思恭、虞抟、徐春甫、张景岳、陈士铎等也都相继发扬了痰迷心窍学说，在临床辨证与治疗上都有了新的发展，目前这一学说仍然在精神疾病的临床辨证论治中占有重要的地位。

“火”为六淫之一，关于火与精神疾病的关系，早在《内经》中即有“诸躁狂越，皆属于火”（《素问·至真要大论》）等论述，强调了“火”在导致情绪神志异常中的重要作用。历代医学家，在此基础上又有所发展，如明代李梴在《医学入门》中论及癫狂时指出：“狂者凶狂也，轻则自高自是，好歌好舞，甚则弃衣而走，逾垣上屋，又甚则披头大叫，不避水火，且好杀人，此心火独盛，阳气有余，神不守舍，痰火壅盛使然。”又说：“癫则异常也，平日能言，癫则沉默，平日不言，癫则呻吟，甚则僵仆直视，心常不乐，此阴虚血少，心火不宁。”由此可见，癫狂的发生不仅与“火”作用于“心”有关，而且在临床上，尚有虚实的区别。

实火多因外感诸邪火化而致，来势较猛，变化迅速，常可见高热、狂躁、神昏谵语，便结尿黄，舌质红，苔黄燥，脉洪大数实。虚火多因内伤引起，如脏腑功能失调，气血阴阳偏衰，起病多缓慢，病程迁延。脏腑火证，与精神疾病有关的常见有心火炽盛、肝胆火盛的实“痰”与“火”往往互为作用，在精神疾病的发生发展上经常起着重要的病理作用。如明代虞抟在《医学正传》中说：“大抵狂为痰火实盛，癫为心血不足……狂宜乎下，癫则宜乎安神养血，兼除痰火。”说明不论癫病或是狂病，在临床辨证上应重视痰火密切的关系。

三、心理症状辨析

心理症状，指患者自觉心理异常的痛苦感觉或医师诊察而知的病者心理异常表现，诸如不寐、健忘、神昏、发狂等。而引起心理症状的原因很多，有本身心理因素引起的，也有其他生物性或社会性因素引起的，故其辨析要点应从其产生原因、表现特点和兼症等三方面进行。

常见心理症状主要有情志症状、神志症状、睡眠症状等三个方面。神志主要指意识、记忆、语言方面，情志主要指情绪情感活动方面，睡眠则包括梦幻等内容。现仅就以上三个方面的一些常见心理症状进行简要的介绍。

（一）辨神志症

1. 神昏

（1）含义：神昏，指神志模糊、人事不省，甚则对外界刺激毫无反应的一种症状，多见于急重险症之中。

（2）发病辨析：神昏症状的发生，多见于热病热盛期中的热入心包，疮疡、丹毒、咽喉肿烂等外科疾病中的热毒攻心，夏季高温作业等所致的暑邪内闭，情志刺激血气上冲厥逆，以及水肿，臌胀、血证等各种内伤疾病中的正气欲脱或邪闭正虚等。

笔记

（3）特点辨析：神昏时清且多发于午后或午后加重者多为湿热蒙蔽清窍或阳明腑实之

证；夜发神昏或夜间加重者多见于热陷心包或阳气欲脱证；神昏突发且与倒仆并见者常见中风、中暑和痫证；缓缓神昏且渐渐加重者多为重病后期正气欲脱之象；神昏反复发作且醒后一如常人者多为痫证；神昏时间持续较长者多见于中风证；神昏时间持续较短者多见于中暑。

（4）兼症辨析：神昏兼高热烦躁、谵语、舌强语謇、发疹发斑，舌质红绛等为热陷心包；神昏兼高热或日晡潮热、谵语、腹部胀满、按之坚硬、大便不通或热结旁流、舌苔老黄者为阳明腑实；神昏兼身热肢冷、气粗喘、冷汗不止、面潮红、脉虚数而大者为中暑；神昏兼手足搐动、口吐涎沫、牙关紧闭、两目上视、舌苔白腻者为痰浊痫证，神昏后见语言謇涩、半身不遂，口眼㖞斜者为中风；神昏兼多汗肢冷、呼吸短促、面色苍白、二便自遗、脉微细欲绝者为阴竭阳脱；神昏兼高热抽搐、角弓反张、颈项强直、两目上翻、面红目赤为热极生风。

2. 发狂

（1）含义：发狂，指神志狂乱，言行失度，喜怒无常等为主要表现的一种症状。

（2）发病辨析：发狂之症多为情志不遂或突受挫折刺激而肝胆气郁化火伤心引发，或为热病中的阳明热盛所致。

（3）特点辨析：发狂病势急起，叫骂伤人毁物等者多为痰火搏结；烦躁易怒、言语失常、咏歌言笑无度为主多为气郁化火。

（4）兼症辨析：兼胸胁胀痛、口苦咽干，舌红苔黄、脉弦数者为肝郁化火；兼腹满不得卧、便秘尿黄、舌红苔黄、脉沉数有力者为阳明热盛；兼面红目赤、头痛失眠、舌红苔黄腻、脉弦滑数者为痰火上扰。

3. 痴呆

（1）含义：痴呆，指神情呆滞，智能低下，反应迟钝的一种症状。

（2）发病辨析：精神刺激导致的癫病，病后或老年体衰的正气大亏、心神失养，以及先天不良、元神受伤等皆有可能发生痴呆。

（3）特点辨析：反应迟钝、神思恍惚、目光晦暗、甚则呆若木鸡、且日见甚者多为正气亏虚，常见于老年性痴呆。小儿患者智能低下、呆滞愚笨、且随年龄增长加重多为先天发育不良；精神恍惚、发作多与情志不遂或受刺激相关、症重而持续短、经治较易恢复多属气郁血虚；精神抑郁，表情呆滞、少言或喜自语、闭户独居、病发时轻时重、不易完全恢复多为痰湿阻窍。

（4）兼症辨析：兼脘腹胀满、口多痰涎、纳呆身倦、舌苔白腻为痰湿阻窍。兼胸闷急躁，寐不安宁、善太息、舌淡脉弦细为气郁血虚。兼骨软痿弱、发育迟缓、发稀齿疏、囟门迟闭、舌淡脉弱等属髓海不足。偏头晕目眩、耳聋、手足心热、失眠盗汗、舌红苔少脉细数者为肝肾亏虚。兼心悸失眠、面色无华、肢倦食少、舌淡脉细者属心脾两虚。

4. 言语失常

（1）含义：言语失常，指不正常的少言，多言或语句不清、前后颠倒、甚或胡言乱语的症状。

（2）发病辨析：言语失常可由于高热病的热扰心神、瘀血证的瘀阻心窍、精神情志不节的肝气郁结或危重病证的阴竭阳脱等引发。

（3）特点辨析：神志昏沉、言语重复、语声低沉不相接续者属神气散乱（常称之为"郑声"）。神志不清、胡言乱语且燥热不安多属实热（常称之为"谵语"）。神情痴呆、喃喃自语、语无伦次为痰气郁结（常见于癫病）。神情抑郁、默默不语为肝郁气结。神志恍惚、言语错乱颠倒、知错而不能自主属心、肝、脾脏亏虚而神失所主。

（4）兼症辨析：兼情绪抑郁、胸胁胀闷、善太息、时易发怒属肝郁气结；兼神情呆滞、眩晕呕恶、食少腹胀、舌苔白腻为痰湿内阻。兼面赤烦热、动作狂妄、气急痰壅、便秘苔黄腻而脉滑数为痰火上扰。兼日晡潮热、腹满便秘、苔黄厚干燥、脉实有力为阳明腑实。兼身热夜

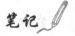

笔记

甚、烦躁不安、斑疹隐现、舌质红绛为热入心包。

5. 健忘

(1)含义：健忘，指记忆力减退，事过易忘之症。亦称之“善忘”。

(2)发病辨析：外伤瘀血阻窍，房室不节或疾病精血亏损，以及劳伤心脾等皆可引发健忘。

(3)特点辨析：健忘渐重与衰老同步多属肾精亏虚；经常性健忘而程度不重伴失眠者为心肾不交或心脾两虚。突发性、一过性健忘多系外伤、瘀血。

(4)兼症辨析：兼精神萎靡、骨软痿弱、耳目不聪、发白易脱、齿槁松动、舌淡脉弱为肾精亏损。兼虚烦不寐、心悸眩晕、腰酸腿软、潮热盗汗、遗精梦交、舌红少苔、脉细数属心肾不交。兼心慌气短、面白少华、食少便溏、舌淡白、脉细弱为心脾两虚。健忘突发、或兼见头痛定如针刺、唇甲青紫、舌黯脉涩等为外伤、瘀血阻窍。

(二)辨情志症

1. 善喜

(1)含义：善喜，指喜笑不休或无故而笑的一种症状。

(2)发病辨析：突然强烈刺激或情志不畅的肝郁火旺，久病体弱或年老身亏的心神失养及痰火扰心等皆可引发之。

(3)特点辨析：常因刺激诱发时时无故发笑、喜怒无常多为肝郁火旺；狂笑不休且有言行失度多属痰火扰心。

(4)兼症辨析：兼烦躁渴饮、面赤、口舌生疮、舌红脉数者为心火炽盛。兼烦躁口苦、心悸健忘，夜寐易惊、舌苔黄腻而脉数者属痰火扰心。兼急躁易怒、胁肋胀痛、多梦失眠、舌红脉弦数者为肝郁火旺。兼五心烦热、腰膝酸软、遗精耳鸣、舌红少苔、脉细数者为心肾不交。

2. 善忧思

(1)含义：善忧思，指有事无事而经常思虑绵绵、忧郁不解、情绪不悦的一种症状。

(2)发病辨析：多由精神刺激、情志所伤，或素体虚弱，肺气不足而发。

(3)特点辨析：终日思虑、情怀不畅多为情志刺激所伤。精神不振、忧虑寡言、稍遇不遂则闷闷不乐多为肺气不足。

(4)兼症辨析：兼胃脘胀闷、不欲饮食、失眠多梦、苔白质黯等属心脾气结证。兼胸闷气短、语音低微、舌淡苔薄、脉细弱等属肺气不足之症。

3. 善怒

(1)含义：善怒，指性情急躁、易于发怒或无故发怒的一种症状。

(2)发病辨析：善怒多因素性刚躁、或情怀不遂的肝郁气滞或肝气上逆而发，也见于脾肾虚弱或肝肾阴虚的脏气失调。

(3)特点辨析：动辄发怒、举止暴躁多属实证，发怒渐至但无暴躁行为多属虚证。

(4)兼症辨析：兼胸胁胀痛、善太息、脉弦有力、妇女月经不调或乳痛等为肝气郁结；兼胸胁胀满、口苦口渴、失眠多梦、舌红苔黄、脉弦数等属肝胆火旺。兼身倦乏力、食少便溏、胁胀腹痛、脉弦无力等系脾虚肝乘。兼腰膝软、潮热盗汗、五心烦热、失眠多梦、胸胁不舒、舌红苔少、脉细数等为阴虚阳亢。

4. 善惊恐

(1)含义：善惊恐，指有故无故而易惊慌害怕、惕然不安的一种症状。

(2)发病辨析：多由突然刺激而心胆气虚或久病、失血等而心神失养所引发。

(3)特点辨析：平素怕事易惊，甚则坐卧不安属心胆气虚；夜寐发作、醒后心烦意乱不宁多为痰火扰心。

(4)兼症辨析：兼气短乏力、语言低微、失眠多梦，舌淡脉弱为心胆气虚；兼潮热盗汗、

笔记

手足心热、面色无华、舌红少苔脉细属阴血虚少；兼口苦咽干、面红目赤、舌红苔黄腻、脉滑数系痰火扰心；兼胸胁胀满、烦躁易怒、面爪苍白，脉弦细为肝郁血虚；兼面红目赤、口舌生疮、口臭善饥、舌红脉数属心胃火盛。

5. **善悲**

（1）含义：善悲，指过度地或无故地经常悲伤欲哭而不能自制之症。

（2）发病辨析：多因平素性格内向，情志抑郁、思虑过度而内耗心血、心神失养或强烈悲痛刺激、久病伤正之心肺气虚等所引发。

（3）特点辨析：悲伤多哭、精神恍惚，快发快止如鬼神作祟属脏躁证（多见于妇人）。平素情绪不快、闷闷不乐、悲伤欲哭但无精神恍惚之象，且发作多有诱因为心肺气虚。

（4）兼症辨析：兼心烦不寐、便秘、舌红少苔、脉细为脏躁证之阴血不足。兼心慌气短，咳嗽声低、动则自汗、舌淡苔薄、脉弱等属心肺气虚。

（三）辨睡眠症

1. **不寐**

（1）含义：不寐，指经常性夜寐不宁、睡眠不足的一种症状。亦称“失眠”。

（2）发病辨析：素性抑郁的肝胆郁滞、屡受刺激的神气失守、劳心太过的心神失养、饮食不节的胃气不和与痰热扰心、大病久病的气血亏损、热病后期的余热未尽等诸多因素皆可使不寐一症发生。

（3）特点辨析：入睡难、甚彻夜不眠为心肾不交或热扰心胸或胃气不和；睡后易惊醒、甚不能独自就寝为胆气虚怯；不寐渐至且病程较长为正气不足、心神失养；不寐暴起且病情较短属邪气偏盛、心神不宁。

（4）兼症辨析：兼心悸而烦、潮热盗汗、手足心热、口咽干燥、舌红少苔、脉细数为心阴亏损；兼耳鸣眩晕，腰膝酸软、遗精早泄为心肾不交；兼虚烦不宁、胸膈窒闷、嘈杂似饥为热扰心胸；兼胸闷嗳气、腹胀不适或胃中嘈杂属胃气不和；兼烦躁易怒、口苦目赤、胸胁胀满、善太息属肝胆郁热，兼胸闷多痰、恶心欲呕、口苦而黏属痰热扰心；兼面色少华、身体倦怠、气短懒言、食少便溏、心慌健忘属心脾两虚；兼头晕目眩、恐惧不安如人将捕为胆气虚怯。

2. **嗜睡**

（1）含义：指不论昼夜皆时时欲睡、且呼之难醒、醒后又睡、睡眠时间增多的一种症状。

（2）发病辨析：多因素体湿盛或居处、工作环境潮湿，阳被湿困所引发。也可见于疾病正亏或年老体衰的脏气不足病变中。

（3）特点辨析：精神困倦不振、时时欲睡、睡多大鼾、呼之难醒为阳气受困；精神萎靡、蒙眬作睡、呼之即醒、醒后又欲睡为正气大伤。

（4）兼症辨析：兼四肢困重、头重如裹、中脘满闷、食少便软烂、下肢水肿、舌苔白腻、脉濡缓属湿困脾阳；兼腰部冷痛、胫膝发凉、畏寒蜷缩、尿少水肿、舌黯苔润、脉微细为肾阳衰竭；兼耳鸣耳聋、善忘迟钝、精力不支为肾精亏损；兼面色无华、纳呆泄泻、心悸气短、妇女月经不调、色淡量多属心脾两虚。

3. **多梦**

（1）含义：多梦，指睡眠中出现过多梦幻、且昼日则头昏神疲的症状。

（2）发病辨析：多梦的发生，可由于食纳减少的形气两亏，或素体虚弱的脏气不足，或劳心太过的心肾不交，或忧郁恼怒的肝失疏泄，或暴受惊骇的心胆气虚等。

（3）特点辨析：杂梦纷纭为痰火扰心；烦躁不眠、寐则多梦为心肾不交，恶梦惊恐、时易惊醒为心胆气虚。

（4）兼症辨析：兼急躁易怒、痰多胸闷、舌红苔黄腻、脉滑数者属痰火内扰；兼烦热心悸、腰膝酸软、盗汗、舌红少苔、脉细数者属心肾不交；兼神情不宁、触事善惊、心悸胆怯、舌

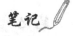

笔记

淡脉弱者属心胆气虚；兼面色㿠白、心悸怔忡、遇事善忘、食少便溏、倦怠少气、舌淡脉细属心脾两虚。

总之，心理病证辨析，即根据患者不同心理因素所致的各种症状表现进行综合分析、归纳，从而推导出其致病的机制和所属的证型。实际上，这也就是心理辨证的过程。

临床上常见的心理病证有：肝气郁结、肝火上炎、肝气犯胃、心肾不交、痰火扰神、胆郁痰扰、胆气亏虚、心血亏虚等。当然，这些病证并不一定都为心理因素所引起，但以心理因素为多，且在表现上多有心理活动变异的症状，故可作为心理病证的主要内容，这也是中医对心理病证的认识与现代医学对心理病证认识上的一个不同点。

第四节　中医心理疾病治疗原则

治疗原则，简称治则，是治疗疾病的法则。《中医大辞典》中认为，中医的治则是“建立在整体观念和辨证的基础上，以四诊收集的客观资料为依据，对疾病进行全面的分析、综合与判断，从而针对不同的病情而制定出各种不同的治疗原则，如扶正祛邪、标本缓急、虚实补泻、正治反治、同病异治与异病同治以及因时因地因人制宜等”。一般说来，中医治则主要是针对临床各科躯体疾病的立法、处方、用药而设立的。但是，基于“形神合一”的整体观，中医治则同样对心理疾病的治疗具有普遍的指导意义，具体表现为以下六个方面：

一、心理疾病治疗的共同原则

（一）调谐阴阳

中医心理学认为，人的精神是以阴阳为基础的。机体阴阳协调，即表现为精神充沛，心理活动正常，《素问·生气通天论》就有“阴平阳秘，精神乃治”的论述。疾病的发生，从根本上说即是阴阳的相对平衡遭到破坏，出现偏盛偏衰的结果，故有“一阴一阳谓之道，偏盛偏衰谓之疾”的说法。如果阴阳失调，则形病及神，或形志并病，如“阴气少而阳气胜，故热而烦满也”（《素问·逆调论》），“阴不胜其阳，则脉流薄疾，病乃狂”（《素问·生气通天论》）。如临床上，狂病的主要病机就是阴少阳多形成重阳，而癫病则与之相反，是阴多阳少的重阴。对于阴阳的偏盛偏衰，《素问·至真要大论》指出应“谨察阴阳所在而调之，以平为期”。因此，调整阴阳，损其偏盛，补其偏衰，恢复阴阳的相对平衡，促进阴平阳秘，乃是疾病治疗的根本法则之一。

由于阴阳是辨证的总纲，疾病的各种病理变化亦均可以阴阳失调加以概括，故凡表里出入，上下升降，寒热进退，邪正虚实，以及营卫不和，气血不和等，无不属于阴阳失调的具体表现。因此从广泛的意义来讲，解表攻里、越上引下、升清降浊、寒温热清、补虚泻实和调和营卫、调理气血等诸治法，亦皆属协调阴阳的范畴。《素问·阴阳应象大论》说：“审其阴阳，以别柔刚，阳病治阴，阴病治阳。定其血气，各守其乡。”指出了调整阴阳是重要的治则之一。

中医心理疾病的治疗也以调谐阴阳作为根本大法。如张仲景治疗“百合病”，即提出“见于阴者，以阳法救之；见于阳者，以阴法救之”（《金匮要略》）；叶天士认为“诵谈吟咏，身虽静坐，而心神常动，凡五志之动皆阳，阳冒无制”（《临证指南医案》），乃是劳心动阳，阴液受损，故从育阴抑阳论治。因此，对于心理疾病的治疗，必须在调谐阴阳的基础上调节神志，方能奏效。

（二）调节气血

气血是各脏腑组织功能活动及精神活动的主要物质基础。《灵枢·平人绝谷论》曰：“五脏安定，血脉和利，精神乃居。”指出脏腑功能正常，气血和畅，心身才能健康。

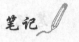

笔记

血与气是神的物质基础，神是精气的综合表现，精气足则神旺，精气衰则神怯，神反映出生命的总貌。精神活动是在生命功能的基础上产生出来的更为高级的功能活动。《素问·阴阳应象大论》说："人有五脏化五气，以生喜、怒、悲、忧、恐。"可见脏腑形体感官和充盛的精气是产生感觉、思维和情志的物质基础。血亦是神志活动的主要物质基础。所以《灵枢·营卫生会》说："血者，神气也。"血液供给充足，神志活动才能正常。无论何种原因形成的血虚或运行失常，均可出现不同程度的神志方面的症状。如心血虚、肝血虚常有惊悸、失眠、多梦等不安的表现；失血甚者可见烦躁、恍惚、昏迷；血瘀者，可出现癫狂等神志异常的改变。可见血液与神志活动有着密切关系。

由于气血与神志的关系密切。因此，在心身疾病的治疗中，调节气血（补血、化瘀、摄血等）法中亦贯穿了调神之法。

（三）心身同治

中医学强调"形神合一"的整体观，将人视为"心身合一"的整体，这一理论用于实践便形成心身同治的治疗原则。所谓心身同治是指在治疗过程中既要充分考虑心理因素以"治神"，又要顾及生理因素以"治身"。这一治疗原则不主张只求针药治疗的躯体效果，也不主张追求单纯心理疗法的心理疗效，而是立足于临床实践，从具体需要出发，将两者有机结合，追求"心、身"并谐，不仅要达到生理痊愈，也要达到心理康复，使心身俱谐。

临床上实施心身同治原则时，应视具体情况灵活运用。以社会心理因素为主要病因的疾病，在其不同阶段治疗的对策不同。疾病早期，社会心理因素常常是病症或不适的主要致病原因，此时应兼顾心身双方，以心理障碍的治疗为主；疾病中期，社会心理致病因素的滞留效应导致的气机失调，及各种生理功能的紊乱和一些病理产物（痰饮、瘀血等）孳生、滋长、滞留常是疾病的关键，故此时应心身并治以治身为主；疾病后期，病情可能愈加严重，同时因病致郁而出现严重的情绪障碍，故治疗应以心身并重、心身并调，若此期躯体疾病向愈，则应注意鼓励患者战胜疾病的勇气，进一步配合方药等躯体疾病的治疗。总之，具体实施心身并治原则时，应从实际出发，据疾病发展不同阶段心身状况的变化辨证施治。

（四）疏导情志

七情是人类固有的精神、情志活动，也是人类对内外环境刺激的反应形式。积极正常的情志心理活动是脏腑气血协调的反应。情志致病的机制，主要是七情所伤导致人体气机功能紊乱。《素问·举痛论》曰："百病生于气也。怒则气上，喜则气缓，悲则气消，恐则气下……惊则气乱……思则气结。"

又如宋代著名医家陈无择在《三因极一病证方论》中指出："五脏六腑，阴阳升降，非气不生。神静则宁，情动则乱。故有喜怒忧思悲恐惊。"亦对"百病生于气"进行了补充。可以看出虽然七情致病在临床所表现出来的病症有多种多样，但是其基本病机在于气机失常，或气滞不利，或气机紊乱，或气机升降失常。由于人是一个统一的整体，因此，无论是气机不畅，或气滞郁结等情况，脏腑皆可受累而引发疾病。故在治疗中疏导情志、调理气机是治疗的关键。在具体的治疗方法上，可以用言语或行为来影响患者。如《灵枢·师传》中"告之以其败，语之以其善，导之以其所便，开之以其所苦"就是本疗法的经典论述。

总之，在疏导情志方面，治疗方法很多，或针、或药、或心理行为疗法，归结在一个基本点上就是调理气机，以达"喜则气和志达，营卫通利"。

二、三因制宜，人为中心

三因制宜指治疗疾病时要因时、因地、因人制宜。这一治则强调了时、地、人三种因素，其中，时（时间）、地（空间）为外部因素，指的是个体生存的外环境因素，时间（季节、气候等）、空间（地理环境等）几乎可以涵盖与疾病有关的外环境因素；三者之中的"人"指的是个

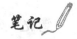

笔记

体不同于其他个体的内在因素，如年龄、体质、性别、职业、嗜好、生活习惯等，相对于“时”、“地”是对与疾病有关的内因的概括。三因制宜指的是治疗疾病必须考察与疾病有关的各种因素，即内因、外因，进一步说就是该个体所处的时间、空间、个体特征等，对具体情况作出具体分析，区别对待，以制订出适宜的治疗方法。

三因制宜法则在临床指导治疗时，既强调了广泛联系，又强调了疾病的个性差异，进而说明了治疗上要以人为中心，因人而异。所以既体现了中医的整体观，又体现了中医重视个体差异的辨证施治，两者相辅相成。

（一）因时制宜

“时”，指时间因素。因时制宜是指根据不同季节气候、昼夜晨昏的变化特点，来考虑临床治疗及用药。

中医认为四季气候、昼夜晨昏的变化，与脏腑心理活动及气血运行的关系非常密切。例如，自然界一日之内阳气的变化会影响到人体，生理上有“平旦人气生，日中阳气隆，日西阳气已虚，气门乃闭”的变化，病理上又有“旦慧、昼安、夕加、夜甚”的规律，并因此而影响到个体的精神情志活动。又如四季气候的变化，《素问·金匮真言论》提出了“五脏应五时，各有收受”的问题，指出了人体脏腑功能与自然界四时阴阳相应，各有影响。《素问·六节藏象论》具体指出了“心者，生之本……为阳中之阳，通于夏气。肺者，气之本……为阳中之太阴，通于秋气。肾者，主蛰，封藏之本……为阴中之少阴，通于冬气。肝者，罢极之本……为阳中之少阳，通于春气。脾胃大肠小肠膀胱三焦者，仓廪之本……此至阴之类，通于土气”。自然界的四时气候变化多端，当这种变化超过了人体的适应功能，势必会影响人体的脏腑功能，造成种种的病理变化。所以《灵枢·四时气》指出：“四时之气，各不同形，百病之起，皆有所生。”

临床上运用因时制宜治则时要根据昼夜四时阴阳的消长、寒暑的变化、物候的转移来合理用药、修身养性。如《素问·六元正纪大论》中“司气以热，用热无犯；司气以寒，用寒无犯；司气以凉，用凉无犯；司气以温，用温无犯”。这是告诫医者用药勿犯四时寒热温凉之气。“用温运温，用热运热，用凉运凉，用寒运寒”。即谓夏暑之季用药应避免过用温热药，严寒之时用药应避免过用寒凉药。因酷暑炎炎，腠理开泄，用温热药要防开泄太过，损伤气津；严寒凛冽，腠理致密，阳气内藏，用寒凉药要折伤阳气，故皆曰“远”之。在《素问·四气调神大论》中更指出春夏养阳，秋冬养阴，否则，“逆春气，则少阳不生，肝气内变；逆夏气，则太阳不长，心气内洞；逆秋气，则太阴不收，肺气焦满；逆冬气，则少阴不藏，肾气独沉”。个体也应依据时令的变化来调节自己的心身状态，使之与自然协调一致，以达心身健康。如春季为肝气升发的季节，肝木有生长、升发、条达、舒畅的特性，因而在治疗上要注意调节气机，舒畅情志。

“时”的含义，在中医治疗躯体疾病方面，侧重于自然因素。如果将这一治则移植到心理治疗上，则“时”就不仅有自然含义的“时”，也应当有社会含义的“时”。与心理疾病有关的“时”，应包括季节气候、昼夜晨昏，社会时世变迁，心理病变的不同时段（一般指早、中、晚期），与发病有关的某一时机（诱发事件）等一系列内容。在进行心理治疗时，医者要特别关注这些因素以确定治疗方法。

（二）因地制宜

“地”，指空间因素。一般说来，因地制宜是指根据不同的地理环境特点来考虑临床治疗及用药。

中医学认为，人与自然界密切相关，自然界的阴阳时刻在影响着人体，人体的阴阳必须适应自然界。如《素问·六元正纪大论》中说：“至高之地，冬气常在；至下之地，春气常在。”因此，在治疗时不可一概而论，必须加以区别。而《素问·异法方宜论》论述东南西北中

笔记

“一病而治各不同”的因地制宜甚详，如东方之域，其治宜砭石；西方之域，治宜毒药；北方之域，治宜灸焫；南方之域，治宜微针；中央之域，治宜导引按蹻。而皆治愈的原因是“地势使然”。

临床上运用因地制宜治则时，常对不同的疾病，或同种疾病在不同地区有不同的治疗方法。《备急千金要方》明确指出：“凡用药皆随土地所宜。江南岭表，其人肌肤薄脆，腠理开疏，用药轻省；关中河北，土地刚燥，其人皮肤坚硬，腠理闭塞，用药重复。”可见地域不同，人体生理便有差异，因而治疗不同。地域差异也会带来病证上的差异，如我国西北地高气寒，病多寒证，寒凉剂必须慎用，而温热剂则为常用；东南地区天气炎热，雨湿绵绵，病多温热、湿热，温热剂必须慎用，寒凉剂、化湿剂则为常用。因地制宜治则体现了中医人与自然相通，即天人相应的整体观。强调人与自然界息息相关，人必须适应自然环境、气候的变化，才能保证心理、生理健康。

不同的地理环境除了造成个体在生理特点上的差异外，亦会对个体的心理形成产生不同的影响。《灵枢·阴阳二十五人》描述了“木形之人，比于上角，似于苍帝……”“火形之人，比于上征，似于赤帝……”“土形之人，比于上宫，似于上古黄帝……”“金形之人，比于上商，似于白帝……”“水形之人，比于上羽，似于黑帝……”。即是运用阴阳、五行学说的理论，根据人的个性及禀赋、体质、生理等差异，总结出木、火、土、金、水五种类型。在此基础上，又以五音为类比，将每一类型又分成一个主型，即具备最明显的该型特征；其余四个亚型为次，其特征不如主型明显而各有些不同。共计二十五种类型（详见“人格体质论”）。其中“苍帝、赤帝、上古黄帝、白帝、黑帝”是神话中的上天五帝。《周礼·天官·大宰》“祀五帝”疏：“五帝者。东方青（一作苍）帝，南方赤帝，中央黄帝，西方白帝，北方黑帝”。因此，阴阳二十五人实际上是对五个不同地区人种的体态、体质及个性特征的描述，由于不同的地理环境所导致的不同的群居特点、生活风俗习惯等对个体的心理特性的形成产生了较大的影响，才会出现同一地区或环境中的个体具有类似的心理特性。

因此，在心理疾病的诊治过程中，因地制宜中“地”的含义不仅仅是指地理自然环境，更多地是指对个体产生影响的生活所在地的社会文化环境，如风俗习惯、生活方式、宗教信仰，以及该个体的家庭情况、教育环境的情况等。在心理治疗中运用因地制宜法则时，应综合考虑这些相关的因素来确定相应的治疗方法。

（三）因人制宜

因人制宜是指临床治疗时要根据患者的年龄、性别、体质、人格、生活习惯等不同特点，来综合考虑治疗方法及用药。

1. 年龄 常分为稚阳期、成阳期、盛阳期、衰阳期而治有不同。

（1）稚阳期：相当于婴幼儿期及童年期，其心身特点是稚阴稚阳之体，“肌肤嫩，神气怯，易于感触”（《温病条辨·解儿难》），万全《育婴秘诀》提出小儿脏腑特点是“肝常有余，脾常不足；肾常虚……心常有余，肺常不足”。脾不足当注意后天水谷的调养；肺不足应留心生活起居，防外邪侵入；肾常虚，须注意劳逸适当，勿过劳耗损精气。这个时期由于阳生阴长十分迅速，应当顺其蓬勃生机教养，注意心身发展的平衡和协调，注重良好素质的培养。小儿的病理特点则是热证多于寒证，实证多于虚证，阳证多于阴证。实证、热证不仅是由于六淫和饮食所致，亦可因情志所致。但小儿气血未充、脏腑娇嫩，治疗时忌用峻剂，也慎用补剂。因小儿的生理、病理及心理特点以及疾病表现常常与成人不同，所以在用药及治疗方法选择时要慎重，结合实际情况进行治疗。

（2）成阳期：相当于青少年期及成年早期。这个时期以天癸至、性成熟为标志，“天癸已行，婚冠即就”（《小儿卫生总微方论》），主要任务是完成学业、就业、恋爱、婚姻等。李时珍曰：“世有童男室女，积想在心，思虑过多。多致劳损，男则神色先散，女则月事先闭，盖忧愁

笔记

思虑则伤心，心伤则血逆竭，故神色先散而月水先闭……或能改易心志，用药扶接，间得九死一生耳”（《本草纲目·序列》）。其中“改易心志”就是属于心理疗法。此期治疗原则要结合青年期的心理和生理特点，攻邪泻实，正确指导人生观、价值观形成，避免心理不适应发生精神障碍。

（3）盛阳期：相当于中年期。这一时期的个体年富力强，有较强的自主能力。《灵枢·天年》中描述“三十岁，五脏大定，肌肉紧固，血脉盛满，故好步。四十岁，五脏六腑十二经脉，皆大盛以平定。”此期事业有成，家庭建立，心理上自信。但是，中年是多事之秋，心理和经济负担较重，工作奔波劳累，亦会带来很多心理问题。治疗上要结合此期的心理和生理特点，考虑攻补兼施，劳逸结合，保持精神愉快。

（4）衰阳期：相当于老年期，是人生最后一个心身发展期。《灵枢·天年》根据藏象学说，指出“五十岁，肝气始衰，肝叶始薄，胆汁始减，目始不明。六十岁，心气始衰，苦忧悲，血气懈惰，故好卧。七十岁，脾气虚，皮肤枯。八十岁，肺气衰，魄离，故言善误。”人过五十以后，生理、心理上的衰退是明显的。由于肾气衰退，气血不足，目不得血养故视物昏花不明，肤不得血濡润而枯槁；视觉敏感性降低，感觉变得麻木不仁；注意力难以集中，“魄离”涣散，记忆力下降，思维迟钝，神气皆去，内心孤独等。老人气血虚少，身体衰弱，患病多虚证或虚实夹杂，因此，在治疗上结合老年期生理、心理特点，注意虚证宜补，攻邪慎伤正气，还要注意调节消极情绪。

临床上治疗时要根据年龄的不同注意用药及治疗方法的选择，尤其是要关注不同年龄阶段个体的心理特征，如小儿幼稚好动，青年感情丰富而喜怒多变，中年烦务较多，老年孤独多忧等，作出相应的治疗对策。

2. **性别** 中医认为男女性别不同，其心身特点亦有不同。

（1）“女子以肝为先天”：从生理上看，女属阴，以血为体为用，有经、带、胎、产的生理特点；从心理上看，女子以肝气为中心，女性偏于感性，多情志病。《素问·阴阳别论》说：“有不得隐曲，女子不月。”隐蔽委屈之难言的心境，可导致月经不调。又如《女科经纶》有“产后血崩者何？曰：因产后所下过多，气血暴虚，未得平复，或因劳役，或因惊怒，致血暴崩”，说明过劳或过度的精神刺激，可以成为血崩的原因。在杂病中，《寿世保元》认为乳癌“此症多生于忧郁积忿”。总之，妇科心理病因不能忽视，故在治疗原则上，首先必调肝。

（2）“男子以肾为先天”：男属阳，从生理上讲，容易造成肾精不足的表现，并发性功能障碍等心身疾病，从而出现心理障碍。因此，在治疗上要注意祛邪、补肾、调心三结合。

3. **人格体质** 对于不同人格体质的个体要施以不同的治疗方法。

早在《黄帝内经》中就较为系统地论述了阴阳人格体质学说。《灵枢·通天》根据阴阳气的多少区分为太阳、少阳、阴阳和平、少阴、太阴等五态人，“五态者，其态不同，其筋骨血气各不等”。《灵枢·阴阳二十五人》根据阴阳气的表现和五行属性的特点，分为金、木、水、火、土五形人，其心理特征及体质亦不相同。根据先天禀赋，以及后天环境影响，形成人格各有差异，疾病的表现亦不相同。《素问·五常政大论》也有记载：“能（读“耐”）毒者，以厚药；不胜毒者，以薄药。”因此，在传统的治疗原则上，应结合考虑人格及体质因素。

此外，在人格特质上，中医有勇怯之分，勇者坚强，临难不恐，遇痛不动，善于配合治疗，但也会因其忍耐性强而掩盖病情或不露实情；怯懦之人易畏难畏病，耐受力差，常小题大做，夸大其病情，故治疗时要区别对待，不能以勇、怯二类人的表现为依据，而应据真实情况采取正确的治疗措施。《医宗必读·不失人情》中分析了一些患者的不同个性特点，提出了心理治疗的“辨人施治”。如“富者多任性而禁戒勿遵，贵者多自尊而骄恣悖理……贫者衣食不周，况乎药饵；贱者焦劳不适，怀抱可知”，“怯好吉者，危言见非；意多忧者，慰安云伪；未信者忠告难行，善疑者深言则忌”。

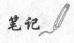

笔记

三、标本相得，精神志意进治

标本相得源自《素问·汤液醪醴论》的一段论述，“帝曰：……今良工皆得其法，守其数，亲戚兄弟远近，音声日闻于耳，五色日见于目，而病不愈者，亦何暇不早乎？岐伯曰：病为本，工为标，标本不得，邪气不服，此之谓也。”

中医学认为，具体的治疗手段、方法并不是疾病治疗成败的唯一因素。治疗成败的因素是多元的，医生与患者的关系则是重要因素之一。标本相得，是指病者为本，医者为标，治病必须调动医生与患者两方面的积极性，才有可能为具体的治疗奠定一个良好的基础。所谓病者为本，即指疾病发生在患者身上，医生的诊断要依靠患者的病情，各种治疗措施能否发挥作用，也是取决于患者的心身状态；所谓医者为标，也就是说医生只能按照病情发展的客观规律来辨证论治，为患者恢复健康提供客观可能。正如扁鹊所说“越人非能生死人也，此自当生者，越人能起之耳”(《史记·扁鹊传》)。假如医生不能得到患者的配合，不注意发挥患者内在的主观积极因素，疾病就不容易控制，这是治疗无效的根本原因。

(一) 病者为本

病者为本，旨在发挥患者内在的主观能动性。主要包括两个方面：①指机体内在抗病能力，也即“神机”。②指患者的精神状态。这两个方面是交互影响的。神机作为机体内在的调节功能，在治疗疾病的过程中发挥主导作用。《素问·汤液醪醴论》中论述：“帝曰：形弊血尽而功不立者何？岐伯曰：神不使也。帝曰：何谓神不使？岐伯曰：针石，道也。精神不进，志意不治，故病不可愈。今精坏神去，荣卫不可复收。”就是说治疗不奏效的原因是由于机体已经失去恢复痊愈的能力。由此可见，针灸、砭刺不过是一些具体的治疗方法而已，关键是“神”是否起作用，机体的调节功能状况如何。

《素问·针解》以针刺为例论述了神的作用：“必正其神者，欲瞻病人目，制其神，令气易行也。”意思是说，经气的运行要靠神的驱使和推动，神气不能发挥作用则导致治疗失败。张景岳在《类经》中对此阐发：“凡治病在乎针药，行药在乎神气。故施治于外，则神应于中，使之升则升，使之降则降，是其神之可使也。若以药剂治其内，而藏气不应；针灸治其外，而经气不应，此其神气已去，而无可使也。”

神气不能发挥作用的原因在于，“精神不进，志意不治”(《素问·汤液醪醴论》)，即消极的或病态的心理因素造成“精坏神去，荣卫不可复收”的后果。《灵枢·本神》进一步论述患者的心理状态与疗效的关系说：“是故用针者，察观病人之态，以知精神魂魄之存亡得失之意，五者已伤，针不可治之也”。

患者的心理特点是复杂而千差万别的，若不针对性地解决患者的某些心理问题，则难以收到良好的疗效。《素问·五脏别论》：“凡治病必察其下，适其脉，观其志意，与其病也。拘于鬼神者，不可与言至德。恶于针石者，不可与言至巧。病不许治者，病必不治，治之无功矣。”这段引文着重提出患者的思想意识与治疗成败的关系问题，也是体现“病人为本”的思想。患者能正确对待疾病，积极配合医生治疗的，容易治愈。反之，则效果肯定不佳。这是因为即使治疗措施相当有力，在遇到心理障碍时，也势必会大大削弱其效力，而事倍功半甚至徒劳无效。

(二) 医者为标

在注重患者心理因素的同时，还须发挥医生的能动性。医者为标，是指医生及其治疗措施是促使患者痊愈的外因，医生的行为对疾病的治疗及其康复十分重要。所以医生必须遵守良好的道德规范和行为准则。

《素问·征四失论》中论述了医生在临证中易犯的四种过失：“夫经脉十二，络脉三百六十五，此皆人之所明知，工之所循用也。所以不全者，精神不专，志意不理，外内相

笔记

失，故时疑殆。诊不知阴阳逆从之理，此治之一失矣。受师不卒，妄作杂术，谬言为道，更名自功，妄用砭石，后遗身咎，此治之二失也。不适贫富贵贱之居，坐之薄厚，形之寒温，不适饮食之宜，不别人之勇怯，不知此类，足以自乱，不足以自明，此治之三失也。诊病不问其始，忧患饮食之失节，起居之过度，或伤于毒，不先言此，卒持寸口，何病能中，妄言作名，为粗所穷，此治之四失也。是以世人之语者，驰千里之外，不明尺寸之论，诊无人事。治数之道，从容之葆，坐持寸口，诊不中五脉，百病所起，始以自怨，遗师其咎。是故治不能循理，弃术于市，妄治时愈，愚心自得。"这段引文其内容与《素问·示从容论》《素问·疏五过论》等篇内容相似，被后世医家视为医德修养的戒律。中医学认为，临证治疗之所以不能奏效，大多由于医生精神不够集中，缺乏认真分析思考，没有把握外在症状与内在病理变化的有机联系，从而疑虑不决，造成过失。因此，要杜绝草率从事、夸夸其谈的医疗作风，才能取得患者的高度信任和认真配合。

以针刺治疗为例，要求医生临证时一定要全神贯注，意在患者。只有这样，医生才能真正做到控制患者的心理活动，使经气通畅，促使疾病向愈。《素问·针解》即有"如临深渊者，不敢堕也。手如握虎者，欲其壮也。神无营于众物者，静志观病人，无左右视也。义无邪下者，欲端以正也。"

此外，环境的选择也应有利于医生集中精力施治，尽量避免给患者带来不良刺激。身心俱静，疗效尤为理想。《灵枢·终始》中论述"深居静处，占神往来，闭户塞牖，魂魄不散，专意一神，精气之分，毋闻人声，以收其精。必一其神，令志在针，浅而留之，微而浮之，以移其神，气至乃休。"

标本相得的治疗原则，实质上是对医患关系的要求，这种"病为本，工为标，标本不得，邪气不服"的医患关系模式，是以患者的心身状态为主，而医生通过患者的心身特点去辨证施治，争取标本相得，治愈疾病。这与现代医疗活动中人们所期望建立的医患关系的"共同参与模式"极为相似。医务人员要以热情诚挚、认真负责的态度取得患者的信任，要紧紧抓住患者心理，善于灵活地采取适当措施解除患者的不良情绪。在治疗前，应深入了解病史，进行必要的检查，掌握影响患者身心健康的心理因素和心理动态，充分了解其个性心理特点及与发病有关的各种因素，为治疗打好基础。在治疗过程中，要充分调动患者的主观能动性。医务人员要把疾病的发生发展规律的知识交给患者，引导他们认识不良个性心理特点是造成疾病的重要因素，良好的个性特点是防治疾病的重要心理条件；指导与帮助患者制定战胜疾病的措施，鼓励他们树立起与疾病作斗争的信心与决心，把患者由被动状态转变为主动状态，把患者的情绪由消极转变为积极，使他们成为与疾病作斗争的积极参与者。

（席 斌 王 蓓）

复习思考题

1. 常见的心理症状有哪些？
2. 如何理解"心身同治"在中医心理疾病治疗中的意义？
3. 如何理解中医心理疾病治疗中的"标本相得"？

笔记

第四章　心理疾病中医常用治疗方法

目的要求

1. 掌握　中医治疗心理疾病的常用方法。
2. 熟悉　治疗心理疾病的常用穴位及常用药物。
3. 了解　气功疗法、音乐疗法的特点。

“心理治疗”又称精神治疗，有狭义、广义之分。狭义的心理治疗是指由经过专门训练的治疗者，应用心理学的原则与方法，采用治疗者与被治疗者间的相互反应与关系，治疗患者的心理与行为的相关问题。治疗的目的在于解决患者所面对的心理困难，减少焦虑、忧郁、恐慌等精神症状，改善患者的非适应行为，调整患者的认知，改善人际关系，并促进人格的成长与成熟，能以较有效且适当的方式来处理心理问题及适应生活。因其治疗过程主要依赖心理学的方法来进行，所以称之为“心理治疗”，以便与药物治疗或其他物理方法治疗的“躯体治疗”相区别。广义的心理治疗是以心理治疗为主，还可以辅以针灸药物等方法的综合治疗。

中医学中有关心理治疗的内容十分丰富，治疗方法多种多样，但多以案例的形式散见于中医古代文献中，并未进行系统地发掘和整理。中医学将心理治疗称为“意疗”，如《辽史·方技传》载耶律斜轸妻病，耶律敌鲁视之曰：“心有蓄热，非药石所及，当以意疗。”意疗在中医治疗学中占有重要的地位，我国古代许多有名的医学家，如华佗、张子和、朱丹溪、徐迪、汪石山、张景岳、程杏轩等医学大师，都善于运用“意疗”方法以治病，并取得显著临床疗效，许多设计巧妙而行之有效的意疗方法，至今仍在民间流传使用。

在心理学本土化浪潮日益高涨的今天，中医学者对中医心理学理论的发掘、整理、完善的步伐也日益加快。广大临床心理学工作者致力于中医心理治疗方法的探讨和研究，不仅有利于加快心理治疗本土化的步伐，对丰富我国心理治疗理论与实践具有积极作用，同时也有利于在中医学学术思想发展和完善的基础上建立起以中医理论为基础的具有中国特色的心理疗法，促使中医理论研究和实践在时代与社会的需求中再创辉煌。

第一节　意　疗

意疗，是中医对心理疗法的一种称谓，又称之为心疗或非针药疗法。指不用药物、针灸、手术等治疗手段，而借助于语言、行为以及特意安排的场景来影响患者的心理活动，唤起患者防治疾病的积极因素，促进或调整机体的功能活动，从而达到治疗或康复目的的方法。中医学作为世界著名的医学体系能延续几千年，不仅在于它具有独特的理论基础、丰富的医疗经验和有效的医疗方法，而且还在于它从几千年前就注重从社会、自然，特别是情

笔记

志心理等多种因素全面辨察疾病，指导医事活动，为人类的心身健康作出了贡献。中医心理疗法因其注重天人合一、心身并治的观点和简单易行、安全有效的方法，顺应了时代的潮流，将成为治疗心身疾病的重要手段，在实践中也有更为广阔的前景。

我国古代的医学文献和史料蕴涵了丰富的心理治疗思想。早在远古时期的巫医祝由术就是一种原始的心理治疗方法，在《山海经》等典籍中记载了巫医用祝由术进行心理治疗的例子，这是中医传统心理治疗的萌芽时期。自《黄帝内经》成书后，有关情志致病、治病先治心的论述时有出现，如《素问·汤液醪醴论》指出："精神不进，志意不治，故病不可愈。"意思是说，治病只考虑生理与病理的变化，不考虑精神的即心理的变化，不从心理上精神上配合治疗，疾病是不可能治好的。后世医家更是将此治疗原则发扬光大，如《医宗必读》就强调："境缘不偶，营求不遂，深情牵挂，良药难医。"尤乘《寿世育编·勿药须知》所谓："唯知疗人之疾，而不知欢人之心，是犹舍本而逐末也。不穷其源而攻其流，欲求疾愈，安可得乎！"李士材认为由于心情不佳而造成的种种病变，单靠药物治疗是无济于事的。华佗遗著、孙思邈述的《青囊秘箓》就明确提出"善医者，必先医其心，而后医其身。"这都说明中医一贯注重心理因素在治疗中的能动作用。在具体的心理疗法运用上，主要是在中医理论的指导下，通过医家的言语、态度和行为影响或改变患者的感受、认识、情绪、态度和行为，以减轻或消除使患者痛苦的各种情绪和行为，以及由此引起的各种躯体症状等。

历代中医治疗医案中，都有中医心理治疗，即意疗的记载，方法灵活多样，因人而异。归纳起来有情志相胜法、顺情从欲法、开导解惑法、暗示诱导法、志意以绳法等，其中又以情志相胜法最具中医特色，也是医家运用较多的一种意疗方法。纵观这些方法，无一不设计精巧，疗效迅捷，既体现了中医学的特点，又符合中国人的性格特征、行为习惯和价值观念。当然，也要清醒地认识到，中医心理治疗方法是在特定的社会和经济环境下创立形成的，不能完全生搬硬套地用于现代临床实践中，比如有些医案记载的操作形式就不符合现代人的伦理道德观，因此在学习过程中和具体临床应用中要加以辨识。

一、顺情从欲

（一）概说

"从"即顺从、适应、遵循。顺情从欲法取中医"从治"之意，也可称为顺欲法、顺意法或顺志法。其名称直接取自《素问·阴阳应象大论》"从欲快志于虚无之守"，其本义乃顺势利导。《灵枢·师传》曰："顺者，非独阴阳脉之逆顺也，百姓人民皆欲顺其志。"此处明确指出所从者，不仅是"身"，还包括"志"。"身"乃阴阳脉气代表的生理病理规律，属于人的生物属性范畴；"志"乃意愿、欲求，属于人的社会属性范畴。医生治病不仅要顺从人的生物规律，也要顾及患者意愿欲求，顺应心理规律。《荀子·修身》解释"顺"为"以善和人者谓之顺"。因此，顺情从欲是指顺从患者的意念、情欲，满足患者的心理需要，以释患者心理病因的一种治疗方法，也是我国古代医家历来强调的一种心理疗法。

《荀子·非相》曰："凡人有所一同：饥而欲食，寒而欲暖，劳而欲息，好利而恶害，是人之所生而有也。"说的是饿了要吃饭，冷了要添衣保暖，劳作过后要休息，以及趋利而避害的心理都是人的最基本的生理和心理需要，应该得到适当的满足，如果必要的生活欲望不能得到满足，不仅影响正常的生理活动，甚至会导致病变。情感需求是人所独有的，情感需求得不到满足，即可称为病源，如张景岳说："若思虑不解而致病者，非得情舒愿遂，多难取效"。因此在客观条件及伦理道德许可的前提下，尊重、同情、体谅、迁就患者的情绪，创造条件，适当满足患者的愿望，有助于疾病的治疗。正如《灵枢·师传》所说："未有逆而能治之也，夫惟顺而已矣，……百姓人民，皆欲顺其志也。"顺情从欲法就是通过满足患者的身心

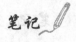

笔记

需要，从根本上消除或减弱了外在的致病因素（应激源），使其心情舒畅而达到治愈疾病的目的。同时也要认识到患者的这些需求有的是客观存在的，一般而言，其所带给患者情绪上的痛苦很难通过劝慰或改变态度来消除。因此，需要医家、患者以及患者家属共同协作，了解和分析患者需要是否具有合理性，适当的予以满足。

（二）治疗原理

人的一切活动都是为了满足生理需要和心理需要，不论是维持生存的基本需要，如饥而思食、寒而御衣；还是在社会化过程中逐渐产生的更高级的需求，如获得爱情、赢得尊重、或是自我价值实现等。只要得不到满足，就会出现各种或轻或重的身心问题。古代医家对此早有认识，并在临证中加以引用。如张景岳说："依情病者，非情不解，其在女子，必得愿遂而后可释。""若思虑不解而致病者，非得情舒愿遂，多难取效。"阐明了情感需求得不到满足，不仅会成为致病的原因，而且在治疗上只有情舒愿遂，才能取得疗效。清代赵濂也在《医门补要·人忽反常》中说："凡七情之喜惧爱憎，迨乎居室衣服，饮食玩好，皆与平昔迥乎相反者，殆非祸兆，即是病机，他人只可迎其意而婉然劝解，勿可再拂其性而使更剧也。"他对人的需求的认识更加深刻，认为人的需求来源无外乎物质层面和精神层面，只要得不到满足，都会成为病因，或满足或劝解，才是治疗的首要方法，如果拂其性，则会使病情更加加重。《灵枢·师传》中记述："人之情，莫不恶死而乐生，告之以其败，语之以其善，导之以其所便，开之以其所苦，虽有无道之人，恶有不听者乎？"指从心理治疗的角度，告诉患者什么情况下疾病会恶化，怎样与医生合作使病情好转，引导患者掌握对治病有利的做法，开导患者解除心中苦闷。也就是说，让患者以正确的态度对待疾病，配合医生以取得最佳的治疗效果。所以有"百姓人民，皆欲顺其志也"（《灵枢·师传》）之说。当然对患者的需要，也要考虑是否合情合理，不能一味的迁就。一方面医者对患者的境遇要充分尊重、体谅和同情，另一方面要和家人进行有效沟通，对合理的要求，劝说家人予以满足，对不合理的要求，与家人一起，帮助患者共同克服。

明代医家李渔在《闲情偶寄·疗病》一书中对以顺情从欲法疗疾的原理论述得极为深刻。李渔认为，医无定格，救得命活，即是良医，医得病愈，便是良药。所以一物与一事均可以意为医。其一，凡人之一生，必有偏嗜好一物，癖之所在，性命与通，剧病得此，皆称良药。其二，人无贵贱穷通，皆有激切所需之物，如穷人所需者财等，其人急需之物，可以当药。其三，人心私爱，必有所钟。其人钟爱之人，可以当药。如凡有少年子女，情窦已开，未经婚嫁而至疾，疾而不能遂愈者，惟此一物可以药之。其四，欲得未得之物，是人皆有。如文士之于异书，武人之于宝剑等，皆可当药。其五，凡人有生平向往，未经谋面者，如其惠然肯来，以此当药，其为效也更捷。故平时契慕之人，可以当药。其六，平素常乐为之事，可以当药。如李渔一生无他癖，惟好著书，忧藉以消，怒藉以释，牢骚不平之气藉以铲除，他无疾不试，无试不验。其七，人有偏好，即有偏恶。偏好者致之，即可无疾。所以生平痛恶之物与切齿之人，悉皆去之，亦可当药。总之，顺从患者的意志、情绪，满足患者的心身需要，使患者怡悦开怀，心情舒畅，即可取得很好的疗效。

（三）治疗方法

历代医家对顺情从欲法的应用积累了相当多的经验。当某种个人欲望未能得到满足，遂致内怀深忧而生情志病变，宜采用顺情从欲的方法进行医治。《素问·移精变气论》曰"闭户塞牖，系之病者，数问其情，以从其意。"意思是说，应反复了解患者的情况，假如能遂其所愿，则病家会因情志舒畅而使病愈。故取《内经》之意，将顺情从欲的治疗步骤分为"数问其情""从其所欲""从其道"等三步。

数问其情，是顺情从欲法的第一步，也是顺情从欲法能否顺利实施的关键步骤。是指临床上医家应详细询问患者、家属及亲朋好友，了解患者的嗜好和情趣以及与发病的关

笔记

系，尤其要对患者"所欲"之真假加以辨识，因为有的患者会因种种原因不愿在就诊时告知医者其真实的欲求，即出现所谓心理阻抗，故医家应在临证时采用诸如心理反佐法、顺法、支持法等详加询问，以便探寻出患者的真实需求。根据实际情况，在许可的条件下，尽量满足患者的欲望和需求，如思念亲人，促其团聚，欲陪伴者，给予照顾。不喜欢的，远其所恶。患者喜欢的饮食，投其所好。患者能够情思如意，对疾病的治疗就会有积极的促进作用。

从其所欲，指顺从患者所欲（意愿）。"所欲"有显欲与潜欲之分。显欲即当事人当前意识到的欲求，潜欲即不在当前意识中的潜在欲求。显欲既可为真，也可为假。显欲的真假与当事人的阅历、个性、认知等因素有关。有些当事人如外向者、生活阅历浅者一般显欲为真，因其通过强烈情绪状态表现的欲求与内在真实动机一致。个性朴实者显欲一般为真。有些当事人心理阻抗严重，如社会赞许倾向重（爱面子）者，把自己的欲求理解为"丢人"者，其过重的心理防御机制掩饰了真实内在动机，其显欲为假。显欲的真假，当事人有时未必能知。治疗初期尚未把握当事人的潜欲，从其所欲主要指从其显欲，这是在当事人意识层面展开的心理操作。心理治疗的"从其所欲"主要是从其潜欲，潜欲比显欲具有更重要的意义，是产生各种心理症状的根本。显欲是潜欲的表现形式，因其无法直接而清晰地表现出来，从而以扭曲的形式表现为不同的显欲，那么就需要通过其显欲来解读其潜欲的本质，使患者有所意识，然后在意识层面进行心理操作。一般从其所欲是手段，顺势利导是目的。

从其道，指顺应某种心身规律。治疗师利用某种规律，设置某种条件，使当事人病态心理的矫正按一定规律（程序）发展。表面看这是在当事人意识层面的操作，但真正发生作用是在其潜意识层面。《素问·上古天真论》称其为"合于道"，用于此处指合于人心之道，即合于心理活动规律。心理治疗合于"道"，可获事半功倍之效，如《孙膑兵法·奇正》曰："行水得其理，漂石折舟；用民得其性，则令行如流。"

1. **心理反佐法** 指在某些方面顺应当事人意愿，给予适度心理满足，以辅助主导心理治疗的方法。此法的提出受中药服用反佐法启示。中药服用反佐法即热（寒）病内盛，服用凉（热）药时，患者出现呕吐，格拒凉（热）药，此现象似乎热（寒）病蕴寒（热），为使药物顺利服人，在凉（热）药中少佐热（凉）药。心理阻抗严重时，会出现"拒医"现象，为减轻阻抗，获得患者接纳，并切入其症结，可采取心理反佐法。心理反佐法形式多样，治疗初期凡能使患者感受到一定效果，能使其产生良好心理体验，并能引导治疗深入的方法都可作为反佐法使用。心理治疗初期，由于患者对治疗的阻抗，可能出现各种情绪状态和行为，那么在客观条件允许下，在一定程度上满足或者包容患者，分析其产生阻抗的原因，并不急于对患者进行各种治疗手段，即因势利导地顺应患者，可以建立良好的治疗关系并深入进行，也即治疗过程中以容易接受的策略应对患者心理阻抗。心理反佐法与急则治其标有相似之处，但两者之不同在于前者旨在辅助主导治疗，后者却旨在缓急。

2. **顺法** 倾听法、支持法

（1）倾听法：也是一种引发患者向好的心理效应发展的常用方法。人有自我调节、自我发展的能力，只要创造一个理解人、关注人、尊重人的环境，人们就可以自己解决自己的心理问题，而这种环境的营造重要是靠倾听。倾听并不是简单的等别人的声波传达到自己的耳膜，然后随便的哼哼哈哈就行了。而是全神贯注地听，把自己当作他人，听出他的话背后的情感，他的痛苦、焦虑、悲哀、忧愁、欢乐、愉悦，听出他对人生所抱有的希望，与此同时，又要分清自己与他人的界限，不干涉他人的生活。这样做不但可表达治疗师关注的态度取向，而且可使患者疏泄郁闷情绪，缓解压力，放松心情，获得一定心理满足感。

笔记

（2）支持法：给予有根据的肯定、保证、鼓励，也是从其所欲的一种策略。欲求受挫者会有轻重不同的失败感，如果患者心理脆弱，或心理发展不成熟，或平时就缺乏自我价值感，依赖性较强，则加重其失败体验，也加重其自卑、无助感，适时地、有根据地支持，正是患者所需要。

由此可见，关注、倾听、保证、鼓励、支持等做法可先期缓解患者精神痛苦。对有较强自控感倾向的患者可作为稳定的治疗方法，持续应用。但若作为心理反佐法使用，一般用于治疗前期，因为心理反佐是将治疗师的关注、倾听、保证等做法作为"药引子"使用，一旦引发患者信任、接受等心理效应，便应抓住时机使用"主药"——引导有利于心身健康的欲求，改变非理性欲求。

（四）病案分析

据《名医类案》载：一啼哭不止小儿，诊之无病，从而断定系"无病呻吟，必有所欲不能言也"。将哭前曾玩过的马鞭子给予患儿，啼哭立止。《古今医案按》另载，一个妇女怀疑丈夫有外遇，"因病失心狂惑，昼夜言语相续不绝，举家围绕，捉拿不定"。王中阴暗中派人对女患者说：她所怀疑的第三者已经中暑暴亡。患者无意中听说情敌已死，身体很快便痊愈了。《续名医类案》载，万全治疗一位"惨然不乐，昏睡不乳"的小孩，认为病因是小孩失去了小伙伴，小孩的父亲叫回小伙伴后，患儿马上就高兴起来了。明代蒋晓治一小儿"忽不乳食，肌肉尺削，医以为疳，晓曰：'此相思证也。'……晓令取平时玩弄之物，悉陈于前，有小木鱼，儿一见喜笑，疾遂已。"

陈实功（1555-1636）曾治一个患瘰疬的女子：该女爱上了一位美男子，但其父因男家贫不许，女因之抑郁而致病，瘰疬坚硬如石，且发热咳嗽，月经断绝。陈详细了解病情后说："要治好此女身上的病，必先治好心里的病。"其父问何药能治？陈述说病因后，其父恍然大悟，欣然同意将女嫁与该男子。婚后三个月，症状随之大减，此时陈给逍遥散等内服，并用火针外点瘰疬，敷以琥珀膏调治而愈。

（五）评价

顺情从欲是中医心理治疗和养生保健的重要方法。对于人们心理上的欲望，应当有分析地对待。一要看是否合情合理，是否符合人的正常需要；二要看是否现实可行；三要看是否适度适量。若是合理的欲望，客观条件又能允许时，应当尽力满足其所求或所恶，如创造条件以改变其所处环境，或对其想法表示同情、理解和支持、保证等，皆属顺情从欲的内容。在一定的社会条件下，欲望总是不可能全部得到满足的，尤其对于那些胡思乱想、淫欲邪念、放纵无稽等错误的、不切实际的欲望，自然不能纵容和迁就，而应当善意地、诚恳地采用说服、引导、教育等方法进行处理，使其明白自己欲望的本质，当其对自己的欲望（尤其是潜欲）有所了解时，临床症状自会得到缓解。

当某种个人欲望未能得到满足，遂致内怀深忧而生情志病变，宜采用顺情从欲的方法进行医治。中医治疗心理疾病重在于心、于性、于情，即"欲治其疾，先治其心，必正于心，乃资其道"。在现代社会中，有些人是由于心理的欲望得不到满足而导致疾患的，因此在临床中要耐心地了解患者是由于何种原因引起的愿望，要分析患者的要求是否合理，从而考虑如何帮助患者解决。很多社会因素，诸如自然灾害、政治动乱、客观原因造成的贫富不均、不公平的社会竞争等，常常是造成人的心理失衡、情绪紊乱乃至各种心身疾病和精神疾病的重要因素，但这些因素远非某个人的力量所能把握，因此，顺情从欲，实际上很难做到，也远远超出了心理治疗的范围。所以在多数情况下，解决情绪困扰所导致的健康问题，需要更多地把注意的焦点放在患者身上，通过调动患者的内部力量，激发其自身潜在的调节机制来实现情绪的平衡，达到治疗疾病的目的。

笔记

二、开导解惑

(一)概说

开导解惑法亦有称为语言疏导法，是医生以语言为主要手段与患者交谈，通过开导、劝说等方法，使患者知晓病情，解除心中疑虑，提振治疗疾病的信心，促使患者积极主动配合治疗的一种常用的心理治疗方法。该方法在《内经》中有较为详细的记载，历代医家在临床上都有发挥运用。唐·孙思邈是我国心理疗法的巨匠，他开创了与患者“共语”的方法，以提高患者的“受入性”。“共语”实际就是医患之间的对话；“受入性”乃是患者对医生心理治疗接受的能力。清代医家吴鞠通，平生最重视开导法，他在《医医病书》中说：“吾谓凡治内伤者，必先祝由。详告以病所由来，使患者知之而不敢再犯；又必细体变风变雅，曲察劳人思妇之隐情，婉言以开导之，庄言以震惊之，危言以悚惧之，必使之心悦诚服，而后可以奏效如神。”由此可以体会到，良医治病，为使病家配合，取得疗效，其语言艺术的运用，已达到炉火纯青的境界。

《灵枢·师传》云：“人之情，莫不恶死而乐生。告之以其败，语之以其善，导之以其所便，开之以其所苦，虽有无道之人，恶有不听者乎？”其中，告、语、导、开，就是运用语言，对病情加以解释，使患者知情达理，配合医生，遵从医嘱，达到提高疗效的目的。为消除患者的悲观情绪，动之以情。晓之以理，喻之以例，告之以法，从而达到治疗目的。《素问·移精变气论》曰：“古之治病，唯其移精变气，可祝由而已。”祝由者，祝其病所由来也，即分析并告之病所由来。我国古代的祝由疗法，即祝说发病的缘由，以转移患者的精神情绪，从而调整、改变患者的不良心理状态，实际上也是以言语开导为主的一种心理疗法。通过医者的说理开导，使患者具有认真对待的态度，了解调养治疗的具体措施，解除患者各种顾虑和消极的心理状态，增强战胜疾病的信心，加速康复的进程。故开导解惑法是治疗情志疾病最基本而又十分有效的一种方法，也是医者应当熟练掌握的一种方法，既可单独使用，也可以与其他中医心理疗法联合使用。

(二)治疗原理

本疗法的原理是通过说理开导、同情安慰，以改变患者的病态心理环境。在一定条件下，语言对心理生理都会产生很大的影响，通过说服、解释、鼓动、安慰、保证等法，做到动之以情，晓之以理，明之以法，从而起到改变患者精神面貌及躯体状况的目的。如“望梅止渴”的故事，就是一个很好的例证。因此，正确运用语言工具，对患者进行启发诱导，强化心理效应，宣传疾病的预防和治疗知识，分析病因病理，解脱患者的顾虑，可以提高战胜疾病的信心，促进机体康复。

语言是人们心灵的声音，是进行心理治疗的重要手段，也是医护人员文化修养、素质的重要标志之一。临床证明，心理治疗在配合药物治疗中语言的作用是临床治疗的重要内容。语言的作用早已为历代医学家所重视，医圣希波克拉底曾说：“医生有两种东西能治病，一是药物、二是语言。”这将语言视为同药物相同的治疗地位，所以医护人员应当十分注意语言的训练，这对同一个人在同样的情况下，可产生截然不同的生理反应。当一个人失去了正常的生活，带着病痛来到医院时，常常处于一种陌生、恐惧、抑郁、孤独、焦虑、痛苦的心理状态，对医护人员的每句话都极为敏感。医护人员简单的一句问候都会给患者带来极大安慰，使患者看到世界的光明，增强战胜疾病的勇气，能产生单纯用药物所起不到的效果。语言是心灵的体现，它好像一面镜子，反映了一个人的思想、情操、道德、文化、修养等。医护人员在工作中如何应用语言，这就要求医护人员不但要具备渊博的专业知识和规范的护理技术，还要掌握语言学、心理学和伦理学等知识，学习语言表达方式和表达技巧。俗话讲：“良言一句三冬暖，恶语伤人六月寒。”可见语言对疾病治疗起着药物不可替代的作用。

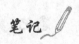

笔记

中医学历来重视语言在治疗疾病过程中的作用。这种语言的作用，当然不是指对患者毫无根据地说“好话”，使之盲目乐观，它是指在治疗的各个阶段，根据患者病情的实际情况，在帮助分析病情的基础上，指出其应该如何看待和对待疾病，如何配合医生治疗，从而有利于征服病魔，加快恢复的进程。

（三）治疗方法

根据中医调神理论，五脏相胜法，用语云：“人之情，莫不恶死而乐生，告之以其败，语之以其善，导之以其所便，开之以其所苦”。其中，“告、语、导、开”指的就是语言的方法；“败、善、便、苦”的意思是帮助患者分析致病的原因，以正确对待疾病，解除患者心中之苦，使之心情舒畅，树立信心。《灵枢·师传》中对“王公大人，血食之君，骄恣从欲，轻人，而无能禁之，禁之则逆其志。顺之则加其病，便之奈何？治之何先？”的应答，原指对骄横妄为、轻视医生的贵族患者的先期治疗。此文也可用于心理治疗，它简要地揭示了中医认知疗法的具体内涵，成为一种相对自成体系的心理治疗方法，因其使用语言作为手段，分为四步：擒、纵、切入、突破，故可称为语言疏导四步法。

1. **擒，“告之以其败”** 在疾病初始阶段，我们以良言相劝那些对疾病认识不足的人，帮助患者进行病机分析，说明疾病的危害性，告诉他们在什么情况下会恶化，使患者重视病情。即向患者指出所患疾病的性质、原因、危害等，无论何种个性的患者都很重视自己的生命，所以恶死乐生是人之常情、人之共性，故“告之以其败”可擒住患者之心，在患者心理上产生震慑作用。至于真实病情应告知到什么程度，应视疾病的性质、患者的个性特点等而定，不可一视等同。如对那些自视高明、目空一切者，或骄蛮无礼者，“告之以其败”可抑其骄气，建立医生的威信，使之听从医嘱；对那些觉得无所谓者，“告之以其败”可引起患者对疾病的充分注意，使之认真对待；对那些敏感、心理压力极大的患者，则应指明其消极心理状态对疾病的危害；对那些通情达理者，适当的“告之以其败”，可使之更能自觉配合医生的工作。

2. **纵，“语之以其善”** 在疾病的发展阶段，有些患者担惊受怕，顾虑重重，对治疗失去信心，我们要用语言开导，进行心理治疗，才能使其病情好转。可理解为医生对患者态度和善，也蕴含着患者只要能积极配合治疗，其病情预后就可能“善”的意思，这样做，可以帮患者树立战胜疾病的信心。“告之以其败”如果造成了患者适度紧张的心态，那么紧接其后的“语之以其善”则使患者心态紧中有缓，医生对患者心态一擒一纵，有利于治疗。

3. **切入，“导之以其所便”** 在疾病的恢复阶段，根据患者的不同实际情况，用不同的语言，做好心理治疗。如一位肝病患者，因下岗生活困难，妻子为此经常和他吵架，使其性情变得急躁，病情加重，肝区疼痛，口苦、口干。护理人员及时用现实中实例来激励他，同时配合中药治疗，告诉他心平气和，气机调畅则肝病可愈。利用患者的特点，以其所好为切入点，触及问题后再以有利于疾病的认识、行为加以引导。

4. **突破，“开之以其苦”** 这是以前三种方法为基础，进一步具体帮助患者解除情绪障碍、行为障碍及与之有关的躯体障碍。排除患者的消极心理，开导患者所苦闷的问题，特别是对一些有生理缺陷或绝症患者，要热情关心，善言开导，不要幸灾乐祸，更不能讽刺挖苦。我们要帮助他们正确对待疾病，正确对待人生，坚强地走出困境。在交谈过程中，要适时适地，不能触及患者的隐私，遵守保护性医疗制度。语言的内容要带有目的性，谈话的中心内容是患者所思所想的内容。通过语言交谈，可使患者从百思不解、想入非非中解脱出来，面对现实，明白事理，树立信心，稳定情绪，变消极心理为积极心理。

5. **不拘克制之说** 首先，语言态度要体现平等相待的原则，以理服人，多鼓励少批评；其次，语言的内容要符合逻辑，用语要恰当，表达要力求清楚、中听入耳、扣人心弦，以达到共鸣的效果；最后，语言的表达要讲究技巧、结合实际，因势利导、因地制宜、因人而异，强

笔记

调针对性，以达到应有的治疗效果。

（四）病案分析

《历代中医心理疗法验案类编》载叶天士治某省制军之子目疾，便使用了语言疏导四步法。首先，“告之以其败”，以擒其心。“某公子目忽红肿，痛不可忍，延天士诊之。天士曰：‘目疾不足虑，当自愈。愈后七日内，足心必生痈毒，一发则不可治。’公子闻是言，不觉悲惧求教。”医生这番话便擒住了个性骄妄的患者之心。患者听后感到悲伤，此时叶天士“语之其善”，并顺势利导，给出一方以开其苦。叶让患者息心坐，以左手擦右足心三十六遍，以右手擦左足心三十六遍，每日如是七次，候七日后，再来诊治，如法至七日。患者目疾愈。因叶“告之其败”，用的是佯告法使患者存疑，故叶最后解释治疗机制善其后，“前者发痈者，妄也。因公子为富贵中人，事事如意，所惧者，死耳。惟死动之，则他念俱绝，一心注足，手擦足则心火下行，目疾自愈”。分析此医案，虽治躯体疾病，但用的是心理疗法，医生为有效地实现移念，用语言疏导对患者心理擒、纵、切入、突破，其步骤清楚，而且注意了善后。

另外，还需要向患者详细地解释病情，祛除患者的疑虑，争取患者的积极配合。《指风痹痿厥近世差说》载一医案，“西华季政之病寒厥，其妻病热厥，前后十余年”，张从正与之解释了寒热厥的病因，并用《素问·厥论》加以解释并证明，于是政之喜曰：“《内经》真圣书也，十余年之疑，今而释然，纵不服药，愈过半矣。”又如《晋书·东广传》载：广有一个好朋友，有一次在广的家里喝酒时看见杯子里有一蛇影，以为自己把蛇喝下去了，因此而得病，很久不再去广家。广知道他得病的原因，于是请他来，在他上次喝酒的地方又摆了一桌酒，并当面指出上次朋友以为自己饮的酒里有蛇，所以患了病，其实这只是墙上的弓投在杯子里的影子，朋友这才恍然大悟，病马上痊愈了。如患者被确诊为恶性肿瘤，必然会引起恐慌、惧怕，感到死神就要降临到自己头上，惶惶不可终日，情绪低落，悲观，饮食无味，甚至拒绝治疗。此时应向患者讲解一定的医学知识，使患者知道疾病的发生、发展、病情的深浅轻重及其治疗效果，并告诉患者所要采取的具体治疗措施，使患者减轻紧张、恐惧和消极心理，引起对疾病的注意和重视，积极配合治疗。可多讲一些治疗成功获得长期生存的病例，增强患者精神上战胜疾病的信心。要耐心地听取患者的诉述，启发、诱导患者倾吐内心的痛苦、忧郁和真情，帮助患者去除思想顾虑。言语开导一定要取得患者的信任，在融洽的气氛中进行，语词适当慎重。要注意替患者保密，根据患者的个性和实际情况，交谈要做到有的放矢，细致入微。

（五）评价

开导解惑貌似简单，其实际操作起来也并不是那么容易。擒、纵、切入、突破四个步骤环环相扣，其目标一是建立起患者对医生的信任，二是调动患者的主观能动性。一“擒”一“纵”，在于建立起适于治疗的医患关系，以调动患者的能动性。第三步是接触、切入问题，前三步层层深入，为第四步深入问题展开治疗奠定了基础。只有在前三步打好基础的前提下，医生的外加作用才能与患者的内在能动作用结合，使语言疏导发挥作用。它对医患双方都有一定的要求。就医生而言，要具有较高的语言表达能力，要有扎实的中医理论基础知识，要善于发现疾病的根结所在，进而向患者作出分析。最为关键的还在于医生是否能灵活运用“言语开导”的四步技巧。“语言既可治病，也可致病”，它是最常见、最方便的心理治疗工具，使用得当，可以让患者了解病情，解除疑惑，振奋精神，提高战胜疾病的信心，主动积极配合治疗，收到立竿见影的效果。使用不当，不仅会增加患者对疾病的顾虑，甚至可能会因为医生的语言不当加重患者的病情，结果适得其反。所以，医生在使用“开导解惑”的方法之前，必须细细斟酌，三思而行，动之以情，晓之以理。患者要有对医生的信任，方能听其所言，遵其言而行之。治疗疾病，无论哪一种方法，都需要医患双方的配合。《内经》认为：“病为本，工为标，标本不得，邪气不服”，说的就是医生与患者之间的关系。患者

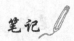

笔记

为本，医生为标，若医生与患者两者能建立起良好的关系，就可收到桴鼓相应、事半功倍的效果。

开导解惑在中医临床治疗疾病的运用由来久远，也是心理治疗中最基本的方法。古代的祝由疗法，实际上也是以言语开导为主的心理疗法，它运用医学理论和缜密的分析推理以及言语技巧，在取得患者信任的基础上，“移易精神，变化脏气”，改变患者的情性，调动机体正气，从而战胜疾病。因此，开导解惑的方法充分体现了中医学辩证唯物的形神一体观，以及身心并治的治疗学思想。正如《素问·汤液醪醴论》指出：“精神不进、志意不治，故病不可愈。”此方法的运用关键在于改变患者的病态心理环境，正确运用语言工具，对患者进行启发诱导，强化心理效应。

三、情志相胜

（一）概说

情志相胜疗法是中医较为典型、较为系统、较为突出的一类心理治疗方法，体现了东方传统文化的特点。情志相胜疗法是指医生有意识的运用一种或多种情志刺激，以制约、消除患者的病态情志，从而治疗由情志所引起的某些心身疾病。该疗法是在中医理论指导下，依据由五行相克理论而产生的不同情志之间相互制约关系来进行治疗的心理疗法，即运用一种情志纠正相应所胜的另一种失常情志。“情志相胜”理论出自《内经》，是古代中医学中最典型而系统的心理治疗方法。该疗法是历代医家在长期的临床实践中总结出来，并运用朴素的古代心理学思想和情志之间相互制约的关系来进行治疗，具有鲜明的中医特色，反映了中国人的传统文化和民族心理，对中国古代医学治疗和心理治疗的理论与方法产生了深远的影响。

情志相胜，其提法古今很不统一，诸如活套疗法、情绪治疗、情志移遣、五志相胜、五行相克、以情胜情、以情志克制情志法等多种。我们认为还是以情志相胜为妥。据初步研究，《吕氏春秋》载文挚以“怒胜思”治愈齐王的病例是中国古代情志相胜疗法现存最早的记录，但此时并没有系统的理论。后成书于战国时期的《黄帝内经》提出了七情致病思想：“百病生于气也。怒则气上，喜则气缓，悲则气消，恐则气下，惊则气乱，思则气结。”并第一次系统地阐述情志相胜疗法的基本原理：“怒伤肝，悲胜怒……喜伤心，恐胜喜……思伤脾，怒胜思……忧伤肺，喜胜忧……恐伤肾，思胜恐。”至此，中医情志相胜疗法的雏形基本形成。此后，唐代王冰全面地进行了阐述，至金元时期情志相胜疗法获得了很大的发展。宋代陈无择著《三因极一病证方论》把致病因素分为外感六淫、内伤七情及不内外因三类，突出了情志因素的致病作用，对七情病机论述较详，对情志刺激引起的脉象变化及其机制进行了说明，为中医诊治情志疾病作出了贡献。特别是金元四大家对情志相胜疗法作出了很大的贡献，其中以丹溪、子和为最。朱丹溪在治疗情志疾病方面有丰富的经验，对辨证论治尤有见地，认为“人身诸病多生于郁”，自定行气开郁的“越鞠丸”流传甚广。张子和是一位杰出的中医心理治疗大师，他注意到临床许多疾病的发生都与情志有关。其心理治疗医案《儒门事亲》流传至今，而且有治有论，理论上有创见，临床上有实践。

情志相胜疗法在明清时代得到了很高的评价，并被广泛应用。甚至在一些文学作品中都有反映，如吴敬梓的《儒林外史》中记述的“范进中举”的故事就是运用“恐胜喜”原则的例子。临床各科医家对七情病因病机更加重视，现存文献中对情志疾病都有论述。张景岳在《类经·会通类》中专设“情志病”一节，在《景岳全书》中对情志病的病因病机及其诊治也有论述，并指出“以情病者，非情不解”，“若思郁不解致病者，非得情舒愿遂，多难去效”。《医方考》则指出“情志过及，非药可医，须以情胜。《内经》一言，百代宗之，是无形之药也”。辛亥革命以后，虽因中医心理学本身发展的起伏曲折，情志相胜疗法也并未完全被人们抛

笔记

弃，它在医药治疗中一直起着辅助作用。

近年来，中国心理学界率先提出在与西方心理学研究接轨的同时，也要积极开展中国心理学的“本土化”研究，情志相胜等古代中医学中的心理疗法又得到心理学界和中医学界的广泛重视。由此脉络可见，中国古代情志相胜疗法发展的阶段性和连续性。这在世界医学心理学史中也是不曾有的，足以体现我国古代中医学情志相胜疗法的生命力和存在的价值。尤其随着生物—心理—社会医学模式的发展，社会和历史也要求我们加强对富有特色的中医情志相胜心理疗法等的研究和应用。

（二）治疗原理

古代中医情志相胜疗法是用五行相克理论来表述情绪之间相互制约关系的经典提法，其基本原理是脏腑情志论和五行相克论的结合，将人体归纳为 5 个体系并按五行配五脏五志，然后利用情志之间这种相互制约的关系来进行治疗的心理疗法，即运用一种情志纠正相应所胜的另一种失常情志。这种用以纠偏的情志，是医家制造出突发性的情境，使患者呈激情状态，利用患者在应激情况下无暇思考的特点，用激发出的治疗用激情，来实现对原障碍性情绪的直接制约。中医将情志活动归为七情，七情太过或不及就会出现各种疾病，因此被激发出的纠偏情志可以调节患者已紊乱的气机，以此改善患者的躯体症状。中医学认为，情志活动和脏腑气血密切相关，情志活动的产生必须以五脏作为物质基础，它是各脏腑功能活动的一种表现。《素问・阴阳应象大论》中指出：“人有五脏化五气，以生喜、怒、悲、忧、恐。”并总结出情志与脏腑有着特殊的对应关系，心在志为喜，肝在志为怒，脾在志为思，肺在志为忧，肾在志为恐。《三因方》中也明确指出，“七情，人之常性，动之则先自脏腑郁发……”。这说明情志活动是机体发生相应变化的结果，只有在脏腑功能活动正常的情况下，人的情志活动才能正常，这样从生理变化出发来认识情志的产生，正是中医学的特色。由于情志与五脏所属关系不同，情志异常内伤脏腑之倾向也有所不同。如过度的喜笑，常使人心气涣散；过度激怒，常出现肝阳上亢；过度忧伤，常发生肺气耗散；过度思虑，常可见脾运无力；过度惊恐，常致人肾气不固。五行相克理论认为，五行之间存在着一种相互制约的相胜关系，即金胜木，木胜土，土胜水，水胜火，火胜金，与五行相配属的情志活动之间也存在着相互制约的关系。

（三）治疗方法

《素问・阴阳应象大论》中第一次系统地阐述情志相胜疗法的基本原理，“怒伤肝，悲胜怒”、“喜伤心，恐胜喜”、“思伤脾，怒胜思”、“忧伤肺，喜胜忧”、“恐伤肾，思胜恐”，标志着中国古代情志相胜疗法及其理论雏形基本形成。当某种情绪过甚而致发病时，可以用另一种“相胜”的情志来转移、制约或平衡它，从而使过度的情绪得到调和。金元医家张子和在《儒门事亲・九气感疾更相为治衍》中更是十分详尽地阐述了情志相胜疗法的理论和方法：“悲可以治怒，以怆恻苦楚之言感之；喜可以治悲，以谑浪亵狎之言娱之；恐可以治喜，以迫遽死亡之言怖之，怒可以治思，以污辱斯罔之言触之。思可以治恐，以虑彼志此之言夺之。此五者，必诡诈谲怪无所不至，然后可以动人耳目，易人视听”。赋予《内经》五行相胜的枯燥公式以鲜活的生命力。

1. **喜伤心，恐胜喜**　喜为心志，喜甚伤心气，可致喜笑不止或疯癫之症。治之以“迫遽死亡之言”或其他方法使患者产生恐惧心理，抑其过喜而病愈。正如《吴医汇讲》所言：“至于恐能胜喜，其义维何？……人当极喜之时，适有恐惧之事，猝然遇之，莫不反喜为忧者，惟以喜之情缓于恐，而恐之情急于喜也。……胜复之道本乎人情，实有深相印合者。”以创造恐惧情绪作为治疗手段，来抑制因过喜导致的心气涣散、神不守舍等症状，只是权宜之计，用后应注意及时向患者解释说明治疗的道理，以消除患者的后顾之忧。

笔记

2. **怒伤肝，悲胜怒**　怒为肝的情志表达，过怒则肝阳上亢，肝失疏泄而表现出肢体拘急，握持失常，高声呼叫等症状。治之以"怆恻苦楚之言"，诱使患者产生悲伤的情绪，有效的抑制过怒的病态心理。《吴医汇讲》解释说："……怒则气上，……悲则气消。则当气逆之时，适以此消气者值之，谓之曰胜……。"但悲哀也是一种不良的情志，因此医生应注意中病即止，不可使之过悲，而诱发其他病症。

3. 思伤脾，怒胜思 正常的思虑为生理心理现象。但"过思则气结"，可使人神情怠倦，胸膈满闷，食纳不旺，脾气郁滞，运化失常。治之以"污辱斯罔之言"，激病人盛怒以冲破郁思，使患者重新改变心理状态达到治疗的目的。《吴医汇讲》说："……夫怒可以胜思。……常见人熟思审处之时，忽有怫逆之加，一朝之忿，无不为己，前此之思之弗得弗措者，至此而无暇记及矣……"。但以怒治思，亦是权宜之计，医者尤其要考虑以"污辱斯罔之言"激怒患者是否有违背伦理道德之嫌，故用时须慎之。

4. 忧伤肺，喜胜忧 悲忧皆为肺志，太过则使人肺气耗散而见咳喘短气，意志消沉等症状，还可由肺累及心脾致神呆痴癫、脘腹痞块疼痛、食少而呕等，治之可设法使患者欢快喜悦而病愈，即所谓"以谑浪亵狎之言娱之"。《吴医汇讲》对此亦有解释："至于喜胜忧，其意何居？……凡人有所忧愁，每多胸膈不舒，适逢欢快之事，即可情怀开阔，此尤性情之常。"患者之所以忧愁，无非心意未遂，或者在生活、工作上出现重大变故，为达到使患者心情愉悦的目的，医者有时不得已会采取善意的欺瞒手段，以使病家欢愉，但这只能起到暂时的效果，故治后应随即采取劝慰、开导等措施，以防患者出现病情反复。同样，情志相胜疗法由于可以有效调整患者的气机，故对有明显器质性病变的症状也有很好的疗效。

5. 恐伤肾，思胜恐 过度或突然的惊恐会使人产生肾气不固，气陷于下，惶惶不安，提心吊胆，神气涣散，二便失禁，意志不定等病理变化。可用"虑彼志此之言夺之"，即用各种方法引导患者对有关事物进行思考，以制约患者过度恐惧，或由恐惧引起的躯体障碍。《吴医汇讲》曰："……若善思者处此，即非常临之，自有定识，岂得以恐惧摇其意见哉！"王冰对"思胜恐"的注释为："思深虑远，则见事源，故胜恐也。""思"就是有目的地对事物本质逐渐认识的过程，即所谓"思见事源"，故思胜恐其实就是一种认知疗法。医者对引起患者心生恐惧的事件进行有针对性的分析，使患者的认知从非理性层面走向理性层面，通过树立正确的认知来治疗心理疾患。临床对思胜恐的运用，医者尤其要充分考虑患者的认知水平，否则可能适得其反。

中国古代情志相胜疗法对后世有着非常重大的影响，历代医家也多有阐发。明代张介宾在《类经》中就结合《内经》对情志相胜疗法的理论雏形系统地论及了五脏、五志、五行之间的相胜制约关系："喜为心火之志，能胜肺金之忧，怒为肝木之志，能胜脾土之思……忧为肺金之志，能胜肝木之怒，思为脾土之志，能胜肾水之恐……恐为肾水之志，能胜心火之喜。"吴昆在《医方考》指出："情志过极，非药可愈，须以情胜。"清代《冷庐医话》专有"七情"一节，对情志相胜法的运用亦有诸多的发挥。所以说，古代中医的情志相胜疗法就是利用情志之间以及情志与五脏之间的相互影响、相互制约的关系，通过一种正常情志活动来调节另一种不正常情志活动，使其恢复正常，有效治疗情志与躯体疾病的心理治疗方法。

在应用情志相胜疗法时，首先要认真区分究竟是何种情志引起发病和现在主要表现为哪一情志状况，才能制定相应的以情相胜的治疗对策。如因思念亲人而郁闷，或因喜从天降，大喜过甚，或因挫折而悲，或因惊吓而恐，或因争吵而怒等，要一一甄别清楚。假定致病的消极情绪为A，根据"五行生克关系选择"相胜"的积极情绪为B，那么，如何引发B，其方法并无定则，可依其具体情况来设计。如用语言作为治疗手段、用某种情境作为刺激手段及行为冲击疗法等均可酌情选用。在治疗过程中，医家要依据"因时、因地、因人"的原则，设计引发患者激情的情景，决定刺激的强度，故对治疗者的要求较高，正如张子和所云："若胸中无才器者，亦不能用此"。总之，观情志相胜法，其核心在于用一种情绪转移、制约与平

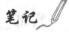

笔记

衡另一种病理性的情绪。因此，具体应用时也不必拘泥于机械地固守古典的五行模式。亦可以用文学阅读，欣赏美术和音乐作品，养鸟种花等文雅的方法来达到移情变气的目的，正所谓："明者触类旁通之，则术在我矣。"

（四）病案分析

情志相胜疗法是古代中医心理治疗中常用的方法，所以历代医疗史中有许多情志相胜的医案记载，甚至其应用遍及民间，在文学作品中也有这方面的描述。在历代的中医医案中，有着大量运用情志相胜法治疗心理疾患的记载，至今仍对我们有着非常宝贵的参考价值。

1. **悲可以治怒** 《筠斋漫录》中载有这样一则医案："杨赍亨，明鄱阳人，善以意治病。一贵人患内障，性暴多怒，时时持镜自照，计日责效，屡医不愈，召杨诊之。杨曰：目疾可自愈，第服药过多，毒已下注左股，旦夕间当暴发，窃为公忧之，贵人因抚摩其股，日以毒发为悲，久之目渐愈，而毒亦不发。以杨言不验，召诘之。杨曰：医者意也，公性暴善怒，心之所属，无时不在于目，则火上炎，目何由愈？我诡言令公凝神悲其足，则火自降，目自愈矣。"医生采取令患者悲其足而忘怒的方法，诱使患者产生悲伤的情绪，有效地抑制过怒的病态心理。此案医者充分考虑到富贵之人多骄纵，不易激发出治疗所需之悲伤的情绪，但富贵之人较之常人尤为惧死，故以其将死为由，病家自然心生悲伤的情绪，待患者病愈，医家则告知其治疗之原理，以宽慰患者。这是以悲胜怒的典型范例。

2. **喜可以治悲** 《儒门事亲·十形三疗》中记载有一则"戴人以谑疗心痛"的医案："息城司侯，闻父死于贼，乃大悲哭之。罢，便觉心痛，日增不已，月余成块状，若复杯，大痛不任，药皆无功。议用燔针炷艾，病人恶之，乃求于戴人。戴人至，适巫者在其旁，乃学巫者，杂以狂言，以谑病者，至是大笑不忍，回面向壁。一、二日，心下结块皆散。"此例乃据《内经》"忧则气结，喜则百脉舒和"之病机，灵活运用"喜胜悲"的治疗方法，设法使患者感到欢快喜悦，从而有效地消除悲伤与忧郁的情绪。《古今医案按·七情》："丹溪治陈状元弟，因忧病咳唾血，面黧色，药之十日不效。谓其兄曰：此病得之失志伤肾，必用喜解，乃可愈。即求一足衣食之地处之，于是大喜，即时色退，不药而愈。由是而言，治病必求其本。虽药中其病，若不察其得病之因，亦不能愈也。"《石山医案》："昔贵人有疾，天方不雨，更医十数罔效。最后一医至，脉已，则以指计甲子，曰：某夕天必雨。竟出。贵人疑曰：岂谓吾疾不可为耶？何言雨而不及药我也？已而夕果雨，贵人喜起而行乎庭，达旦，疾若脱去。明日，后至之医得谒，贵人喜且问曰：先生前日言雨，今得雨而瘳，何也？医对曰：君侯之疾，以忧得之。然私计君侯忠且仁，所忧者民耳。以旱而忧，以雨而瘳，理固然耳，何待药而愈耶？"《石山医案·忧》："一人县差，拿犯人以铁索项所犯至县。行至中途，犯则投河而死。犯家告所差人，索骗威逼至死。所差脱罪，未免费财，忧愤成病，如醉如痴，谬言妄语，无复知识。予诊之，曰：此以费财而忧，必得而喜，病可愈也，药岂能治哉？令其熔锡作银数锭，置于其侧。病者见之果喜，握视不置，后病遂愈。此谓以喜胜忧也。"忧与悲同为肺志，喜既可以治悲，也同样可以胜忧。以上三则医案都是以喜胜忧的典型。但忧与悲尚有所不同，悲的情绪大多是在伤怀过去，而忧则多为担心未来，因此仅靠"谑浪亵狎之言娱之"是不够的，一定要解决患者导致忧郁的病因方可。像第三则医案这样因贫穷而忧愤成病者，医家虽以伪与钱财之法奏一时之效，然一旦真相暴露，患者难免不会旧病复发。因此，在患者病情好转时应继续以正理开导之，使豁然省悟，方能永绝后患。前面两则医案同样是以喜胜忧，一则是忧心天旱者，"以雨而瘳"；另一则是失志伤肾者，得"足衣食之地处之"后"不药而愈"，这是直接消除导致患者忧郁的病因，效果无疑要好上许多了。

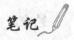

笔记

3. **恐可以治喜** 以恐胜喜的医案很多，而我们最为熟悉的就是在《儒林外史》中范进中举的那一段了："原来新贵人欢喜疯了，胡屠户凶神似的走到跟前，一个嘴巴打将过去，却也打晕了，昏倒于地……抹胸口，捶背心舞了半日，渐渐喘息过来，眼睛明亮，不疯了。"文中"胡屠户"用打嘴巴的方法，令患者产生恐怖畏惧的心理，过度狂喜的病态情绪自然可以消除。这段文字虽然出自文学家之手，但也同样符合医理。不只是在小说中，历代医案中也有不少以恐胜喜的内容。《儒门事亲・九气感疾更相为治论》中曰："又闻庄先生者，治以喜乐之极而病者，庄切其脉，为之失声，佯曰：吾取药去。数日更不来，病者悲泣，辞其亲友曰：吾不久矣。庄知其将愈。慰之。诘其故，庄引《素问》曰：惧胜喜。"在《冷庐医话》中也有这样一则："明末高邮袁体庵，神医也。有举子举于乡，喜极发狂，笑不止，求体庵诊之，惊曰：疾不可为矣，不以旬数矣，宜急归，迟恐不及矣。道过镇江，必更求何氏诊之，遂以一书寄何，其人至镇江而疾已愈，以书致何，何以书示之曰：某公喜极而狂，喜则心窍开张，不可复合，非药石之所能治，故以危言惧之以死，令其忧愁抑郁，则心窍闭，至镇江当已愈矣。"医家与文学家毕竟还是有所不同的，当然不可能对着患者"一个嘴巴打将过去"，所以"以迫遽死亡之言怖之"则是更加实用而有效的选择。

4. **思可以治恐**　破除恐惧的最好方法应当是以正确的道理来开导、引导患者进行思考，正确地认识事物的本质，从而克服患者过度恐惧的病态情绪。张从正之"虑彼志此之言夺之"，指的就是淡化患者恐惧对象的影响，引导其思索积极向上的内容，使患者从思想的误区中走出来。如《古今医案按・七情》中曰："一人患心疾，见物如狮子，伊川先生教以手直前捕之，见其无物，久久自愈，岂非真能破伪，伪难饰真耶？"在《续名医类案・惊悸》中的另一则医案就更为典型："卢不远治沈君鱼，终日畏死，龟卜筮数无不叩，名医之门无不造。一日就诊，卢为之立方用药，导谕千万言，略觉释然。次日侵晨，又就诊，以其当十日死，卢留宿斋中，大壮其胆，指菁山叩问谷禅师授参究法，参百日，念头始定而全安矣。戊午过东瀛吴对亭大参山房，言及先时恐惧状，盖君鱼善虑，虑出于肝，非思之比。思则志气凝定，而虑则运动展转，久之伤肝，肝血不足，则善恐矣。情志何物？非世间草木所能变易其性，惟参禅一着，内忘思虑，外息境缘，研究性命之源，不为生死所感，是君鱼对症之大药也。"通过说理开导，引导患者悉心研究性命之原，"不为生死所感"，恐惧心理自然消除了，情绪高昂，病也就不药而愈了。但以"思胜"治疗最为不易，因医家需要从认知层面改变病家的非理性思维，故要医者在治疗过程中极具耐心。

5. **不拘克制之说**　《内经》中虽然确立了情志相胜的治疗大法，但医家们却并没有被教条所束缚，而是实事求是地根据患者的具体情况而设计治疗方案。在很多七情致病的医案中，并不是依照情志相胜的原则来治疗的，同样也取得了令人满意的效果。如《儒门事亲・十形三疗》中记载："项关令之妻，病怒，不欲食。常好叫呼怒骂，欲杀左右，恶言不辍。众医皆处药，几半载尚尔。其夫命戴人视之，戴人曰：此难以药治。乃使二娼各涂丹粉，作伶人状，其妇大笑。次日又令作角抵，又大笑。其旁常以两个能食之妇，夸其食美，其妇亦索其食，而为一尝之。不数日，怒减食增，不药而瘥。后得一子。"《名医类案・郁》："州监军病悲思，郝允告其子曰：法当得悸即愈。时通守李宋卿御史严甚，监军向所惮也，允与子请于宋卿，一造问，责其过失，监军惶怖出，疾乃已，此恐胜忧。"《簪云楼杂记》："鹿邑李大谏，世为农家，获售于乡，父以喜故，失声大笑，及举进士，其笑弥甚，历十年，擢谏垣，遂成痼疾，宵旦不休，太医院某，令家人绐其父曰：大谏已殁。其父恸绝几殒，如是者十日，病渐瘳，佯为邮语曰：大谏治以赵大夫，绝而复苏。其父因悲而笑症永不作，此悲胜喜也。"《续名医类案・哭笑》："邱汝诚治女子恒笑不止，求诊。问生平所爱何衣，令着之，使母与对饮，故滴酒沾其裙。女大怒，病遂瘥。"以上四则分别是喜胜怒、恐胜忧、悲胜喜和怒胜喜，均未遵循情志相胜的原则，也同样效应如神。正如清代陆以湉《冷庐医话》中所言："盖医者，意也，若得其意，不必泥其法。所谓神而明之，存乎其人也。"但这些医案若深究之，却也并非

笔记

无迹可循。如项关令之妻病怒案，这则医案虽然语焉不详，难以明确患者当时状况，但从"不欲食"这一不属于怒则气上的症状，我们或许可以推测患者很可能是因忧郁而致怒。忧与悲同属肺金，所以治忧郁之怒，以悲胜恐难奏效，喜胜应该是更合理的选择。李大谏之父案也是如此，患者因其子举进士而过喜，若仅言及自身之"恐惧死亡"，大概也很难对患者有真正的触动，因此谎称"大谏已殁"则是消除了患者过喜的病因，自然可以收到更好的效果。

心理治疗属于较高层次的非药物疗法，也对医生提出了更高的要求，若想真正掌握和使用这种治疗方法，必须识见广博，灵动机变，"必诡诈谲怪，无所不至，然后可以动人耳目，易人视听。若胸中无才器之人，亦不能用此"，"夫医贵有才，若无才，何足应变无穷"(《儒门事亲》)。这是对医者本身的医学素养及学识修养提出了较高的要求。通过医案分析也可发现，由于一种情志之偏而致病，可以用一种或多种情志去制胜；采用一种情志刺激的方法，可以治疗多种情志的病变。所以临床运用时不应拘泥于五行相克理论，而应以生理、病理为基础，借鉴心理学、心理治疗的相关理论、技术，灵活而巧妙地进行应用。也正是由于有了这么多德才兼备的名医大家孜孜不倦的追求探索，才有了中医心理学和心理治疗的高度发展，为我们留下了这些最宝贵的财富。

（五）评价

情志相胜疗法创自《黄帝内经》，是世界上独特的一种心理治疗方法。《内经》中不仅提出了情志相胜疗法的基本理论体系，而且根据它的作用提出了治病必先"调畅情志"的观点。随后受到了历代医家的重视，在医疗实践中对它加以应用并不断完善，形成了一套具有我国中医特色的心理治疗方法，赋予了它东方传统文化的特点。首先，古代中医情志相胜疗法疗程简单，但设计相当精妙，疗效十分明显、迅捷。这也是它作为一种心理治疗方法在古代流传数千年的魅力和生命力之所在。它是在患者特定的生活条件和范围之内进行简单而又构思精巧的治疗设计。大部分治疗都是在患者不知情的情况下进行的，这样可以充分调动患者，而且整个治疗也显得自然真实。这些设计思路，应该说比现代西方心理治疗方法所进行的一些脱离现实生活的治疗程序更具有理论上和方法上的优势，值得现代心理治疗理论借鉴和吸收。其次，中医情志相胜疗法十分注重个体的差异性，这不仅体现为它把人的情志分成5种状态，并根据不同的情志特点提出了5个基本程序，而且其个体差异性的重视还表现在针对相同的症状时，我国古代医家也会根据患者的实际情况采用不同的治疗手段。在进行心理治疗时深谙患者的社会地位、个性差异等对病情的影响，有针对性地进行辨证施治。再次，中医情志相胜疗法是基于中国人情感体验与表达方式的基本特点，即更倾向于在礼教约束下的沉静、自律。因此，情志致病理论出现在中国存在是有其现实基础的，据此也便有了情志相胜的心理治疗方法。虽然情志相胜疗法是从五行相克的基本原理出发，用一种情志来抑制或调节另一种情志，其实也可以说，治疗者是在正常的情况下制造一种氛围，使患者被压抑的情感得到充分的宣泄，如怒胜思疗法、喜胜忧疗法等。正是因为中国人这种独特的情感方式才使得情志相胜心理疗法能在中国历代流传，形成独具特色的中医心理疗法。

情志相胜疗法在古代中医治疗心理疾病方面的确显示出了巨大的功效，但并不能说它就无懈可击。在情志相胜心理治疗的诸多程序中，我们不难发现古代治疗者治疗心理患者时的实际操作灵活多变，可见他们在具体的施治上颇费了一番脑筋，但是就为何要这样施治，如何施治等问题却没有作出解释。另外，古代医家在运用情志相胜的心理治疗方法时所采用的具体方式真可谓"不择手段"，"诡诈谲怪无所不至"，欺骗、痛打、侮辱等均大胆应用。这会给治疗者和患者带来一定危险。如文挚就因以"怒胜思"治疗齐闵王而被煮死。同时，它略有悖于现代临床心理学从业人员的伦理守则。诚然，作为根植于中国固有文化传

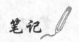

笔记

统和民族心理的中医情志相胜疗法，我们应超出直观的感性水平来进一步认识它，并发扬它的长处，使之成为真正适合中国人的医学心理治疗方法。

四、移精变气

（一）概说

“移精变气”也称“移情易性”，是运用各种方法转移和分散患者精神意念活动的指向，即通过排遣情思，改变心志，以缓解或消除由情志因素所引起的疾病的一种心理疗法。所谓移精，就是转移患者的精神、意志、思念和注意力。分散患者对疾病的注意力，使思想焦点从病所转移于他处，或改变其周围环境，使患者不与不良刺激因素接触；或改变患者内心虑恋的指向性，使其从某种情感纠葛中解放出来，转移于其他的人或物上等。变气，就是指通过注意力的转移，改变、调整患者的气机，调动人体本能的治疗作用。通过学习、交谈等活动，排除患者内心的杂念，或改变其错误的认识与不良情绪，或改变其不健康的生活习惯与思想情操等。

“移精变气”一语出自于《素问・移精变气论》：“古之治病，唯其移精变气，可祝由而已。”祝由术是最早的一种移精变气方式。王冰注：“移谓移易，变谓变改，皆使邪不伤正，精神复强而内守也。”“移精变气，无假毒药，祝说病由，不劳针石而已。”明代吴崑撰《素问注》注曰：“移易精神，变化脏气。”即转移患者精神，改变患者脏气紊乱的状况。由此可见古代医家是以移易、变更其精神意念活动的方式，促使患者精神康复来达到治疗的目的。清代高士宗则从“导引谓之移，振作谓之变”的角度，说明了可采用情志导引、振奋精神等方法改易心志，排遣情思。

（二）治疗原理

心理学理论告诉我们，人的注意可分为有意注意、无意注意。医生可以调动患者的有意注意，也可以利用突然的、意外的刺激使患者产生无意注意，以此改变患者原来的注意中心。这一方法适用范围较广，可用于因过分注意而产生的病态行为；或因患者过分注意躯体某些部位，而产生的强化了的病态条件反射；以及由于患者过分关注自己的病痛，以致对疾病的治疗、康复产生障碍者。移精变气疗法强调采取积极的调摄方法去解脱各种恶劣情绪、消极情感的困扰，改变和转移其意念活动的指向，克服个性中不适应社会环境的心理倾向。移情并不是压制情感，而只是改变其指向性；易性并不是取消个性，而只是更易其消极的情绪因素。患者陷入于某种情志变动之中，而久久不能自拔，故应设法转移、消散之。故《临证指南》有云：“情志之郁，由于隐情曲意不伸，……郁证全在病者能移情易性。”所以对愤怒者，要扩散怒云；对屈辱者，要增强其自尊心；对悲痛者，要使其脱离产生悲痛的环境与气氛；对痴情思念者，要用其他事物冲淡思念的缠绵；对有迷信观念者，要用科学事实消除其愚昧的偏见。

“移精变气”作为中医心理治疗的主要内容之一，是在中医“形神合一”思想的指导下，通过“治神以动其形”而产生积极的心理治疗效应。因此，凡能移情易性的各种方法都可根据病情和心理变化而灵活运用。

（三）治疗方法

古代医家十分重视“移精变气”的治疗方法。《续名医类案》曰：“失志不遂之病，非排遣性情不可。”“虑投其所好以移之，则病自愈。”移精变气的原则为“移心法”，即：“人能于病中移其心，如对君父，慎之静之，不药而愈。”（《续医说》）这种移心法的实施，必须针对患者不同的心理特点、不同的病情、不同的环境条件灵活运用，如金代医家张子和所说：“先问其所好之事，好棋者与之棋，好乐者与笙笛。”《北史・崔光传》曰：“取乐琴书，颐养神性。”吴师机《理瀹骈文》也指出：“七情之病者，看书解闷，听曲消愁，有胜于服药者矣。”《云笈七签》

笔记

所谓“以我之心，使我之气，适我之体，攻我之疾”。梁代养生名家陶弘景在《养性延命录》转引《服气经》称：“委曲治病，吹以去热，呼以去风，唏以去烦，呵以下气，嘘以散滞，咽以解极。”

一般常用的方法可分为精神转移和精神导引两大类。

1. **精神转移** 是将患者的精神意念活动从疾病的中心和(或)内心思虑的焦点上，转移、分散至其他方面去，以缓解或消除由于过分的关注躯体某些部位的不适而产生的强化了的病态条件反射，以及由于过分注意某事而产生的病态行为。由于患者对自身疾苦的过分关注和强烈的情感纠葛(如：亲友亡故、事业挫折、突发灾难、家庭变故等)，容易导致情志抑郁而难以自拔，并成为某些疾病的主要诱因或久治难愈的关键。如果不能设法分散其注意力，变更其消极的情感指向，虽处之以针药治疗，往往也少效或无效。正如南宋张杲在《医说》中所说，对于情志病变，“若非宽缓情意，则虽服金丹大药，亦不能已。法当令病者先存想以摄心，抑情意以养性。”精神转移的具体方法较多，可根据患者的不同病情、不同心理和不同的环境条件等，采取不同的措施，进行灵活运用。金元四大家之一的张子和在治疗某些心身疾病时擅长以音乐、歌舞乃至于戏谑等形式分散和转移患者的注意力。他治疗悲伤过度的患者，常在运用药物治疗的同时，找来一些巫医、艺人，在一旁载歌载舞；或者在运用针灸治疗时，找一些善于声乐的人吹笛鼓琴，杂以歌唱，以转移患者的注意力，每每收到良效。但值得注意的是，古之医案所用“移情”的具体措施，放之现今则未必完全起效，究其原因，是今人的社会生活环境、思想理念已与古人大为不同，因此，需要医家对现代人的喜好加以研究，有针对性地对不同人群施以“移情”之具体方法。所谓医者应“上知天文，下知地理，中知人事”，顺应时代，即是此意。这无疑对行医者提出了更高的要求。

2. **精神导引法** 是主要通过指导患者进行呼吸吐纳锻炼，或配合以一些动作来引导和控制其精神意念活动，达到移精变气的治疗目的。这种方法一般不借助于外界事物来转移患者的注意力，多以“导引”的方法移情易性，故称为“情志导引”。古代养生家有所谓“导引”“吐纳”“行气”等不同的称谓，其最基本的要领可分为“调心”(意念控制)、“调气”(呼吸锻炼)及“调身”(姿势调整)三个环节，而情志引导则偏重于“意念”和“气息”的基本锻炼。《云笈七签》所谓“以我之心，使我之气，适我之体，攻我之疾”的说法，揭示了自我意念控制的作用，在意守凝神的基础上激发经气，疏通经络，调畅气血，产生强身祛病的效应。改变精神意念活动的指向和性质，使之由外驰而趋向内守，凝神聚气，并在意念的引导下调畅气机，祛邪复正，达到形神的和谐统一。对某些境遇性因素诱发的各种恶劣情绪和消极情感，可运用以呼吸吐纳方法为主的“六字气诀”等功法宣泄之。梁代养生名家陶弘景在《养性延命录》转引《服气经》称：“委曲治病，吹以去热，呼以去风，唏以去烦，呵以下气，嘘以散滞，咽以解极。”临床实践证明，默念吹、呼、呵、嘘、咽字吐纳行气，确能排遣紧张、焦虑、忧郁、愤恨等不良情绪，使胸闷胁胀等脏腑滞气得以消散，产生精神舒畅松弛等良好的感觉。

(四) 病案分析

历代医家诸多采用移精变气的心理治疗手段治疗心身疾病的案例，充分说明了移精变气作为中医意疗在临床上使用是非常有效的。

《灵枢·杂病》记载：“哕，以草刺鼻，嚏嚏而已，无息，而疾迎引之，立已，大惊之，亦可已。”讲述的是治疗呃逆不止，除“以草刺鼻”等方法外，还可以用“大惊”的方法治疗。这是经验证明非常有效的以转移患者注意力即移精变气来治疗呃逆的方法。

《儒门事亲》记载：“昔闻山东杨先生治府主洞泄不已，杨初未对病人，与众人谈日月星辰及风云雷电之变，自辰至未。而病者听之竟忘其圊。杨尝曰：治洞泄不已之人，先问其所好之事，好棋者，与之棋；好乐者，与之笙笛勿辍。”本案例载述了医者治疗府主洞泄不

笔记

止，在诊治时并未开方措药，而是与患者大谈日月星辰及风云雷雨之变，自辰时至未时连续七八个小时不停止，患者听得入神，连上厕所都忘了。此案杨氏提出“先问其所好之事”，即事先了解患者的兴趣、爱好，有目的的选择移易之内容，以诱导患者转移心境，是用本法取得良效的关键。

《仪真县志》记载：明代眼医李瞻，治一肝火上炎之红眼患者，因其性情急躁，服药效果不佳反渐加重。李知其情况后，假装吓唬他说，近几日内，火毒会流窜到大腿而生脓疮，那样将会更难治疗。患者便把注意力由眼疾转移到日夜担心他的腿会发脓疮，转移了患者对病位的过度关注，于是几剂药后患者眼疾便好了，亦未见脓疮发作。

《历代中医心理疗法验案类编》载有：岳州有名医某，闻声即知病之所在。某心微痛，请诊之，诊毕曰：“心将生痈，不可为也。”其人哀恳，医竭智图之，明日曰：“思得一方，故妄为之。”因用笔于患者左腿上画一黑圈，大如杯，诫曰：“务刻刻目注圈内，心想圈内，自以为肿矣，发热矣，痛极矣，使一刻不如是，痛必不治。”其人如诫，至七日，果红肿，起一大痈。医曰：“心痈已移于此，可保无虞。”后医之未久即瘳。此医案讲述了患者心微痛，医者设法使其将注意转移至左腿，从而缓解了心微痛。

（五）评价

“移精变气”，是指医家用各种方法移易患者的性情，以达到调节脏腑气机的目的，进而治愈疾病的一种方法。《内经》专列了“移精变气”一论，可见古代中医已把“移精变气”作为一种重要的治疗手段用于临床。如《欧阳永叔集》曾记载“宋代文豪欧阳修曾患幽忧之疾，食欲大减、跌进汤药无效。后受宫声数行，得宽。久则乐之愉然，不知疾在人体矣。故叹曰：‘用药不如用乐矣’”。通过将注意力转移到音乐当中，从音乐中获得乐趣，使得幽忧之情绪得以转变为愉然之情绪。而愉悦之情绪又可调节紊乱的气机，使其久病之疾不药而愈。正如《红炉点雪》所说：“歌咏所以养性情，舞蹈所以养血脉”。清代医家叶天士亦十分重视“移精变气”的心理疗法。他在《临证指南医案》一书中说道：“郁症全在病者能移情易性。”“浊饮不解，经谓之膈消，即上消症也。言心移热于肺，火刑金象。致病之由，操之太多，刻不安静。当却尽思虑，遣怀于栽花种竹之间，庶几用药有效。”叶天士认为治疗消渴，应让患者把注意力转移到栽花种竹之间，此理论与现代医学认为糖尿病乃心身疾病的观点是十分相近的。但要注意临床上对“移精变气”的应用，应考虑患者的疾病严重程度，如果疾病较轻，或处于亚健康状态，通过转移注意力，改变精神状态，利用机体自身的调节功能，是可以不药而愈的。但对于较为严重的疾病，依然需要针药配合，这点在《内经》中早有明示。

心身疾病病理过程中，一些导致或影响疾病的境遇或情感因素常成为患者心身功能的相对稳定的刺激灶，它反复地作用于心身功能，使之日趋紊乱，而这种紊乱又强化着这类刺激作用，以致形成恶性循环，使病症迁延难遇。移精变气疗法是通过有意识地转移患者的病理性注意中心，以消除或减弱它的劣性刺激作用。

五、暗示诱导

（一）概说

暗示诱导是指医生采用含蓄、间接的方式，对患者的心理状态产生影响，以诱导患者“无形中”接受医生的治疗性意见，既可以巧妙的通过语言，也可以通过行为，情景等积极暗示，剖析本质、真情，以解除患者的疑惑，从而达到治疗由情志因素所引起的疾病的心理疗法。暗示诱导法是一种古老而又有效的一种心理治疗方法，最早的“祝由”法就有借暗示达到治疗目的一种方法。暗示可以转变人的观念，但不是靠简单的说教和论证，而是利用医生的权威性或借助一些手段如针、药，把有利于疾病好转的观念直接“移植”到患者的头脑

笔记

中，而患者则对此深信不疑。如张子和在治疗内伤发热患者时，就嘱咐其“面北端，想北海雪浪滔天，冰山无际，大寒冷之气”，再配合药物消除热症，就带有明显的寒冷暗示效应。暗示诱导区别于移情变气的地方可能是在“无形中”将一些具有启发性的观念植入患者的潜意识中，并在患者的日常生活中起到作用，而移情变气则更侧重其显意，也就是让患者能在意识层面清楚医生所提出的指导意见。目前，暗示作用的机制并不十分清楚，但可以肯定的是，暗示确实可以对人的心理和生理产生双重效应。暗示诱导主要适用于由疑心、猜测所导致的幻觉、抑郁等病证。

（二）治疗原理

暗示是通过人的意识发生作用的。意识的内容很复杂，大致可分为显性意识和潜性意识两类。显性意识是自己易觉知的意识，包括感觉、知觉、记忆、思考等心理活动。潜性意识是自己不易觉知的意识。弗洛伊德比喻说，意识如一座冰山，显性意识是冰山浮出水面的部分，潜性意识是冰山没入水中的部分，冰山隐没的部分比显露的部分大得多，潜性意识的能力也比显性意识大得多。显性意识仅是意识功能显现出来的一小部分。显、潜性意识是一个整体，他们互相影响，又往往联合起来进行工作。显性意识所获得的印象、概念以及思考的成果都进入潜性意识中记忆储存，当需要信息时，显性意识又从潜性意识中提出来应用。人的生命活动由显、潜性意识共同支配，但潜性意识对显性意识来说是一个黑箱，人能感知和主宰显性意识的活动，却不易感知和主宰潜性意识的活动，潜性意识要吸收利用显性意识所获得的信息以作出反应，影响人生，但潜性意识的思维方式是直觉的，即不经思考，直接反应。要想调动潜意识的功能以服务人生，就必须避开思考的干扰，这种避开接受示意方的思考功能而影响其潜性意识的现象是暗示。

外界信息之所以能绕过思考而影响潜性意识，是由于人有简化思维的习惯，第一种简化思维的方式是条件反射；第二种简化思维的方式是人的模仿本能；第三种简化思维的方式是简单联想。在暗示的机制中，除了简化思维的习惯避开思考的干扰外，潜性意识本身也能直接接收外界信息，一种是通过显性意识的感觉直接进入，如现在的广告效应及俗语所说：“一朝被蛇咬，十年怕井绳”就是这种机制；另一种潜性意识接收外界信息的途径是心灵传感，它是一种超心理现象，平常我们所见的“以气势慑人”、“不怒而威”的现象，应该说都有心灵传感的作用在其中。在治疗疾病时医生树立起坚强的信念，以意志力影响患者战胜疾病，是非常必要的。《素问·调经论》中说：“按摩勿释，出针视之曰，我将深之，适人必革，精气自伏，邪气散乱。”这就是说，针刺时医生应按摩其病处，手不释散，并拿出针给患者看，然后对患者说：我将深而刺之，患者闻之则会身心忻悦，情必改异，忻悦则百体俱纵，精气潜伏于内，邪无所据，自被攻散，这是与针灸并用的暗示疗法。

（三）治疗方法

暗示诱导分为积极暗示和消极暗示两类，其效果可以是正面的，也可以是负面的。暗示诱导作为一种心理疗法是医生有意应用积极暗示的方法治疗其心身疾患，促使患者恢复心身健康。因此实际应用暗示诱导时须谨慎、灵活，并应严格针对患者的心理活动特点。运用此法的医生必须具备一定的权威性和影响力，且具有较强的分析推理能力，掌握丰富的社会学和生理学知识，特别是要取得患者的充分信任，以便使暗示更趋正性、稳固、持久和巧妙。同时应选择那些易受暗示的患者。

暗示诱导的方法主要有语言暗示或借物暗示。语言暗示不仅包括词句语言，而且包括行为语言，如治疗者的神态、表情、动作等的暗示诱导作用。语言有着惊人的力量，“望梅止渴”的典故说的就是曹操借梅林之暗示，使行军途中燥渴的将士得以暂时口生唾液而缓解口渴。借物暗示指借助于一定的药物或物品，暗示诱导出某些现象或事物，以解除患者心理症结的方法。安慰剂的作用就属于这一类的暗示。应该注意的是应用借物暗示时必须认

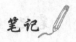

笔记

清病情，谨慎从事，切不可令患者看出任何破绽，否则就难以收到理想的效果。暗示疗法尤为适合于因疑心、误解、猜测、幻觉所导致的心理障碍和与文化因素相关的精神疾病情况。因此，首先必须搞清楚“因什么而病”；其次，应取得患者的充分信任，理解患者的感受与想法；然后再根据患者的具体情况设计与选择合适的暗示程序与方法。

（四）病案分析

我国历代医家擅长应用暗示诱导法治疗疾病者不乏其人，兹举数例如下：

《儒门事亲·病怒不食》记载：“项关令之妻，病怒不欲食，常好叫呼怒骂，欲杀左右，恶言不辍，众医皆处药，几半载尚而。其夫命戴人视之，戴人曰：此难以药治，乃使二娼各涂丹粉，作伶人状，其妇大笑。次日又令作角抵，又大笑。其旁常以两个能食之妇，夸其食美，其妇亦索其食，而为一尝之。不数日怒减食增，不药而瘥。”此医案令其大笑是应用以喜胜怒的情志相胜法。诱其尝食就是应用了直接进人和模仿的暗示诱导原理。

《奇症汇》记载：“夏子益奇疾方云，有人病卧床，四肢不能动，只进得食，好大言，说吃物，谓之失说物望病。治法如说食猪肉时便云，你吃猪肉一顿，病者闻之既喜，遂置肉令病人见，临要却不与食，此乃失说物望也，当自睡中涎出便愈。按此症为阳盛则于内，故好大言，而善说吃物。且阳盛则气壅。气壅则脉络不利，故四肢不能动。治说所食之物，而即许食之，使病人心喜，既经所谓喜则气散，然置物令见，却不与食者，所谓食入于阴，长气如阳，故但使其望见，彼见所喜之物，而不得食，故便能使口中涎出。盍涎即痰也。痰即火，火即气，同物而异名，涎出则气自衰，而病自愈也”。

下面另举两例应用“以欺治欺”法治疗心身疾病的案例。所谓“以欺治欺”法就是对诈病和疑病者以欺骗方法制伏其欺骗行为而取得疗效的暗示疗法。即使在今天我们治疗诈病亦还在用这种“以欺治欺”的疗法。诈病是患者假病、装病，虽然乍一看病情甚重，但毕竟漏有破绽，医生治疗诈病也因其假而假之。

《北梦琐言》载：唐时京城医生吴元祯治一妇人，误食一虫，常疑之，由是致疾。频治不减。请吴医之。吴揣之所患，预戒之曰：今以药探吐，以盆盂盛之。当吐时但言有一小蛤蟆吐出且遁去。然切不可令病人知之。是诳绐也，此剂顿除。

《续名医类案·诸虫》载：一人在姻家过饮醉甚，送宿花轩。夜半酒渴，欲水不得，遂口吸槽中水碗许。天明视之，槽中俱是小红虫，心陡然而就惊，郁郁不散，胸中如有蛆物，胃脘顿觉闭塞，日想月疑，渐成痿膈，遍医不愈。吴球诊之，知病起于疑，剪结线红色者如蛆状，以巴豆二粒同饭捣烂，如红线丸十数丸。令病人暗示内服之，又于宿盆内放水，须臾病人泻而坐盆。泻出前物，荡漾如蛆，开窗使亲视之。其病从此竟解，调理后痊愈。

（五）评价

心理学上的暗示标准不在发生示意方，而是指接受示意方的心理、生理、行为在自身不明白的情况下，受语言、动作、意念或情境的影响而发生改变。例如我们常说的“近朱者赤，近墨者黑”，就是指人在不知不觉中被潜移默化，受到改造。在暗示现象中，发生示意方可以是无意、含蓄的表示，如古帝王看见日蚀就认为是上天示警，往往减刑罚、省徭役，日蚀对接受暗示方就是无意、含蓄的现象；发出暗示方也可以是有意明确的指示，如在催眠疗法中，催眠师让患者醒后去做某事，患者醒后会去照办，这就是明确的指示；但无论发生暗示方是有意、无意、明确、含蓄，对接受暗示方的显性意识来说都是不明不白的。古帝王自以为明白了上天的警示，其实上天何尝有减刑、省役之意，究其原因应是他们潜意识中的畏惧感。需要特别提出的历史上的祝由疗法也与暗示疗法有关，做法者紧抓患者的心理，故弄玄虚披上神秘的色彩，使易取信于患者。暗示性的高低或暗示的效果与受暗示者的气质、性格、受教育的程度以及暗示者的权威都有关系，一般而言，患者信任的人，有权威的人，其语言、行为往往容易对受暗示者产生效果。

笔记

暗示诱导不仅用于临床心理治疗中，同时还广泛运用在应用心理学的各个方面。暗示既可以开发个人的潜能，又可以改变人们的思想，影响人生道路，移易社会风气，甚至影响国家民族命运。宋代苏洵，27岁还游荡不思学，一次到长安，见人中了状元，披红挂彩、打马游街。于是想，他能如此，我为何不能如此？从此发奋学习，成为一代文豪。偶然的暗示改变了苏洵的人生道路。孟母三迁教子，则是避开了坏暗示，利用好暗示，把孟子培养成一代圣哲。

六、志意以绳

志意以绳，绳：纠正、约束，指用一定的方法行为，改变现有的意志，使之从意志到行为恢复常态。现代心理治疗无此名称，此法类似现代心理学中的行为疗法。现代心理学认为，行为治疗是一种以行为学习理论和实验为基础，指导当事人克服不适应的行为习惯的过程的治疗方法。它是系统脱敏疗法、厌恶疗法、操作学习疗法等一系列行为改变技术的总称。传统的中医虽然没有行为疗法一词，但在广博的中医古籍中，类似于行为疗法的内容确实很多，只是不同于现代心理学的行为疗法，有相应的行为治疗理论作为指导，而是遵循中医理论，用中医的治疗方法帮助患者纠正异常的行为以及建立某些适应性的行为，我们将其概括为志意以绳。是借助了现代心理学中有关行为的理论，对古代医家的治疗经验和案例加以整理和总结而成。中医学把各种心理疾病和躯体症状看成是异常行为，认为可以通过学习来调整和转变，从而建立新的健康行为。常用的有习以平惊法、厌恶矫正法、正意顺念法、行为诱导法、行为满足法等。古代医家应用此类方法治疗心身疾病的案例甚多，简述如下。

（一）习以平惊法

习以平惊法就是让患者习惯于接触有害的刺激因素，提高其适应能力，使之不再对该刺激因素敏感，以治疗由情志因素所引起病证的一种心理疗法。“惊者平之”语出《素问·至真要大论》，原意是惊悸怔忡之疾，当以镇静安神定志之治法使之平静，后张子和对此有所阐发，并独树一帜的提出“平谓平常也。夫惊以其忽然而遇之也，使习见习闻则不惊矣。”从而明确提出“惟习可以治惊”，巧妙地把致病原因转化成治疗手段。后世则依据“习见习闻则不惊”之理提出治疗心疾的习以平惊法。习以平惊法主要适用于因情志因素所引起的精神过敏性病症。

《续名医类案·惊悸》载：“张子和治卫德新之妻，旅中宿于楼上，夜值盗劫人烧舍，惊坠床下，自后每闻有声，则惊倒不知人。家人辈蹑足而行，莫敢冒触有声，岁余不痊。诸医作心病治之，以人参珍珠及定志丸皆无效。张见而断之曰：惊者为阳从外入也，恐者为阴从内出也。惊者谓自不知故也，恐者自知也……乃命二侍女执其两手，按高椅之上，当面前置一小几，张曰：娘子当视此，一木猛击之，其妇大惊。张曰：我以木击几，何以惊乎？伺稍定击之，惊又缓，又斯须连击三五次，又以杖击门，又暗遣人画背后之窗。徐徐惊定而笑曰：是何治法？张曰：内经云，惊者平之，平者常也，平常见之，必无惊。是夜使人击其门窗，自夕达曙。夫惊者神上越，从下击几，使之下视，所以收神也。一二日虽闻雷声亦不惊……”。张子和为了让卫德新之妻明白惊恐产生原因，先叫她对面坐下，以木击茶几，她甚为惊恐，当说明了原因后，惊恐程度减弱，这样反复多次，明显见效，以后改从背后划窗户，进一步夜晚击门窗，都能闻声不惊，步步的行为暗示，使其逐渐明白并适应了惊恐，取得了很好的疗效。他阐明这个方法的原理是《内经》所言的“惊者平之，平者常也，平常见之，必无惊”。即先找出产生惊恐的原因，通过表演充分暴露他所恐惧的事物，“脱”其对声音“过敏”的恐畏心理，逐渐地松弛其反应，惊恐刺激变为平常常见的事情，自然能最后完全消除恐惧。

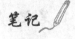

笔记

习以平惊法类似于西方心理治疗中的系统脱敏疗法,《素问·至真要大论》中提到“惊者平之”,从“惊”变为“平”即是脱敏。系统脱敏法是诱导求治者缓慢地暴露在导致神经症焦虑、恐惧的情境,并通过心理的放松状态来对抗这种焦虑情绪,从而达到消除焦虑或恐惧的目的。治疗的程序是逐渐加大刺激的程度,当某个刺激不会再引起求治者焦虑和恐怖反应时,施治者便可向处于放松状态的求治者呈现另一个比前一刺激略强一点的刺激。如果一个刺激所引起的焦虑或恐怖状态在求治者所能忍受的范围之内,经过多次反复的呈现,他便不再会对该刺激感到焦虑和恐怖,治疗目标也就达到了。中医行为疗法的习以平惊法在治疗原理上与现代行为疗法的系统脱敏法相同,只是操作程序不够具体,刺激等级的划分和步骤的施行没有形成固定的模式和方法。

(二)厌恶矫正法

厌恶矫正法是指把可以令患者产生厌恶情绪的感觉刺激与其病态行为紧密结合起来,使患者产生强烈的躲避倾向及明显的身体不适的感觉,从而矫正其病态行为的方法。常用于治疗酒癖、性行为变态、强迫观念等。

在治疗原理上,中医的厌恶矫正法与现代行为疗法中的厌恶疗法基本相同,都是把可以令患者产生厌恶情绪的感觉刺激与其病态行为紧密结合起来以矫正其病态行为的方法。此疗法的治疗次数和时间应根据不同病种而异。治疗时厌恶刺激应有足够的强度和持续时间,使其难以忍受而不得不消退其不良行为。随着不良行为的逐渐消退而加强对新的健康行为的形成。最好由当事人主动掌握这一疗法的要领,自觉接受厌恶刺激惩罚。可以说,现代行为治疗中的厌恶疗法是中医心理疗法的发展和完善,是一种通过惩罚来消除不良行为的治疗方法。现代行为疗法在采用厌恶疗法时,选用厌恶刺激时更为慎重,充分考虑患者的生理健康和心理承受力,以免对患者产生损害,并制定了现代临床心理学从业人员伦理守则以规范治疗行为。

《吴鞠通医案》记载:有章姓病人“不时脱尽衣裤上大街”,吴鞠通一边用小竹板打他,一边命令其穿衣服,患者“知痛后而自着衣,着后稍明”;《世医得效方》记载:一个嗜酒如命的酒鬼的家人把他手脚捆绑起来,放一坛酒在酒鬼口边,“其酒气冲入口中,病者急欲就饮,坚不与之”。一会儿病人吐出一块瘀血。家人将瘀血放入酒中烧煮。瘀血形状难看,又散发出恶臭味。这个嗜酒如命的人“自后虽滴酒不能饮也”。这些案例就是利用一种使人厌恶的刺激,以戒除不良嗜好或行为的疗法,即现代心理治疗中的厌恶疗法。

(三)正意顺念法

正意顺念疗法是指导患者采用静心内观、静坐调息、正心诚意等方法,将自己的注意力集中于当下的体验、意念和症状,通过志意系统的调节适应功能,帮助个体建立起身心之间的反馈调节机制,从而达到治疗中医心理疾病的目的。

《灵枢·本脏》:“志意者,所以御精神,收魂魄,适寒温,和喜怒者也。……志意和则精神专直,魂魄不散,悔怒不起,五脏不受邪矣。”“志意”系统作为人体的控制、调节机制,对心理活动中的情绪反应、认知过程、机体反应性、机体对环境气候和病理状态下的调适性等各方面具有调控功能。《素问·汤液醪醴论篇》:“精神不进,志意不治,故病不可愈。”“志意”系统协调机体内外,调和阴阳平衡,对于个体的身心健康和疾病防治具有重要意义。

“志意”系统的调节功能主要体现在御、收、适、和四个方面。“御”即统摄精神,令之不乱;“收”即安魂定魄,使之不散;“适”即调试寒温,以适应外界变化;“和”即调和情志,使之无不过或不及。所谓“正意”,正是发挥“志意”的“御”、“收”功能,通过“志意”系统对人的行为、意识、精神及本能活动的综合感知和统摄作用,促使个体对于此刻、当下形成一种专注而稳定的自我觉知。而“顺念”则是发挥“志意”的“适”、“和”功能,通过“志意”系统对人体的环境适应以及情绪调节方面的作用,帮助个体采取清静无为、顺其自然的态度来体验

笔记

当前的想法、情绪、病症，从而达到改变认知，改善情绪，实现身心反馈调节的目的。

《明医杂著》记载："昔人有云：我但卧病，即于胸前不时手写死字，则百般思虑俱息，此心便得安静，胜于服药。此真无上妙方也。盖病而不慎，则死必至，达此理者，必能清心克己，凡百谨慎，而病可或痊，否则虽有良药无救也。"当患者得知自己无药可救时，不加逃避、不加评判地关注自己当下的想法，以手指在胸前反复写"死"字，不仅获得了对"死亡"念头的再认知，并且达到了平息思虑、静心疗法的目的。

《生生子医案》记载："崔百原公者，河南人也。年余四十矣，而为南勋部郎。患右胁痛，右手足筋骨俱痛，艰于举动者三月。诸医作偏风治之不效。驰书邑大夫祝公征予治。予至，视其色苍，其神固，性多躁急。诊其脉，左弦数，右滑数。时当仲秋，予曰：此湿痰风热为痹也。脉之滑为痰，弦为风，数为热。盖湿生痰，痰生热，热壅经络，伤其营卫，变为风也。公曰：君何以治？予曰：痰生经络，虽不害事，然非假岁月不能愈也。随与二陈汤加钩藤、苍耳子、薏苡仁、红花等饮之。数日，手足之痛稍减，而胁痛如旧，再加郁金、川芎、白芥子，痛俱稍安。予以赴漕运李公召而行速，劝公请假缓治，因嘱其"慎怒、内观以需药力。"公曰：内观何为主？予曰：正心。公曰：儒以正心为修身先务，每苦工夫无下手处。予曰：正之为义，一止而已，止于一，则静定而妄念不生，宋儒所谓主静。又曰：看喜怒哀乐，未发以前，作何气象。释氏之止观，老子之了得一万事毕。皆此义也，孟子所谓有事勿正、勿忘、勿助长，是其工夫节度也。公曰：吾知止矣。遂上疏请告。予录前方，畀之北归，如法调养半年，而病根尽除。"

正意顺念疗法源自中国古代哲学思想，是一种具有典型的中国社会文化心理特征的传统心理疗法，更适合国人人格特质和社会文化基因。它所采取的清心、克己、内观、正心等方法，与西方心理治疗中的正念疗法所强调的"此刻觉知"、"注意当下"、"不作评判"具有异曲同工之妙。未来如何在现代心理学的框架下将中国传统心理治疗方法的精髓发扬光大，是一个值得深入关注和思考的问题。

（四）行为诱导法

行为诱导法是对患者进行行为的诱导，以矫正变态行为。《医部全录》有记载：让患者闻煮牛肉时散发的香味，以诱导食欲。另有《儒门事亲·病怒不食》记载：一妇人不欲食，张从正令"其旁常以两个能食之妇，夸其食美，其妇亦索其食，而为一尝之。不数日，怒减食增，不药而瘥"。此以能食之妇，夸其食香味美，藉以诱导病妇，引起食欲，故食增而病愈。

（五）行为满足疗法

行为满足疗法是指满足患者的行为需要，解除致病因素的疗法。明代蒋晓治一小儿"忽不乳食，肌肉尺削，医以为疳，晓曰：'此相思证也。'……晓令取平时玩弄之物，悉陈于前，有小木鱼，儿一见喜笑，疾遂已。"该案用玩具满足患儿之需求，消除病因，故疾可已。此外，眷念亲人者，团聚之；思念陪伴者，君回之；思乳者，与之乳；言之而人弗信，因悔致病者，以物证其言不诬，皆是行为满足之法。

（六）评价

中医行为疗法治疗方法设计精巧，疗效明显。同西方现代行为治疗相比更重视患者的自我调节，注重个体差异，秉承了中医学的"同病异治，异病同治"原则。在治疗恐怖症、抑郁症、不良情绪导致的躯体化症状和矫正不良行为等方面有显著效果。有其独特的优点和长处。然而，中医行为治疗也存在局限性：重实践而轻理论，缺乏量化研究。心理治疗案例的记载仅用一些描述性的语句，难以精确全面地反映出治疗过程和方法，不利于心理治疗技术的推广和发展。通过发掘和吸收中医行为疗法的优点有助于找到适合中国文化传统和民族心理的心理治疗方法，这也是发挥中医心理治疗的优势和推动心理治疗中国化的必经之路。

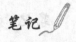

笔记

第二节 气功疗法

气功疗法是传统中医治疗体系的重要组成部分，是富于东方文明和文化特色的医学保健和治疗手段。气功疗法有数千年发展的历史，至今仍应用于临床实践，并受到越来越多的关注。

气功是以调心、调息、调身为手段、以养生、治病为目的的一种心身锻炼方式，包含多种功法。气功疗法即是将其用于治疗疾病的方法。

气功锻炼中的调心是意识状态的调控，调息是呼吸的调控，调身是姿势、动作的调控。任何一种气功功法都是以三调为内容，各种气功功法之间的区别只是三调的组成搭配不同，但三调缺一不可。此外，在任何一种气功功法中，三调又是统一的，这里的统一是相互协调、融为一体之意。三调的统一与否，是气功锻炼区别于一般体育锻炼的重要标志。跑步、跳高等一般体育锻炼也需要姿势、呼吸和意识状态的调控，例如赛跑时起跑、屏气和凝神待发的过程，但这些调控大都依次分别进行，不需要融为一体。由此可见，气功疗法具有心理疗法的某些特点，例如注重于对意识状态的调控，但它又包括呼吸调控和姿势、动作调控的内容，并要求达到三调统一的特定状态，故它又不仅仅是心理疗法。另外，气功主要是一种自我训练，在一定的理论和方法指导下，充分调动人体的自我调节功能而起到治疗的作用。

一、气功疗法的原理

气功的心身调节作用主要是通过“三调”来实现的，即“调身”“调息”和“调心”。气功强调“三调合一”，尤中“调心”是核心。

（一）调身

调身是调控身体静止或运动状态的操作活动，也称练形、身法等。调身的意义在于使身体的状态与练功所要求的境界相应。通过各种肢体活动来调整身体的各个部位，使其处于放松的状态。如练功时，要求“头悬顶、下颌微收、闭目内视、眉头舒展、嘴角稍上扬、沉肩坠肘、含胸拔背、气沉丹田、动作舒展、松静自然”等。调整身体形态，可以起到疏通经络，调节气血运行的作用。

现代生理研究表明，气功对血压、心率、心律、心排出量、肢端血管容积、血供、脉象、微循环、血液理化特性等心血管系统方面有诸多影响。我们知道，情绪变化往往伴随着生理方面的变化，这些变化多与心血管系统有着密切的关系。气功通过对生理方面的调节，也间接地调整了心理状态。

气功训练中，往往强调舒展眉头和轻扬嘴角，习练者通过有意识地多体验这种近似微笑的表情状态，使表情放松下来，相应地也会影响及心情。另外，练功时要求“闭目内视”，通过这种方法有意地将视觉与外环境隔绝，把注意力放到肢体活动、呼吸及内部的效应体会上，可以使习练者不受外界不良信息的影响。

（二）调息

调息是对呼吸的调节，主要是通过调整呼吸的方式、频率和深度等。气功多采用“腹式呼吸”，这种呼吸形式不仅会增大摄氧量，提高脑细胞的活动能力，还起到培植“元气”，按摩脏腑提高其运化功能的作用，而且也更有利于集中注意力和身体的放松。气功锻炼中尤其是练静功过程中呼吸运动的生理特点表现为：随着入静程度的加深，呼吸周期变长，节律变慢，幅度增大，呼吸运动的变化趋向均匀柔和，形成“深长慢匀”的呼吸。通过这样的方式可以帮助调节心率和血压，稳定情绪。

最主要起心理治疗作用的“调心”的原理在结合下面的内容中介绍。

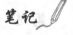

笔记

二、气功疗法中意识调控的基本技巧

将气功疗法作为心理疗法之一而运用，主要是取其调心的内容，即调控意识状态的技能技巧以治疗精神疾患，并使其调息、调身的内容服务于调心的目的。气功疗法中调控意识状态的技能技巧，主要是意守、观想和入静。

（一）意守

意守是在主观感觉上将意识移置于某一现实事物的心理操作活动。所谓“移置”，是迁移、放置之意，即将意识从头脑中移出，自然安放于意守的事物。古人所谓将心神“轻轻地放在那里”即是此意。

意守过程中放置意识的具体事物被称为意守的对象。意守的对象可以分为两类，一类是身体上或身体内的，一类在身体以外。前者可以是身体的某一部位或者某种行为，例如丹田穴、百会穴或者呼吸活动、气感动态等。后者通常是外界的景物，例如远山或者松树。意守的目的在于排除杂念和诱导感受。排除杂念是以一念代万念，即固定一个念头以截断纷纭的思绪；诱导感受是以意守对象的部位、性质为起因，引发相应的感性经验。排除杂念、以一念代万念的心理操作活动可以安定情绪，去除妄想，稳定意识状态；而由意守对象的部位、性质等特征所引导的感性经验更有直接影响人体气机运行的作用。气功理论认为，意到气到。例如，意守丹田可以使气机下降，而意守百会则效果相反。又如意守远山时视野辽阔，可使人心怀坦荡、气机宣畅；而意守松树给人以挺拔、肃穆的影响，使气机凝重、下沉。这些由意守对象的部位、性质所引发的身心效应，使意守过程从心理操作活动转化为心身操作活动，这正是意守得以影响和调节心身状态的机制所在。

从心理操作活动的特征上考虑，意守与心理学中的注意有性质上的区别。注意是意识活动的指向与集中，其指向性使意识活动有选择地反映一定的事物，表明反映的对象和范围；其集中性使意识对被反映的对象产生明晰、深刻的认识，表明反应的程度，故注意是意识反映事物的活动。意守则既无需指向又无需集中，因为意守的操作并不反映事物，而只是变换意识本身存在的位置，例如，意守丹田并不是去认识丹田，而是让意识从存在于头脑转变为存在于丹田。因此，意守是意识自身的移位活动。在气功锻炼中，意守不要求对所意守事物产生认识，而只要求将意识“轻轻地放在那里”，即所谓“似守非守”，因为意守的目的不在于认识意守对象的本质，而在于借助意守对象的单一性和感性特征以排除杂念和诱导感受。例如，意守丹田并不是要认识丹田的形象或本质，而是要借以驱逐其他念头和诱导丹田的气感。因此，注意注重理性而意守注重感性是两者的又一区别。

但意守的操作需要由注意引导，以确定意守对象的位置，并帮助意识移置于该处，然注意一旦完成了其引导之功，就须隐退，让意识自然地存在于那里。学练气功时，应认清意守与注意的区别与联系，有不少练功者进步缓慢的原因就是将意守操作为注意，引起“着相”（意识胶着于固定的形象）的偏差，也诱导不出应获得的感性经验。

另外，在指出意守操作的感性特点时，要说明形象思维和具象思维的区别。所谓形象思维，是指以表象为媒介的思维活动，而具象思维是指以物象为媒介的思维活动。表象是对于感知印象的回忆与想象，物象则是感知印象本身。表象是模糊的、不清晰的，而物象则是清晰的、逼真的。当你想念亲人的时候，脑海中浮现的形象是表象，当你梦见亲人的时候，所见到的画面即是物象。表象与物象都是感性的，但有程度的差别，表象来自于对物象的抽象，故物象的感性程度高于表象。意守操作时的思维活动是具象思维，它所要求的感性是物象性的，而不是表象性的。许多练功初学者的意守操作仅仅停留于表象程度，达不到物象程度，因而练功的效果不甚明显。由于物象清晰逼真的程度远远高于表象，它对于

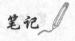

笔记

心身的影响就远远大于表象，故物象的治疗作用也远远优于表象。因此，只有将意守操作的感性程度提高到物象水平，才能够充分地引导出意守的真实效果。

（二）观想

观想是意守想象中事物的心理操作活动。观想与意守既有区别又有联系。其区别在于观想的对象与意守的对象有质的不同，观想的对象是想象的，而意守的对象是实有的；其联系在于两者都是意识的指向性操作活动，但观想是想象加指向，意守仅仅是指向。观想的对象大都是练功者所熟悉的情景，或者是所崇敬的偶像。由于摆脱了实有事物的束缚，观想的对象也可以是日常生活中根本不存在的事物，例如神话传说中的人物、景物。因此，观想对象的范围要远远大于意守，凡可以想象的事物都可以作为观想的对象。

观想的目的与意守相同，即排除杂念和诱导感受，但观想更强调后者。由于不受实有事物的局限，观想对象的设计和选择能够更加充分地考虑到诱导特定感受的需要，从而增进了诱导感受的针对性，也提高了诱导的强度。

观想的治疗作用从机制上与意守相似，但由于诱导感受的能力有所加强，观想的治疗作用要大于意守。此外，当观想的对象是观想者所崇敬的事物时，观想者对于该事物的影响更处于不加分析判断、完全接受的心理状态，这又会大大加速诱导感觉的过程，加深诱导感觉的强度，从而进一步提高疗效。故有经验的治疗家往往会利用不同民族和地区的不同文化特征，设计和选择观想对象，以求得尽可能理想的疗效。与意守相比，观想对象的设定是完全自由的，这给予治疗家广阔的天地以施展才华。在应用气功疗法作为心理疗法的治疗手段时，提高观想对象的选择和设计能力是治疗家的一项基本功。

在观想的实施过程中，治疗家的任务除了指导观想者进行观想对象的设定之外，还应对观想者的心理操作过程予以具体帮助。这主要是引导观想者尽快进入具象思维的意识状态，具体的引导过程可以借鉴催眠的某些方法，例如运用语言逐步诱导，以加速形成由观想对象所引发的特定感受，并达到物象水平。

（三）入静

入静是逐渐消除一切意识对象，使意识活动趋于中止的心理过程。所谓消除一切意识对象，即消除所有的意象——概念、表象和物象。这意味着消除了分别以这三者为媒介的抽象思维、形象思维和具象思维活动，亦即消除了一切思维活动。应注意消除思维活动并不等于消除意识活动，意识活动中除思维活动外尚有其他内容；另应注意“中止”尚不等于“终止”，中止只是暂时停止的意思，而终止则是永远消除。这不仅仅是区别词语概念的问题，而且直接与心理活动的操作相关。入静的高深境界需要由有经验的人精心指导和在旁协助，如果不慎将中止操作为终止，那就可能跨过进入天国的门槛。古时和尚、道士的坐化，就是这样操作的结果。

入静因其深度的差异可分为不同的层次。初级的入静只是不断地消除时时浮现在脑海中的各种意象的过程，其基本方法就是不断地忘却即时产生的意象，当脑海中意象的产生越来越少，间隔越来越长，以至于似有似无、时有时无时，初级入静的境界就已经达到了。中等深度的入静要求意识处于常忘的状态，即脑海中保持一片空白，不再有具体的意象产生。入静的高深境界则更要求连忘却本身也忘掉，即在舍弃了心理操作活动对象的基础上，进一步舍弃心理操作活动的主体，从而失去自我感，进入天人合一的状态，这种境界没有若干年的练功基础是不容易达到的。

入静的治疗机制与意守、观想不同，它不借助于设置特定的意识对象来诱导心身体验，而是立足于排除一切意识对象和意识活动所引起的直接的或潜在的心理生理影响，使心身回归于完全自然的状态。在心理治疗领域，许多疾病的原因都是某种情绪或某一引起应激反应的事件、情境，如果能够有效地排除它们的影响，就能够成功地治疗这些疾病。从心理

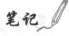

笔记

治疗的角度看，练功入静的过程恰恰就是排除这些病因的过程，故只要操作得当，入静的疗效是确凿无疑的。另据临床实践，一般的心理治疗并不需要深层次的入静，初、中层次的入静已具有良好的治疗作用，完全可以治疗通常的心身疾病。但也应指出，高层次的入静有其独特的、往往是意想不到的疗效，可以用来治疗许多疑难病症。然而由于高层次的入静境界比较难达到，临床的广泛使用有困难。据有关的研究资料介绍，约 10% 的患者可以进入高层次的入静状态，这些患者们一次练习静功的持续时间均在 4 小时以上。

对初学者来说，如果一下子忘却所有的意识对象有困难，入静的操作可以从意守开始，但此时的意守应注重发挥其以一念代万念的作用，而不去利用其诱导心身感受；待意识对象单一的境界已经形成并且稳定之后，再忘却这唯一的意识对象，便可以入静了。另外，入静过程是意识活动逐渐终止的过程，就这一过程的心理操作强度而言，呈逐渐减弱的趋势，这和意守、观想都不相同。如果在入静的过程中感到需要刻意地操作才能维持其状态，那肯定是错了。入静的成功与否和情绪活动也有密切的关系，情绪激动时必然浮想联翩，而浮想联翩意味着各种意象纷至沓来，要排除它们显然是难上加难。针对这一点，入静也可以从安定情绪入手，情绪平静下来，思绪也伴随着平静；而当情绪平静至极点时，入静的境界便已到来，这就是恬淡虚无。

以上简要介绍了意守、观想和入静的基本知识和技巧，它们是气功疗法中调心操作的主要内容。然而，仅仅掌握好调心的技巧还不足以做好调心。如前所述，气功锻炼的特点在于三调合一的操作，如果没有调息、调身的配合与融合，调心的目的也达不到。故为做好意守、观想和入静，还需要了解如何将它们与调息、调身融为一体。

意守、观想和入静都属于静功锻炼中的意识调控技术。由于没有肢体的运动，静功的调身操作技术比较简单，主要是姿势的调配。静功的姿势可分为站式、坐式、卧式三大类。站式在潜意识中有防止跌倒的警觉，这种警觉是与意守、观想和入静无关但又会影响它们向深层次发展的潜在心理活动，故站式不够理想。卧式亦不甚佳。日常生活之中，人在躺卧时对于意识活动的控制能力较站式、坐式差，既容易浮想联翩，又容易昏昏欲睡，这显然不利于意守、观想和入静的操作。相比之下，能与意守等三种调心操作技术配合、融合在一起的姿势首推坐式。静功的坐式又分为数种，例如有平坐、靠坐、跪坐、盘坐，其中盘坐为最佳。盘坐改变了平时人体上实下虚的体式，成为下实上虚，且双腿盘为三角形，具有稳定性，故坐姿最为沉稳，可使心神安定，有利于意守、观想和入静的操作。从调心与调息操作技术融合的角度考虑，建立在气机沉稳基础上绵绵不绝的气息是意守、观想和入静的要求。气机沉稳即气沉丹田，指呼吸的支点下沉，形成腹式呼吸。气息绵绵指出入气息之间没有间隔，融为一体。气机下沉可使神气内敛，避免心情浮动；气息绵绵可使境界平稳，意识无有间断。就调息与调身的联系而言，站式气机不易下沉，卧式气机容易散乱，均不易做到气息绵绵，只有坐式更尤以盘坐最符合需要。故三调合参，意守、观想和入静与绵绵的气息、盘坐的姿势为最佳组合。在此基础上勤修多练，可逐渐达到三调合为一调，一调包含三调的境界。

除上述意守、观想和入静的意识调控技术之外，气功疗法中的自发动功以及某些强制性的、大活动量的动功，作为一种强烈的宣泄手段也可用于治疗精神疾病，且应用得法可以有很好的疗效，但这些方法在操作规范上尚不够成熟，临床经验的积累也还嫌不足，盲目使用容易导致气功偏差，故这里仅予提及。

三、心神疾病中气功疗法的适用范围

气功疗法对于具体精神病症的针对性往往并不强，临床上同一种功法可以用治多种病症，同一种病症的治疗也可以应用不同的功法。这是因为，气功疗法属于整体疗法，旨在从

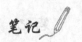

笔记

整体上恢复、保持和增强人体功能状态的平衡与协调，其针对性从本质上不在于具体的一病一症，而在于整体功能状态的盛衰。

因此，总起来说，若从病种上划分，各种神经症是气功疗法的治疗对象，而重症精神病则不适宜应用气功疗法。因为神经症患者大都保持着对疾病的自知力，自我意识尚完整，能够实现对于意识状态的自我调控，这是进行以调心、调息、调身的统一操作为内容的气功锻炼所必不可少的前提条件。而重症精神病患者的人格已欠完整，意识状态的自我调控难以实现，失去了应用气功疗法的内在机制。另外，若从病程上划分，各种精神疾病的急性发作期，包括神经症在内，气功疗法未必适用，而它们的临床缓解期，包括重症精神病，均可应用气功疗法以治疗疾病或防止疾病的再次发作。

还应注意，应用气功疗法治疗心神疾病尚属于起步阶段，目前多作为辅助疗法使用，多与药物疗法等其他疗法并用，完全单一使用气功疗法的病例亦有报道，但不多见。

四、选功、教功和查功

选功、教功和查功是应用气功疗法治疗心神疾病的基本步骤，是治疗家的实际工作过程。

（一）选功

选功是气功治疗的首要环节。常用的选功方式有两种，一是从已有的功法中选择，一是自行设计功法。前者是从流行的、治疗家所熟悉的功法中选择一、二种切合患者病情的功法直接应用；后者则是针对患者的病情，按照三调组合的规律灵活编排功法。显然，前种方式较为方便，而后种方式有更强的针对性。在实际临床治疗中，两种方式可配合使用。例如，可选一种适合患者的流行功法作为基础，而后在三调的具体操作上根据病情做适当的调整，或自行编排一种直接针对病情的功法，但以某种流行的功法为蓝本，以利于患者学练。

另外，为遵循练功过程中阴阳平衡、动静结合的原则，在选定了主要功法之后，可再选配一种辅助功法，主要功法是动功者，辅助功法选静功，反之则选动功。这样搭配对于提高疗效、防止偏差和增强练功的趣味性都有积极意义。

（二）教功

教患者学练选定的功法是气功治疗的中心环节。教功的方式往往因治疗家的个性而多种多样，但讲授、演示、带练、正误等均是教功过程中必不可少的组成部分。讲述是讲解功法的历史源流、治疗效果和操作要领等内容，以简洁为要，重点讲操作要领。演示是作出示范动作，除治疗家亲自进行外，还可配合图片、模型、幻灯、录像等以增强效果。带练是带领患者练功，只有通过带练，才能营造适当的气氛，使患者进入练功境界。正误是纠正患者练功时的错误，保证患者正确地学会所教授的功法。

教功以集体教为好，气氛活跃，又可互相启发，但人数不宜太多，一二十人为宜，过多则难以照顾周全，影响教学效果。带练是教功的关键，治疗期间经常带领患者集体练功是提高疗效、避免偏差和增强练功持续性的必要手段。

（三）查功

查功是使气功治疗按预期方向进行的保证性环节。它包括两个部分，一是查看练功是否规范，二是查看病情的变化状况。查功不仅是督促患者加强练功的有效步骤，而且是检验治疗家所选择的功法是否正确和准确的过程。如果患者认真坚持练功，病情逐渐向康复的方向发展，说明功法的选择是正确的；如果患者练功不错，但病情却未向好的方向发展，那就需要全面考虑原因，其中包括检讨功法的选择是否妥当。

查功可以安排患者自查的内容，例如由治疗家设计适当的表格交患者填写。气功疗法的特点是其主动性，要注意时时引导和调动患者的主动意识以增进疗效。

笔记

第三节 中医音乐疗法

音乐疗法是一种以心理治疗的理论和方法为基础，运用音乐特有的生理、心理效应，使求治者在音乐治疗师的共同参与下，通过各种专门设计的音乐行为，经历音乐体验，达到消除心理障碍、恢复或增进心身健康目的的治疗方法。

现代音乐治疗学是一门十分年轻的学科，从第二次世界大战中美国野战医院的护士用音乐缓解了大量“战壕休克”开始，到1944年美国密歇根州立大学设立专门的音乐治疗课程来训练专业音乐治疗师，现代音乐治疗学得到了迅速的发展。1950年美国成立音乐疗法协会，标志着音乐治疗学作为一门新兴的学科正式诞生。中国的现代音乐治疗起步较晚，开始于20世纪80年代初期，但源于古典中医学整体观思想的音乐疗法和保健理论却源远流长。音通人心、乐和阴阳，音乐有益于身心健康，已经是自古以来的共识。中医音乐疗法集歌曲吟唱、演奏、聆听和舞蹈等多种表现形式为一体，并可结合其他疗法同时进行，内容丰富、形式多样。本节对中医音乐疗法进行系统的总结和阐述。

一、中医音乐疗法的起源

（一）远古时期

中国音乐疗法的历史，可以从近代回溯到遥远的古代。在距今七、八千年前的新石器时代出土文物研究中，发现一些描绘音乐舞蹈行为的图案，并可以意会到其中的保健治疗意义，如仰韶文化、马家窑文化、龙山文化等。《吕氏春秋·古乐篇》云：“昔陶唐之时……民气郁阏而滞着，筋骨瑟缩不达，故作舞以宣导之。”可见，原始歌舞实际就是一种音乐运动疗法，对舒解郁气、畅达筋脉、调理心身确有好处，而且容易普及施行。

（二）春秋战国时期

随着中华古代文明的全面发展，中国音乐保健治疗的思想和方法也得到发展和完善，形成早期中医音乐疗法的思想体系。思想家孔子把音乐列入“六艺”，即礼、乐、射、御、书、数，并选编、整理出我国最早的民歌总集《诗经》。特别强调“乐”的教化作用，将“礼乐”或“礼乐兵刑”并称，提出对人的教育要“兴于诗，立于礼，成于乐”（《论语·泰伯》），把乐教作为完成诗教与礼教的最后手段，认为通过乐教才能完善人格。孔子还认为“安上治民，莫善于礼，移风易俗，莫善于乐”，把音乐作为陶冶性情和洗涤心灵的工具，通过音乐的作用来改变人的行为和习性。

秦国著名医家医和对音乐与健康的关系有过深刻的论述，据《春秋左传·昭公元年医和论乐》记载：“中声以降，五降之后不容弹矣。于是有繁手淫声，滔湮心耳，乃忘平和，君子弗听也。物亦如之，至于烦，乃舍也已，无以生疾。君子之近琴瑟，以仪节也，非以韬心也。天有六气，降生五味，发为五色，征为五声，淫生六疾。”认为听音乐、演奏音乐都必须有选择、有节制，才有益于身心，否则对身心不但无益反而有害。

《乐记》是我国最早、影响最大的音乐理论专著，为《礼记》的一个篇章，是儒家重要典籍之一，相传为孔子再传弟子公孙尼子所作。汉成帝时，刘向校《礼记》辑得二十三篇，以十一篇编入《乐记》，这十一篇包括：乐本、乐论、乐礼、乐施、乐言、乐象、乐情、乐化、魏文侯篇、宾牟贾篇、师乙篇等。《乐记》对音乐理论进行系统的整理，把五音（角、徵、宫、商、羽）的理论确定下来，探讨音乐的原本、音乐的产生与欣赏、音乐对社会与个人的作用，重视乐和礼的关系。《乐记》云：“乐者乐也，琴瑟乐心；感物后动，审乐修德；乐以治心，血气以平。”从中可透视出音乐与心身调理的关系。

笔记

先秦时代的《黄帝内经》认为音乐与宇宙天地和人体气机是密切相通的，把五音引入医学领域，不但与人体内脏、情志、人格密切联系，而且可以用来表征天地时空的变化。《灵枢·五音五味》有专章命题论述，把五音所属的人，从性质和部位上，分别说明它和脏腑阴阳经脉的密切关系，并指出在调治时应取的经脉。同时又列举五谷、五畜、五果和五味，配合五色、五时对于调和五脏及经脉之气各有重要作用(表4-1)。《素问·阴阳应象大论》《素问·金匮真言论》把五音阶中宫、商、角、徵、羽与人的五脏(脾、肺、肝、心、肾)和五志(思、忧、怒、喜、恐)等生理、心理内容用五行学说有机地联系在一起，详细地提出:"肝属木，在音为角，在志为怒；心属火，在音为徵，在志为喜；脾属土，在音为宫，在志为思；肺属金，在音为商，在志为忧；肾属水，在音为羽，在志为恐。"《灵枢·阴阳二十五人》中，根据五音多与少、偏与正等属性来深入辨析身心特点，是中医阴阳人格体质学说的源头，由此可以进一步指导选择合适类型的音乐，体现出辨证配乐的理论基础。

表4-1 五音与五行同构图

五行	五方	五脏	五音	五声	五味	五窍	五体	情志		
								五志	所伤	所制
木	东	肝	角	呼	酸	目	筋	怒	怒伤肝	悲胜怒
火	南	心	徵	笑	苦	舌	脉	喜	喜伤心	恐胜喜
土	中	脾	宫	歌	甘	口	肉	思	思伤脾	怒胜思
金	西	肺	商	哭	辛	鼻	皮	忧	忧伤肺	喜胜忧
水	北	肾	羽	呻	咸	耳	骨	恐	恐伤肾	思胜恐

中医五运六气学说，提出五音健运、太少相生。五运的十干各具阴阳，阳干为太，阴干为少。例如：甲己土宫音，阳土甲为太宫，阴土己为少宫，太为有余，少为不足。又如甲为阳土，阳土必生阴金乙，即太宫生少商；阴金必生阳水丙，即少商生太羽；阳水必生阴木丁，即太羽生少角；阴木必生阳火戊，即少角生太徵；阳火必生阴土己，即太徵生少宫。如此太少反复相生，则阴生于阳，阳生于阴，而不断地变化发展。应用五音来表征大自然时空变化的规律，成为"天人合一"学说的重要基石。(图4-1)

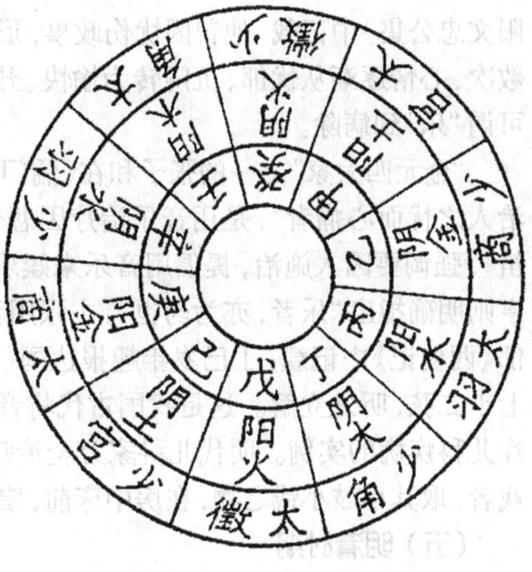

图4-1 五音太少相生图

(三)两汉魏晋时期

司马迁在《史记·乐书》中提出:"调和五声以养万物""故乐行而伦清，耳目聪明，血气平和，移风易俗，天下皆宁。故曰'乐者乐也'。""故音乐者，所以动荡血脉，流通精神而和正心也。""是故君子反情以和其志，比类以成其行。"认为音乐具有通达血脉、振奋精神、防治身心疾病的作用，音"正"乐"和"才符合养生保健的规律，才能对人产生积极的影响。

东汉班固在《白虎通德·礼乐》中提出:"闻角声莫不恻隐而慈者，闻徵声莫不喜养好施者，闻商声莫不刚断而立事者，闻羽声莫不深思而远虑者，闻宫声莫不温润而宽和者。"认为不同的音调对人产生不同的心理作用，会潜移默化地影响人们的思想和性情。

阮籍在《乐论》中指出:"乐者，使人精神平和，衰气不入，天地交泰，远物来集，故谓之乐也。"认为音乐是一种能够让人精神安宁、身体健康的积极方法。

笔记

嵇康在《声无哀乐论》中说："躁静者，声之功也；哀乐者，情之主也。"在《琴赋并序》中说："若和平者听之，则怡养悦愉，淑穆玄真，恬虚乐古，弃事遗身。"认为人在听到不同曲调的音乐之后，会有不同的情感体会，这也是音乐能作用于人体，调节人的情绪状态的原因。他强调欣赏音乐要有平和的心绪，这样听音乐就能使人心情愉快，甚至达到恬淡虚无的境界。嵇康还在《养生论》中记载，西汉时的窦公年幼时不幸双目失明，整日郁郁寡欢，忧闷成疾。后来学会了弹琴，每遇不悦之事，即以琴抒怀，宣泄感情，调节心志，久之不但解除了病痛，还活到高寿。

（四）隋唐至金元时期

《隋书》载："夫音本乎太始，而生于人心，随物感动，播于形气。形气既著，协于律吕，宫商克谐，名之为乐。乐者，乐也。圣人因百姓乐己之德，正之以六律，闻之以五声，咏之以九歌，舞之以八佾……礼定其象，乐平其心，外敬内和，合情饰貌，犹阴阳以成化，若日月以为明也。""教之以风赋，弘之以孝友，大礼与天地同节，大乐与天地同和，礼意风猷，乐情膏润。"阐述了音与乐的由来及乐对人的教化作用，并说"大乐"是符合天地之道的，对人的身心有好的影响。

《晋书·乐志》中有："是以闻其宫声，使人温良而宽大；闻其商声，使人方廉而好义；闻其角声，使人恻隐而仁爱；闻其徵声，使人乐养而好施；闻其羽声，使人恭俭而好礼"即通过"五音"可以把握人的性格与行为。

自唐宋以来，音乐治疗已广泛地应用于临床。唐代诗人白居易酷爱音乐，曾有诗《好听琴》曰"本性好丝桐，心机闻即空，一声来耳里，万事离心中；清畅堪销疾，恬和好养蒙，尤宜听'三乐'，安慰白头翁。"诗句强调了音乐对人的心理调节功能。宋代文学家欧阳修在《欧阳文忠公集》中记载，他曾因忧伤政事，形体消瘦，屡进药物无效。后来，每天听古曲《宫声》数次，心情逐渐从忧郁、沉闷转为愉快、开朗。欧阳修深有感触地说："用药不如用乐矣。"真可谓"乐"到病除。

"金元四大家"之一的张子和在《儒门事亲》中提出"以针下之时便杂舞，忽笛鼓应之，以治人之忧而心痛者"，是用音乐治疗因悲伤过度而心痛的实例。他还提出"好乐者，与之笙笛"，强调要因人施治，提倡用音乐来娱乐精神、冲淡病痛。同为"金元四大家"的名医朱震亨则明确指出"乐者，亦为药也"，主张用音乐作为一种精神疗法，为患者解除痛苦。元代刘郁《西使记》中记载：丁巳岁年趣报达国（今巴格达）首领头痛，医不能治。一伶人作新琵琶七十二弦，听之立解。这是我国古代将音乐用于治疗疾病的明确记录。另外也有用音乐治疗儿科疾病的实例。明代儿科家万全治疗小儿喜睡，二目不能开，"令其全家中平日相与嬉戏者，取其小鼓小钱之物，在房中床前，唱舞以娱之，未半日，目开而平复也。"

（五）明清时期

这一时期，音乐作为一种治疗手段受到了许多医家的重视。明代的张景岳对音乐疗法推崇备至，并对其治病机制研究颇深。他在《类经附翼》中对音乐疗法有专篇《律原》进行论述，提出音乐"遂以十二律为神物，真可以通天地而合神明"，即音乐可通过心理效应而起到养生康复的作用。明代龚居中提出"歌咏所以养性情。"意思是练习歌唱，可以陶冶心性，减少疾病。

明代李贽在《焚书·琴赋》中首先论证了："琴者心也，琴者吟也，所以吟其心也。人知口之吟，不知手之吟；知口之有声，而不知手亦有声也……同一琴也，以之弹于袁孝尼之前，声何夸也？以之弹于临绝之际，声何惨也？琴自一耳，心固殊也。心殊则手殊，手殊则声殊……故蔡邕闻弦而知杀心，钟子听弦而知流水，师旷听弦而识南风之不竞，盖自然之道，得手应心，其妙固若此也。"论述了音乐可以表现情感，音乐的创作过程就是人心内在情感外在流露的过程，操琴者当下的心情可由所演奏的琴声中流露出来，懂乐的人亦可由琴声

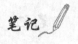

笔记

中推断出操琴者当下的思想动态。

清代名家吴师机，尤其重视音乐疗法的作用。他在《理瀹骈文》中赞曰：“七情之病也，看花解闷，听曲消愁，有胜于服药者矣。”认为有节制地选听乐曲，有利于精神舒畅、机体健康和疾病康复。

明末清初著名医学家喻昌在《医门法律》中提出：“《内经》本宫商角徵羽五音、呼笑歌哭呻五声，以参求五脏表里虚实之病。”

清代医书《医宗金鉴》载：“声为音本，音以声生。声之余韵，音遂以名。角徵宫商，并羽五音。”论述音与声的关系，声是根本，因声而命名出音，不同的声冠以不同的音名，于是有了角、徵、宫、商、羽五音。“五声之变，变则病生，肝呼而急，心笑而雄，脾歌以浸，肺哭促声，肾呻低微。色克则凶。”论述五音在临床中的应用，通过五音、五声、五脏的对应关系，以诊断治疗五脏之表里虚实之证。“喜心所感，忻散之声。怒心所感，忿厉之声，哀心所感，悲嘶之声。乐心所感，舒缓之声。散心所感，正肃之声。爱心所感，温和之声。”论述了音乐与情绪的对照关系，当人处于不同的情绪状态中时，对反映当下这种情绪的音乐更易于接受，即“同声相应”、“同气相求”，为音乐疗法的反治法提供了理论依据。

此外，清代医家徐灵胎《乐府传声》对音乐疗法的发展也起到了推动作用，在《乐记》《律历志》《太平经》《养生论》《论衡》等文献中也蕴涵着丰富的音乐治疗思想。这一阶段关于音乐与人体及疾病关系的论述为现代音乐治疗理论的发展提供了宝贵的借鉴，并为音乐治疗学理论体系的构建搭造了基础框架。

二、中医音乐疗法的原理

近十多年来，随着人类医学模式的变化和对中医学的再认识，中医传统音乐疗法开始受到不少国内外音乐治疗学者的积极关注，并展开了研究，结合中医心理学的发展，取得了一定的临床效果，逐渐成为一个新的研究领域。音乐治疗具有卓著的情感及精神效应、联想效应和心身效应，是调节精神心理状态的最佳手段之一，是针对患者心理、在中医心理学理论指导下进行治疗的一系列方法。

（一）中医心理学理论基础

中医心理学在传统中医基础理论指导下发展，渗透在情志养生、治未病观念及健康管理等方面，成为整体养生康复的重要组成部分。中医学的核心就是如何保存和提升人体内在的整体生命力，通过各种方式来调节心身状态，恢复和激活自我康复能力，来达到临床治疗疾病和克服功能障碍的目的。中医的核心整体观是心身一元整体观。中医的生命认识结构可以用“神(精神)—气(气血)—形(形体)”三角来表达(图4-2)。

在上图中医心理学的核心三角结构当中，“精神”处于顶端的位置，是形和气的主宰控制者。《素问·宝命全形论》中将治神放于第一重要的位置，治神的概念是中医心理学的主要观点，在生命的自我康复体系中处于顶端的位置。

中医所认识的精神心理体系，也可以用一个小三角结构来表达，“意志—认知—情志”中医心理三角理论(图4-3)，核心在于精神意识的自组织能力，如《内经》中所描述的“恬淡

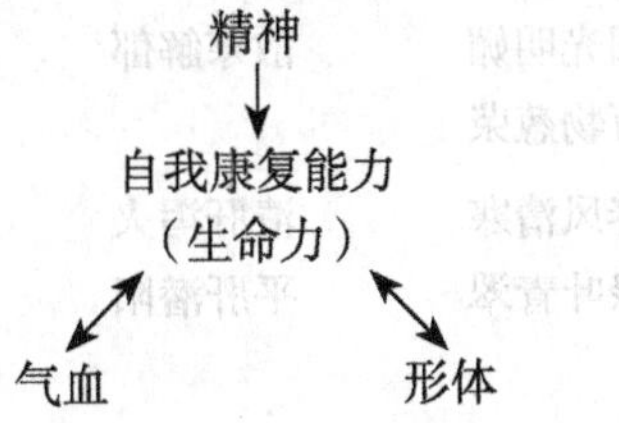

图4-2 中医理论中的生命结构图

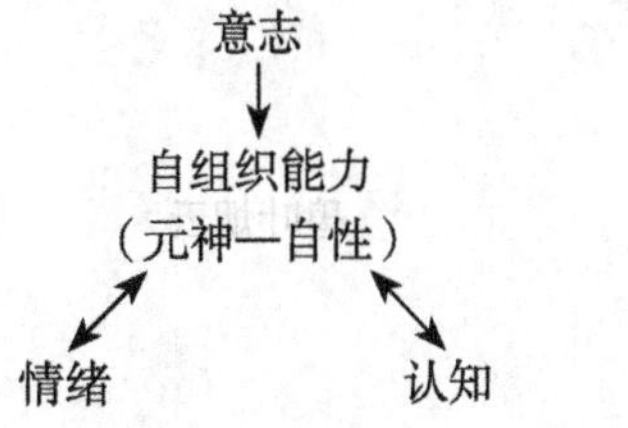

图4-3 中医理论中的精神心理体系

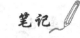

笔记

虚无"的境界，在此自性的状态之中，蕴含所有发生的可能性。与传统文化体系相连接，相当于道家"无极生太极"的状态，以及佛家"真空妙有"的真空状态，也就是出生之前的一片虚无而又实在的整体功能状态，这与生命、意识和宇宙的起源相关联，是一切发生的源头。一切精神心理的调摄，最终都要通过这个"恬淡虚无"的核心产生联系，是乃治神之道。

中医认为：人的精神意识有元神、识神两种，分藏于不同地方，其功能作用亦有差异。"脑中为元神，心中为识神。元神者，无思无虑，自然虚灵也；识神者有思有虑，灵而不虚者也，此中妙谛，慧心可静参也"(《医学衷中参西录·人身神明诊》)。音乐的调节作用亦可以泛义为一种慧心参玩的形式。如果将元神理解为潜意识的话，那么识神就是显意识。有明确涵义的文字，处于觉醒的逻辑思维状态，是显意识(即识神)的典型表现；没有明确涵义的音乐，处于朦胧的非逻辑意识状态，是潜意识(即元神)的典型表现。语言需要在接受家庭、学校、社会的教育后，经过相当长的时间才能系统掌握。而音乐并不像语言那样困难和严格，属于另外一种意识信息感应通道。音乐更多作用于元神领域，开发原始的潜意识状态，能够启迪智慧、促进人的思维和心身发展，使人进入物我两忘的意境，重组意识，消除心理障碍。

(二) 中医音乐疗法的基本形式

中医音乐疗法是在中医理论基础上，根据宫、商、角、徵、羽(分别对应 1、2、3、5、6)这五音表现为基础，以五音调式来分类，力求准确地符合五脏的生理节律和特性，结合五行对人体体质人格的分类，分别施乐，从而调节情绪、认知和意志，导引精神，促进人体脏腑功能和气血运行的正常协调。

1. **土乐** 以宫调为基本，风格悠扬沉静、淳厚庄重，给人如"土"般宽厚结实的感觉，根据五音通五脏的理论，宫音入脾，对中医脾胃功能系统的作用比较明显。

2. **金乐** 以商调为基本，风格高亢悲壮、铿锵雄伟、肃劲嘹亮，具有"金"之特性，根据五音通五脏的理论，商音入肺，对中医肺功能系统的作用比较明显。

3. **木乐** 以角调为基本，风格悠扬、生机勃勃、生机盎然，曲调亲切爽朗，舒畅调达，具有"木"之特性，角音入肝，对中医肝功能系统的作用比较明显。

4. **火乐** 以徵调为基本，旋律热烈欢快、活泼轻松，构成层次分明、情绪欢畅的感染气氛，具有"火"之特性，徵音入心，对中医心功能系统的作用比较明显。

5. **水乐** 以羽调为基本，风格清纯、凄切哀怨、苍凉柔润，如天垂晶幕、行云流水，具有"水"之特性，羽音入肾，对中医肾功能系统的作用比较明显。

近现代以来，基于五行理论的音乐治疗有了初步的发展，按中国音乐学院编制的中国天韵五行音乐，五音调式和意境是比较符合中医五行理论的一套音乐，可以结合患者的不同体质或证型给予安排设置。该五行音乐每行分阴阳二韵，可用于辨证施治，兹简要介绍如下(表 4-2)。

表 4-2 中国天韵五行音乐

理论依据	曲目	调式	意境	功效	适应证
肝属木，在音为角，在志为怒	玄天暖风	阳韵	春风和暖 阳光明媚 万物葱荣	补益肝气 散寒解郁	眩晕耳鸣 夜寐多梦 肢体麻木
	碧叶烟云	阴韵	春风清寒 绿叶青翠	清肝泻火 平肝潜阳	头晕胀痛 烦躁易怒 面红目赤 失眠多梦

笔记

续表

理论依据	曲目	调式	意境	功效	适应证
心属火，在音为徵，在志为喜	荷花映日	阳韵	夏日炎炎 荷花清香 四溢	补益心阳 养心安神	心悸不安 胸闷气短 失眠多梦
	雨后彩虹	阴韵	雨后爽洁 彩虹明丽	清心降火 安神定志	心胸烦热 面红口渴
脾属土，在音为宫，在志为思	黄庭骄阳	阳韵	骄阳似火 湿气尽消	温中健脾 升阳益气	食少腹胀 神疲忧郁 腹泻 脏器下垂
	玉液还丹	阴韵	清泉润泽 清凉甘甜	清火和胃 清积导赤	胃脘胀痛 内火郁积
肺属金，在音为商，在志为忧	晚霞钟鼓	阳韵	晚霞满天 钟鼓振荡	补益肺气 宽胸固表	喘咳无力 自汗怕风
	秋风清露	阴韵	秋月清朗 清露寒爽	滋阴清热 润肺生津	干咳少痰 身心烦热
肾属水，在音为羽，在志为恐	伏阳朗照	阳韵	冬日正午 阳光温暖 寒中见暖	温补肾阳 固精益气	腰膝酸软 畏寒肢冷 滑精阳痿 宫寒带下
	冰雪寒天	阴韵	冰雪清寒 天地纯净	清心降火 滋肾定志	心烦意乱 眩晕耳鸣 梦遗闭经

附：三分法

从整体观和辨证观出发，根据中医取类比象思维，简单分为阳性、阴性和中性三种，应用在心身康复音乐治疗中，导引调理人体心身功能状态，辨证施乐，移精变气，导气流畅，引神至和，恬淡虚无，心身康泰，临床也比较实用。以常规古琴音乐为例，如下：

阳性曲目：《弹琴》《归去来辞》《流水》《梅花三弄》《渔樵对答》，阳主动，主升，色彩光明，情绪开朗，旋律流畅动感，有养阳行气、强壮功效。

中性曲目：《春晓吟》《莲心》《双鹤听泉》《玉树临风》，中主和，中正平和，阴阳平衡，自然无为，恬静安详，有养神和志、柔和功效。

阴性曲目：《碧涧流泉》《六祖偈言歌》《鸥鹭忘机》《文王操》，阴主静，主降，色彩宁静，抒情舒缓，旋律柔和委婉，有养阴益气、宁静功效。

（三）中医音乐治疗的综合形式

《乐记·师乙》认为：音乐对人的行为思想和感情进行层层深入地揭示，按其对情绪抒发的程度和方式不同，分为诗、歌、舞三类，均是音乐最常结合，用以调节精神心理状态的形式。

1. 诗 是指用歌词来表达志向，抒发感情的一类音乐。如古今的词牌、曲牌，《诗经》中的风、雅、颂，其曲调的情绪一般是固定的，而当诗词填入后，歌词的内容就能抒发感情，表

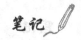

笔记

达意愿，如《水调歌头》《小坡羊》等。

2. **歌** 是指用声音来表达志向、感情的一类音乐。重在旋律，如器乐曲《高山流水》《广陵散》等。歌吟疗法是以歌唱或吟咏为主要内容，从而达到调节情志、锻炼肺气等目的，以此来防病治病的一种方法。多用于胸闷气急、神情抑郁等病症。

3. **舞** 是指用动作配合诗或歌的旋律与节奏，来表达志向，抒发感情的一类动态行为的音乐活动。如大型乐舞《霓裳舞》，有其固定的音乐旋律和舞蹈动作的配合。包括舞蹈运动和观赏舞蹈两种具体方法，舞蹈运动可防治慢性关节病变，观赏舞蹈多用于郁病、嗜睡及肢残体弱者。

诗、歌、舞三者均发自于内心，对情感的抒发是层层深入、依次增强的。故《乐记·师乙》说："故歌之为言也，长言之也。说之故言之，言之不足，故长言之，长言之不足，故嗟叹之，嗟叹之不足，故不知手之舞之，足之蹈之也。"诗词、歌曲、舞蹈也是人心身发展的需要。

三、五音处方的组成规律

（一）中和之道

中和之道源于中国传统儒家文化的代表思想——中庸之道。儒家认为："不偏之谓中，不易之谓庸。"中者，天下之正道。庸者，天下之定理。"中"不是指中间，而是指适合，中庸之意就是要找到处理问题最适合的方法。中庸思维模式在社会交流的互动情境中，表现得最为明显。在交流中，一方面隐含了个人本身的自我感受，另一方面也隐含了外在给予的要求，还包括了人际互动的情境脉络。中庸思维可以通过对自我和外在情境的省察，对他人行为的感受，对自身行为的把握，使人在不同的情境中灵活地表现出不同的行为和面貌，因而促进个人适应能力的提高。中庸思想深刻地影响了中国人社会交流的思维模式和行动方式，也是中国人调节内在心理的重要方式，当然也渗透影响了中医学。中医调节处理对立二元世界的方法特征，可以提炼为一个"和"字，包括人与自然、社会生活，人与自身和外在的万事万物的关系。此外，在强调人与环境本是一个整体之余，更深刻地追求一种内在的和谐状态，一种人自身整体的和谐，以及人与自然环境和社会环境的和谐关系，在此种和谐的状态中获得幸福，实现人生的存在价值和意义。

和谐的本质，不是混合，而是和而不同，在差异性中找到协同点，比如在对立之中找到平衡点，经典太极图所表达的意思即是如此。动静本是对立不同的两种行为，中国传统文化则强调动静结合、动中求静，或静中求动、动静互根互用，积极进取之中自然稳重，在宁静中致远等。这与中医学理论中阴中求阳，阳中求阴的思想本质是一致的。

中医的中和之道，是对中国传统文化的忠实传承，对于处理矛盾对立双方的智慧演绎，是十分全面的。《乐记·乐论》认为："乐为天地之和"，中国传统音乐是表达"中和之道"的艺术，强调"中和之美"，所谓"滋味声色所以养人"，过度则易生病，平和可养生益寿。和谐、自然、不追求强烈的音乐，能够协调人与自然的关系，非常宜于治疗、平衡身心。

（二）情绪调节

中国传统音乐表达朦胧、超越的艺术意境，与人类精神心理世界紧密相连，其中音乐与情绪的相关性，是比较容易把握的，可以成为与西医学和现代音乐治疗学之间沟通交流的重要衔接点之一。中医认为七情过激能引起气机的过度变化，"怒则气上，恐则气下，惊则气乱，喜则气缓，忧则气聚，悲则气消，思则气结。"情绪过激能导致体内功能失衡，是引起情志疾病的主要因素（图 4-4）。

中医认为人的各种情志之间具有相互滋生和相互制约的动态关系，针对情绪的过激变

笔记

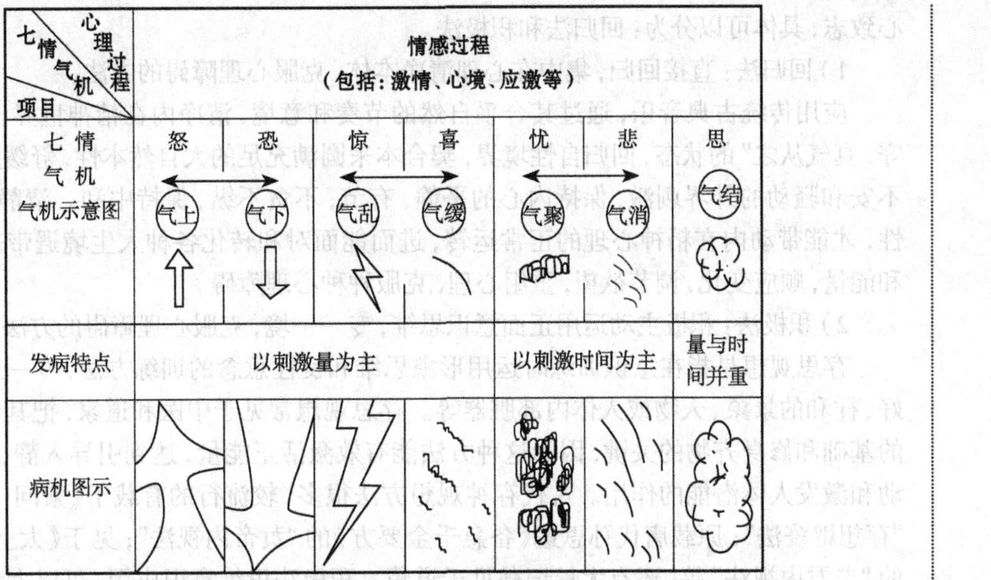

图 4-4　七情导致气机异常示意图

化，中医提出了情志相胜理论，《素问·阴阳应象大论》说："怒伤肝，悲胜怒；喜伤心，恐胜喜；思伤脾，怒胜思；忧伤肺，喜胜忧；恐伤肾，思胜恐。"当某种情绪过甚而致发病时，可以用另一种"相胜"的情志来"转移"、"制约"或"平衡"它，从而使过度的情绪得以调和。该法的要点在于情绪转移、制约和平衡，也可配合音乐、文学、美术等其他艺术形式来更好地实现。

例如，肝阳上亢类型高血压患者容易发怒，我们给予其商调式或悲伤色彩较浓的音乐聆听，如《小胡笳》《江河水》《汉宫秋月》《双声恨》和《病中吟》等，这些乐曲以悲情见长，凄切感人，有良好的制约愤怒和稳定血压作用。

如果是阴虚阳亢类型患者，还可以选择羽调的水乐，如《二泉映月》《寒江残雪》《平沙落雁》《潇湘水云》《小河淌水》等，这些乐曲有柔和、清润的特点，能导引精气、滋阴潜阳。还可根据患者的心理特点，投其所好，安排一些欢乐愉快的乐曲，如《花好月圆》《喜洋洋》《瑶族舞曲》《喜相逢》《鸟投林》等，或升发调畅的音乐，如《光明行》《霸王卸甲》《战台风》《赛龙夺锦》等，或温厚中和的音乐，如《梅花三弄》《阳春白雪》《霓裳曲》《满庭芳》《忆多娇》等，使患者的愤怒情绪得以顺势转移、宣泄或抚慰，再施之以悲调乐曲，则亢阳兴奋的状态得到化解，气血恢复平衡，心中平和自然显现。

根据脑功能学，各种情绪产生于大脑中枢，它们之间相互作用，有微妙的复杂联系。情绪心理应激导致神经—内分泌—免疫调节网络功能失调，是产生各种身心疾病的重要原因之一。这与中医理论不谋而合：中医学的整体论和辨证观早就认识到人的各种情志不是孤立存在的，而是具有相互滋生和相互制约的动态关系。故中医情志理论的描述与人的状态相结合，更为直接和生动，并指导临床各种方法的运用。

（三）结合其他方法

1. 结合精神心理的调节　根据精神三角结构，我们将结合精神心理调节的音乐疗法分为三种类型：

（1）精神内守法：以调节意志为要，引导调治者进入和谐、安定、平静、喜悦的精神状态。中医认为，心为五脏六腑之主，心动则五脏六腑皆摇，肯定了心理因素对机体各脏器生理状况和过程的重要影响。"恬淡虚无，真气从之，精神内守，病安从来。"保持心理的平衡和对环境的适应性是减少疾病和加快身体康复的基本健康策略。内守之道，在于合一，专

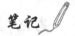

笔记

心致志，具体可以分为：回归法和积极法。

1）回归法：直接回归，集中在心理清净本体，克服心理障碍的方法。

应用传统古典音乐，通过其合乎自然的节奏和意境，清净内在精神世界，达到“精神内守，真气从之”的状态，回归自性境界，契合本来圆满充足的大自然本性，舒缓那些引起内心不安和骚动的外界刺激，保持内心的平静，有节，不贪不纵，保持中和。清静归零，获得灵性，才能带动内在精神心理的正常运转，进而能面对和转化各种人生境遇带来的不良信息和能量，顺应变化，调节欲望，重组心理，克服种种心理障碍。

2）积极法：积极主动运用正面意识思维，专一一境，克服心理障碍的方法。

存思观想是指在意识训练时运用形象思维和良性意念的训练方法，专一地想象各种美好、祥和的景象、人物或人体内部脏器等。存思观想常见于中医和道家，把其作为意识训练的基础和修身齐物的关键，因为这种方法能有效激活正能量，达到引导入静，治病健身，调动和激发人体潜能的作用。古代存神观想方法很多，较流行的有载于《素问·利法论》的：“存想辟疫法”；原载唐代孙思邈《备急千金要方》的“黄帝内视法”；见于《太上老君内视经》的“老君内视法”等，还有大量记载见于道藏。积极法思维意识应用，可以大大提高人体心理正能量，进而消除负面意识的思维，克服心理障碍。

（2）认知引导法：《素问·移精变气论》中说：“古之治病，惟其移精变气，可祝由而已。”所谓移精变气，就是移易精神，改变气机。《灵枢·贼风》：“黄帝曰：其祝而已者，其故何也？岐伯曰：先巫者，因知百病之胜，先知其病之所从生者，可祝而已矣。”所谓“祝由”就是祈祷祝福，并告之疾病的来由，包含明示和暗示两种方法。

1）明示法：人的行为受信念、兴趣、态度等认知因素所支配，所以要改变当事人的不良行为，就必须先引导其认知的改变，转变不良的意识思维。

2）暗示法：采用语言或某种刺激物以含蓄、间接的方式对患者的心理状况施加影响，诱导患者接受某种信念，重建自信心，或改变其情绪和行为，使其情绪和行为朝向特定的方向变化。该法尤其适合于因疑心、误解、猜测、幻觉等所导致的心理障碍和文化因素相关的精神疾病。音乐的朦胧模糊意境，是非常好的非语言方式，适合进行暗示引导。

传统音乐，可以明示，也可以暗示。其和美之意境，能够调和阴阳、舒畅血脉，通流精神而和正心也，引导正常的思维形成，促使不良认知和行为得到纠正和改变。

（3）调节情欲法：通过调节情绪和欲望，来调畅气机，祛除心理障碍的方法。包含顺法和逆法两种类型。

1）顺法——顺情从欲：顺情从欲疗法亦称为顺意疗法或顺志疗法，是通过适当满足患者的心身需要，来祛除心理障碍的一种心理治疗方法。目欲视物，耳欲闻声，饥而欲食，渴而欲饮，寒则欲衣，劳则欲息，病而求医，恶死而乐生等都是人类最基本的需要。每个人都具有爱情、婚姻、家庭、求学、就业等基本愿望，这是人类社会生活的正常现象，这些基本需求应该得到适当的满足，不能硬性废止。而顺情从欲法就是通过释放患者被压抑了的情绪、意志，满足患者心身需要使其心情舒畅而治愈疾病，是我国古代医家经常运用的心理疗法之一。

2）逆法——情志相胜：情志相胜疗法是指医生有意识地运用一种或多种情志刺激，以制约、消除患者的病态情志，从而治疗由病态情志所引起的某些心身疾病的一种心理治疗方法。该疗法是在中医理论指导下，依据由五行相克理论而产生的不同情志之间相互制约的关系来治疗情志疾病的方法。

通过音乐的意境，一方面可以合其情意、顺遂其欲，另一方面也可以转其情意、平衡状态，两者均可疏导气机，促进整体平衡，达到心理康复。即根据患者的病情和情绪状态给予性质类同、感觉相近的音乐，或者性质不同的音乐类型，得到共鸣后，引导患者步向良好的

笔记

心身状态。

2. 结合导引、按摩等养生方法 运用音乐辅助导引的方法，是最古老也是最容易为人所接受的方法之一。在优雅、恬静的音乐环境下，进行调心、调息、调形，通过养心安神、吐浊纳清，运行气血精气，炼意调神，增强定力，可以治疗精神心理疾患，尤其适合精神过度紧张，身心失调诸疾患者。包括两种方法：

一种是专门以音声导引，通经行气，祛病疗疾，如六字诀、念诵法、歌咏法、乐器演奏等；另一种是传统音乐与运动导引有机结合，主动运动如各种太极拳、易筋经、养生气功、保健功等，被动运动主要是按摩为主，在适合的音乐配合下，更容易使人进入放松的状态，提高疗效。

3. 结合物理电疗法——音乐电针 音乐电针是在电针的基础上结合音乐疗法，并吸取了电疗的特点发展起来的，具有刺激经穴和音乐治疗的双重作用。它与传统的针刺穴位（包括电针疗法或以电极代替毫针导入脉冲电流）一样，通过穴位的刺激，可疏通经络，调和气血，补虚泻实，提高免疫功能；同时，它又兼有音乐的欣赏性和娱乐性，充分发挥音乐的生理、心理功能，尤其是由音乐信号经过换能处理，音乐脉冲电流不仅具有调制特点，而且是低、中频脉冲电流的集合体，其频率范围广，在20~20 000Hz，具有音乐风格和特点的同步音乐脉冲电流刺激经络穴位，治疗效果也随之明显提高。音乐电针疗法具有舒心活血、镇静催眠、解痉止痛、抗炎消肿、蠲痹降压、预防肌肉萎缩等功效。该疗法目前仍处于临床研究阶段，进一步深入的研究正在开展。随着音乐元素中更有针对性的、符合人体特性的信号规律的阐明和发现，该疗法将发挥更大的作用。

四、中国文化传统思想指导的音乐保健

纵观数千年历史，中华传统文化是将心身一元的整体观作为指导思想，应用于养生保健活动，重视调节自我内在的心身调控能力，围绕人体内在生命力之核心，来达到养生保健的目的。

心身一元的生命体，包含“神—气—形”的三角结构，具体而言就是精神心理—形体经络—气血，这个三角结构的核心是人体自我康复能力（生命力）。“形者，生之舍也”，即人体生命的“房子”；“神者，生之制也”，即人的自组织、自康复能力，是生命的主宰（制）；“气者，生之充也”，气是沟通形与神之间关系的使者，用今天的语言说，就是信息。三者构建成稳定的生命结构，不可或缺，“一失位，三者俱伤也”。《淮南鸿烈》说：第一，“将养其神”；第二，“和弱其气”；第三，“平夷其形”。这三者之间的关系非常密切，轻重有别但又缺一不可。《素问·上古天真论》：“上古之人，其知道者，法于阴阳，和于术数，饮食有节，起居有常，不妄作劳，故能形与神俱，而尽终其天年，度百岁乃去。”这些论述，非常概括地阐明了形气神三者的关系。养生保健，强调心身健康，心身和谐，就是强调人体自我生命力的提升和锻炼。通过“神”的治理，保持心理的健康。老年人这一特殊群体，更加需要从心灵出发，维护心态的平稳和乐观，其中音乐的嵌入是十分必要的。无论是音乐欣赏，还是音乐创作性参与，都能在时间和空间上帮助老年人实现心身状态的调整。另外，在音乐的引导下，让老年人学会形体的锻炼，例如八段锦、太极拳等轻缓舒展的活动，可以助使他们筋骨柔韧、鹤发童颜，而始终贯穿“形神”锻炼的，就是“气”的运行，通过调气、运气，实现“形与神俱”。另外，老年人“气”的锻炼可以通过吐纳调理、食疗药膳和汤药等方面来实现，在呼吸吐纳基础上加入音乐元素，配合语言引导，可以有助于气机归元、形神合一。传统文化理念指导下的音乐正如一条线索贯穿形气神，直指生命力的本体核心，养护生命力，实现养生保健的目的。

新的世纪，是知识经济时代、信息化时代和生产力高速发展的时代，在强烈的对外扩展

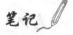

笔记

中，人们需要平衡，需要对生命内在的回归，健康意识、生命质量和精神心理的健康需求越来越高。音乐恰恰由于其在调节精神心理方面的独特性，在心理调节养生保健中发挥着越来越重要的作用。通过对中国古代传统文化中音乐保健思想的回溯研究发现，音乐具有生命的本体本源性，发挥好音乐的保健作用、理解音乐之于生命的体用关系，对于指导音乐的运用十分关键。音乐表演重视的是由体达用的演绎过程，表现生命活动的精彩；音乐治疗则重视的是由用达体的回归过程，养护生命之本源。人生就是一曲极具魅力的生命乐章，如何顺利和精彩地演绎，体现宇宙大自然创造的神奇妙有，完成幸福的人生，是生命质量的重要指标。

中医音乐疗法是在中国传统文化体系和中医心理学理论指导下，中和治神，辨证施乐，调理心身，整体平衡的疗法，尤其在心身疾病的治疗方面，应用潜力很大。目前国内中医音乐治疗开始呈现出良好的发展态势，我们应立足自身，把握音乐的精神心理效应这一核心，在继承传统音乐疗法精髓的基础上，吸收当前西医学和西方音乐治疗学的优势，开拓与创新音乐治疗的研究方法，完善有中国特色的中医音乐治疗技术，对于丰富中医心理学治疗方法体系和在新时代条件下更好地满足广大人民不断提高的心理健康的需求具有重要的意义。

五、古代音疗治疗案例选读

中医"乐药同源"的观点指导了音乐治疗、音乐养生的临床实践，现举几例音乐疗病的案例如下。

（一）太子心病琴声化

西汉初的辞赋家枚乘，写了篇著名的《七发》，讲的是他假托楚太子病，吴客（医生）通过心理诊断与分析后，以精辟的道理、畅快的词语，配合音乐的启示，使太子意念远驰，痛快想象，身出透汗而病愈。《七发》不仅是一篇繁富优雅的文学佳品，也是一支心理治疗的美妙畅想曲。《七发》中的心理治疗从近到远，又从远到近，有七层说理：第一层是音乐的动听；第二层是饮食的可口；第三层是车马的名贵；第四层是游览的奢侈；第五层是打猎的壮观；第六层是长江观涛的情趣；第七层是要言妙道。这过程中包含了现代认知治疗、音乐治疗、旅游治疗、想象治疗、行为治疗等许多疗法的理念，现择其中一段关于音乐治疗的译文如下：

吴客说："现在太子的病，可以不用药石针灸，而用精深道理进行心理治疗。你不想听听吗？"太子说："我愿意听。"吴客说："龙门山的桐树，高达十丈还没有分枝。中心纹理盘曲，树根分布很广，上有千仞的高峰，下有百丈的深涧。急流逆波摇荡它，它的根半死半生。冬天的烈风霜雪刺激它，夏天的雷电打击它。早晨有鸟鸣，晚上有鸟宿。孤鸿在上面呼号，鹍鸡在下面哀叫。于是在秋冬之间，叫最精于弹琴的师挚砍下它来做成琴。用野茧的丝做弦，用孤子的带钩做隐，用九子寡母的耳珠做琴徽。叫师堂弹奏那名叫畅的曲子，叫伯牙来唱歌词。那歌词是这样：'麦芒尖尖啊野鸡晨飞，面向废墟啊背倚枯槐，道路穷绝啊溪流迂回。'鸟儿听了，拢起翅膀不再飞。野兽听了，垂下耳朵不想再走。虫蚁听了支起嘴巴不再前进。这是天下最感动人的歌声，太子，你能够勉强起来听听吗？"吴客首先让他体会音乐的意境和歌曲的优美，转化其心境，是吴客治病的打门锤，以后再一步一步深入。太子心病的医治入手于音乐，还要综合心理治疗，才能全面奏效。现代的音乐治疗也多是配合其他治疗方式进行的。

（二）钲鼓痛击泻热毒

音乐治疗多是以优美旋律的感染或歌声哲理的感化，作用于理智、情操等方面，我们称为"王道治疗音乐"，但也有另外一种"霸道"音乐声响，通过发泄振荡作用于机体，使之产生

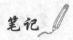

笔记

某些效应而治病。如《辽史·耶律敌鲁传》记载：枢密使耶律斜轸妻有沉疴，易数医不能治。敌鲁视之曰："心有蓄热，非药石所及，当以意疗。因其聩，聒之使狂，用泄其毒则可。"于是令大击钲鼓于前。翌日果狂，叫呼怒骂，力极而止，遂愈。耶律敌鲁通过大击大擂行军的征鼓，制造令人难以忍受的噪声，激怒患者几欲发狂，即通过声音的震荡，使气得以发泄，怒气吐出而治病，符合"阳极而阴"的原理。

《苏州府志》载：明代医生陈光远路遇昏迷厥死的小儿，家人已准备将其安葬。陈光远看后，认为是水痘未发导致假死，于是叫家人将患儿卧于沙中，敲击金属发出声音，不久小儿果然苏醒。其原理是：五行学说中，土、金、水依次相胜，土(母)能生金(子)，金(母)能生水(子)。所以，让小儿得到土气，通过声音振动，使金气疏通，金旺可生水，金响则水痘应声而出。

(三)欧阳修学琴愈病

宋代欧阳修，是著名的文学家和文坛领袖。他忧国忧民，直言敢谏，屡遭诬陷和贬官。但由于他政治上、文学上的才能为王朝所重视，贬官不久，又得到起用。在矛盾的仕途中，他曾患有严重的忧悒症，遍医无效，后来"退而闻居"，"学琴于孙友道滋，受宫音数引，久而乐之，不知疾之在体矣"。(《寿亲养老新书·置琴》)欧阳修不仅自己深深得益于操琴玩曲，移易性情，而且还通过其切身体会，道出了"欲平其心，以养其疾"的心得，认为，抚琴可以"听之以耳，应之以手，取其和者，道(导)其湮郁，写(泻)其忧思，感人之际，亦有至者"。他的朋友杨置，因心情抑郁致病，欧阳修特地送给他一张琴，告诉他，用药物治疗不如以琴曲来寄托情怀和排遣忧思，并将其亲身经历及体会撰写了一篇《送杨置序》，这是我国古代用音乐进行心理治疗的范例之一。

第四节　针灸疗法

针灸疗法是针疗和灸疗的总称。针疗是指在中医理论的指导下把针具(通常指毫针)按照一定的角度刺入患者体内，运用捻转与提插等针刺手法来对人体特定部位进行刺激从而达到治疗疾病的目的。灸疗是以预制的灸炷或灸草在体表一定的穴位上烧灼、熏熨，利用热的刺激来预防和治疗疾病。针灸的目的在于调节人体气机，补虚泻实，调和阴阳，使阴平阳秘，气血和畅。针灸疗法是东方医学的重要组成部分之一，其内容包括针灸理论、腧穴、针灸技术以及相关器具。针灸疗法在形成、应用和发展的过程中，具有鲜明的汉民族文化与地域特征，是基于汉民族文化和科学传统产生的宝贵遗产。在中医学的发展过程中，针灸疗法一直是治疗疾病的重要手段，它具有适应证广、疗效独特、操作方便、经济安全等特点。经过几千年的发展，针灸治疗方法形成了系统的理论，积累了丰富的临床经验，由一种临床治疗手段发展为一个专门的学科——针灸学。在科学技术高度发展的今天，针灸疗法与现代医学技术紧密结合，在针具的改进、治疗仪器的研制和作用机制的探索等方面有了飞速的发展，成为中国传统医学走向世界的先锋，同时也是中医心理治疗学中的重要手段和方法之一。

一、中医针灸治神理论

《素问·宝命全形论》云："凡刺之真，必先治神……经气已至，慎守勿失。"表明"治神"是针刺施治的基础与前提，在针刺治疗中居首要地位。神一方面指人体生命功能活动的外在表现。另一方面指人的精神活动。包括七情、五志，均属于精神活动范围。调气是针灸治病的奥妙所在，即"凡刺之道，气调而至"，"用针之要，在于知调阴与阳，调阴与阳，精气乃光，合气与形，使神内藏"，是说针灸通过调气而调节人体的阴阳平衡，使形神相合，从而

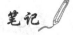

笔记

达到治病的目的。而调气的前提与关键又在于调神摄神。由于经络内属脏腑，外络肢节，行气血，营阴阳，沟通内外，是联系形神的途径，腧穴又是神气游行出入之处，腧穴配合适当就能调节整个机体的功能，使经脉气血按正常规律升降出入，从而使患者恢复健康。对医者来说，针灸的取经、选穴主要取决于其对针灸学原理的掌握、理解和对是否疾病有正确的认识与诊断，而手法才是针刺调气治病的核心。

中医针灸有数十种具体的手法形式，但强调“下守形，上守神。”也就是说下工泥于形迹，徒守刺法，而上工则应以己之神守病人之神，对此《素问・宝命全形论》有重要论述：“故针有悬布天下者五……一曰治神……”即是指治神乃是针刺的首要法则。何谓治神？张景岳释曰：“医必以神，乃见其形，病必以神，气血乃行，故针以治神为首务。”可见治神包含两方面的含义：一是医者自身必须治神，即针刺时一定要集中精神，专注意念，要神以知，神以用。二是病者也须以神应之，只有两者密切结合，才能“气至而有效”。

二、治神三步骤

神是人体生命活动的总称，是人的精神、意识、知觉、运动等一切生命活动的集中表现和主宰者。神在生命之初就生成了，当胚胎形成之际，生命之神也就产生。神的一切活动都必须依赖于后天的滋养，其物质基础是精，水谷精气充足，五脏和调，神的生机才能旺盛。人的神与形体是不能分离的，因此人的身体状况必定会反映在神。神不能脱离形体而单独存在，而应“形神合一”，“形与神俱”。神来源于先天之精，又依赖于后天之精滋养。精能生神，神能御精；精足则形健，形健则神旺；反之，精衰则体弱，体弱则神疲。气，既是组成人体的精微物质，又是生命的动力；气能生神，神能御气。针刺的目的在于调节人体气机，补虚泻实，调和阴阳，使阴平阳秘，气血和畅。中医论针刺，首先重神，“用针之要，无忘其神”，“凡刺之法，先必本于神”。临床诊治中常分为“察神”、“守神”、“治神”三个步骤。

（一）察神

神以精、气、血、津液为物质基础，是脏腑功能和气、血、津液盛衰的外露征象，主宰着全身。因此，神的盛衰与存亡反映在全身各部。当身患疾病时，神受到侵害，就会出现种种异常状况，如目无光彩、语言失常、昏不知人等。所以临床观察患者的神，可以判断病情的轻重安危。“神藏于心，外候在目”，“目者，五脏六腑之精也，营卫魂魄之所常营也，神气之所生”（《灵枢・大惑论》）。荀子说：“万物各得其和以生，各得其养以成，不见其事，而见其功，夫是谓之神”（《荀子・天论》）。这就说明，生命运动的过程肉眼是看不见的，但其运动功能所形成的结果是可见的，这可见的现象就是“神”。就人而言，神不能离开机体而独立存在，有形才有神，形为神舍，神为形主。故《素问・上古天真论》有“形与神俱”，形神合一之说。神在于形，几乎体现在全身各个部位。

在临床上对于神的诊察，不仅要注意观察患者局部的变化，而且还应该重视对患者的全身情况进行仔细地诊察。具体言之，主要诊察眼神、神情、神志、言语、声音气息、饮食，舌象和脉象等诸方面的异常变化，才能正确地判断出患者神气的盛衰与存亡。如脉诊。脉贵有神。脉有三部九候，一息四至，不浮不沉，不快不慢，从容和缓，节律一致。心主血而藏神，脉为血之府。血气充盈，心神健旺，脉象自然有神。《灵枢・九针十二原》云：“凡将用针，必先诊脉，视气之剧易，乃可以治也。”在针灸治疗过程中，医者应明察秋毫，注意患者的神态变化。患者神情安详，面色如常，示针刺顺利，脉气调顺。若患者显痛苦之状，则可能因医生进针不当伤及血脉，或手法过重，补泻失宜，患者不堪耐受，或患者体位变动，以致气滞不通。如果患者突然面色苍白，汗出心慌，头晕，大多属晕针，这时应及时去针，去枕平卧，保暖。施针已毕，还要通过察神，了解患者的情绪及心理状态，根据不同情况嘱“慎其大

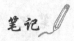

笔记

喜”、“慎勿大怒”、“勿大悲伤”，心情平静，以静养气，令气勿散。这样方有利于维持针刺治病的效应。

（二）守神

古人在针灸时非常重视“守神”。所谓“守神”，即是在针刺过程中始终注守“医患”双方的“神气”。早在《灵枢·本神》篇载有：“凡刺之法，必先本于神。”《灵枢·官能》篇也说：“用针之要，忽忘其神。”《灵枢·九针十二原》篇更以“粗守形，上守神”来区分刺法技术的高低。可见，“守神”在针灸治病中极为重要。“守神”当须做到定神和专一。

1. **定神** 指在治疗中要设法让患者安定。针刺疗法往往令人畏惧，特别是初次接受针刺治疗的患者，或多或少怀有恐惧心理，发生全身肌肉紧张等现象，给寻找针感和掌握针感带来操作上的不便，故消除患者的恐惧心理，树立患者的治疗信心，是保证针术操作顺利的必要条件，故《金针梅花诗抄》说：“病者之精神治，则思虑蠲，气血定，使之信针不移，信医不惑，则取效必宏，事半而功可倍也”。此外毫针的操作不同于其他方法，治疗的环境一定要安静，在针刺过程中，患者的精神必须集中在针感上，如《标幽赋》所述：“凡刺者，使本神朝而后入；即刺也，使本神定而气随，神不朝而勿刺，神已定而可施。”说明患者神志安定才能施针，这时，针下的气行现象才容易出现，未安而勿刺。

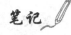

2. **专一** 指在治疗中医方要神情专一。针刺必然要选取一定的腧穴，而腧穴的作用就是以神气为主。如《灵枢·九针十二原》说：“神在秋毫，属意病者，审视血脉，刺之无殆。”《灵枢·终始》也说“必一其神，令志在针”。这些都是强调医者在临诊时应全神贯注，精神集中，专心致志地体会针下感觉和患者反应。故东汉名医郭玉曾深有体会地说：“神在于心手之际”，《标幽赋》中也强调行针时要做到“目无外视，手如握虎，心无内慕，如待贵人”。《灵枢·九针十二原》云：“方刺之时，心在悬阳及与两卫，神属勿去，知病存亡。”在治疗过程中，运针调气，也要把握住心，使神不外驰。如“深居静处，占神往来，闭户塞牖，魂魄不散，专意一神，精气不分，毋闻人声，以收其精，必一其神，令志在针”（《灵枢·终始》）。医生将要针刺时，要聚精会神，静心凝志，观察患者鼻与两眉之间的神气与色泽，从而测知疾病的虚实，正气盛衰。进针时要把注意力集中在微细的针端。《素问·宝命全形论》要求医生“如临深渊，手如握虎，神无营于众物。”《灵枢·小针解》云：“上守神者，守人之血气有余不足，可补泻也。”“上守机者，知守气也……空中之机，清静以微者，针以得气，密意守气勿失也。”高明的医生，知道并谨守人体血气的往来盛衰，在补泻时懂得把握气机变化的规律，一旦针下得气，就密切注意气之往来，而不失去应补应泻的时机。

（三）治神

“治神”首见于《黄帝内经》。《素问·宝命全形论》说：“凡刺之真，必先治神。”“故针有悬布天下者五……一曰治神。”《金针梅花诗钞》又说：“用针者人也。医者之精神治，则造化通，料事明，决断果，使之临危则不乱，卒遇大恐而不能惊。病者之精神治，则思虑蠲，气血充，使之信针不移，信医不惑，则取效必宏，事半而功倍也。”可见“治神”在针刺治疗过程中对医者和患者皆具有重要意义。临床治神应分两个层次。一为调理医患双方的精神状态。二是调治患者经脉血气虚实顺逆。至于治神的具体针法，根据不同情况，又各不相同。“用针之要，在于知调阴阳。调阴与阳，精气乃光，合形与气，使神内藏”（《灵枢·根结》）。总之“神”字贯穿于针灸诊治疾病的全过程，是针灸治病的精华所在。

三、医者治神的方法

何谓医者之治神，首先医者在针刺前就应静心安神，正如《灵枢·终始》之“专意一神”，或“语徐而安静，手巧而心审谛者”方可实行针艾。针刺时则更是：“深浅在志，远近若一，如

笔记

临深渊，手如握虎，神无营于众物”。说明针刺操作时，医生必须端正态度，安定心神，全神贯注，不要为其他事务所分心，以便了解病情的轻重，邪正的盛衰。在针刺治病的整个过程中，医者精通医理，处于主导地位，故须属意病者，掌握患者的神气，调摄患者的神气，以激发其心神，促使得气。《灵枢·本神》之“凡刺之法，先必本于神”。“是故用针者，必察观病人之态，以知精神魂魄之存亡，得失之意也”。隋唐医家杨上善曰：“欲为针者，先须治（理）神。”“用针之道下以疗病，上以养神。”均是说运用一切针刺方法，首先必须以患者的神气盛衰为依据。医生在治疗必须始终专心致志，正如《标幽赋》所说的那样，“目无外视，手如握虎；心无内慕，如待贵人”。

1. **治则明确** 针灸治疗也讲究辨证论治，才能取得好的效果。施治原则对于针灸处方选穴以及操作方法的运用等都具有重要的指导意义。《灵枢·九针十二原》云：“凡用针者，虚则实之，满则泄之，宛陈则除之，邪胜则虚之。”《灵枢·经脉》有言：“盛则泻之，虚则补之，热则疾之，寒则留之，陷下则灸之，不盛不虚，以经取之。”针灸的治则施针者不可不察。

2. **取穴精准** 经络是气血运行的通道，腧穴是人体脏腑经络气血输注于体表的部位，因此，针灸治疗取效首要条件是选经取穴的准确。腧穴是有其特异性，取穴不同，效用不同，取穴不准，则效用亦差。由此可见，选穴准确对疗效之重要。选穴准，疗效好，才得“治神”之目的。

3. **手法精确** 在取穴准确、治则明确的基础上，手法的精确是针灸取效的关键所在。除补泻所用的单式补泻法、复式补泻法等手法外，针刺常用的辅助手法如循、弹、刮、摇、搓、飞、震颤等方法，对用于催气、行气均有其精妙之处。得气之后，为使气至病所，针灸学尚有逼针法、推气法、按截法等行气的手法，以使经气的感应传导到病变部位。

4. **深度合适** 《素问·刺要论》指出：“刺有深浅，各至其理……深浅不得，反为大贼。”强调针刺的深浅必须适度。正如《灵枢·卫气失常》所说：“夫病变化，浮沉深浅，不可胜穷，各在其处。病间者浅之，甚者深之，间者小之，甚者众之。”针刺的深浅是根据病变部位的深浅来决定；《针灸大成》指出：“凡刺深浅，惊针则止。”针刺的深浅是根据针感来决定，也就是以得气为度。一方面是，在施针时针下酸麻胀重感应大，出现快的，以及精神紧张、惧怕针刺的患者，针刺应当浅些，感应迟钝或者感应小的患者，针刺应当深些。另外一方面则是得气即可，故病深而针浅则病不能去，病浅而针深则徒伤肌体正气，《灵枢·官针》：“疾浅针深，内伤良肉，皮肤为痈；病深针浅，病气不泻，支为大脓。病小针大，气泻太甚，疾必为害；病大针小，气不泄泻，亦复为败。”

总之，针刺前要“定神”与“察神”。“定神”是要求医者在针刺前应排除干扰，定心敛神，达到一种较高水平的精神安定、心境平和的状态。进针时“治神”与“调神”，要求医者在进针时需待患者情绪稳定，医者制其神时，才能行针施法以取得疗效。行针时“守神”。针刺时，要求医者应注意观察患者表现于外的针刺反应，特别是面部表情的变化。根据患者的精神状态和证候表现，正邪之虚实而采用适当的补泻手法。出针后“养神”。出针后医者需嘱患者注意针后的精神摄调，保持稳定平和的情绪，以免因情绪波动等各方面的因素而耗散真气。

四、患者配合治神的方法

病者之治神 针刺取效与否，不仅取决于医者，也与患者的精神状态密切相关。《灵枢·本神》：“是故用针者，察观病人之态，以知精、神、魂、魄之有之，得失之意，五者以伤，针不可以治之也。”实际上，神是脏腑气血功能状态的外在表现。患者精神放松，神安气定时用针，则气易至而效亦佳；精神紧张，心神不宁时用针，则气不至而效不彰。故而《标

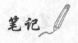

笔记

幽赋》云："凡刺者，使本神朝而后入，既刺也，使本神定而气随，神不朝而勿刺，神已定乃可施。"

1. 信任 历代医家均认为"不信医者不治"。如果患者不信针灸疗法或不信医者，医者当先安其心神，如《灵枢 · 师传》之"告之以其败，语之以其善，导之以其所便"，也就是说针刺过程中，医者应充分调动患者的主观能动性，使其神气得复能够应针，否则未治先失其神，以致无法激发其心神，调摄其神气。再者如果患者的精神已经损伤，神气涣散，说明病情危重，就不能再妄用针灸之法了。可见针灸治病时医者之与病者之神相辅相成，缺一不可。

2. 定心 治神要求医生和患者都要心情平静。医者在针灸临床中应注意对患者进行"定心"的引导。首先要创造安静而舒适的治疗环境；接诊者应举止端庄，热情大方。询问病史、体格检查要认真仔细；积极开导和努力消除患者对疾病和治疗方面的疑虑和恐惧。调整和稳定好患者的情绪。《灵枢 · 邪客》中强调："持针之道，欲端以正，安以静。"情绪是内外刺激的一种客观表现，又是一种主观体验。当人的情绪处于低潮或不稳定时，人的兴奋性随之而下降，生理功能、心理承受能力、机体的免疫功能也随之下降。就针刺治疗而言，它的作用在于激发、推动机体的自我调整能力，调动机体固有的积极因素使机体的正气上升、邪气下降，即扶正祛邪，从而达到机体正常的气血平衡、阴阳平衡、动静平衡，实现机体由病理状态向生理状态的转化。这个转化过程的实现，有赖于患者情绪的支持。

3. 入静 《标幽赋》说："凡刺者，使本神朝而后入，既刺也，使本神定，而气随。神不朝而勿刺，神已定而可施。"这充分说明只有患者神志安定才能施针，未安而勿刺。"入静"可使针刺时的循经感传出现率明显提高。在入静过程中，患者的心理负荷明显下降，完成被治疗任务所需要的心理资源量减少，说明一种低心理负荷，低心理能量消耗的皮层状态很可能是循经感传的重要条件之一。入静，通过改变人体中枢神经系统特别是大脑皮层功能状态使循经感传的出现率明显增高。因此，在临床治疗中强调"入静"之目的，在于能进一步提高针灸疗效。

4. 得气 在针灸临床中，特别强调得气的感觉。得气，亦称"气至""针感"，是指毫针刺入穴位后，施以一定手法而使针刺部位获得"经气"感应。医者感到针下有沉、紧、涩、滞等感觉，《标幽赋》生动地形容说："轻滑慢而未来，沉紧涩而已至……气之至也，如鱼吞钩饵之沉浮；气未至也，如闲处幽堂之深邃。"《针灸大成》则明确指出："如针下沉重紧满者，为气已至……如针下轻浮虚活者，气犹未至，如插豆腐者，莫能进之，必使之候，如神气既至，针自紧涩，可以依法察虚实而施之。"在针灸治疗时，必候经气之所在而刺之，针刺得气是取得疗效的关键，《灵枢 · 九针十二原》指出："刺之而气不至，无问其数；刺之而气至，乃去之……刺之要，气至而有效。"得气就是针感效应，即患者的针感与医者的手感，这种感觉和表现依赖于医患双方的密切配合，认真体会，细心观察，准确把握，及时捕捉。人的感觉与脑主神明密切相关，所以治神对于得气与否十分重要。

五、调神的常用穴位

少商 Shàoshāng(LU 11)

【取法】在拇指桡侧，去指甲角 0.1 寸处取穴。

【特异性】五输穴之井穴，五行属木。

【功用】解表清热，通利咽喉，苏厥开窍。

风池 Fēngchí(GB 20)

【取法】正坐或俯伏，在项后，与风府穴(督脉)相平，当胸锁乳突肌与斜方肌上端之间

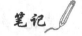

笔记

的凹陷中取穴。

【特异性】手足少阳、阳维之交会穴。

【功用】平肝息风，祛风解毒，通利官窍。

足三里 Zúsānlǐ（ST 36）

【取法】正坐屈膝位，于外膝眼（犊鼻）直下一夫（3 寸），距离胫骨前嵴一横指处取穴。或用手从膝盖正中往下摸取胫骨粗隆，在胫骨粗隆外下缘直下 1 寸处取穴。

【特异性】五输穴之合穴，五行属土；胃之下合穴。

【功用】健脾和胃，扶正培元，通经活络，升降气机。

天枢 Tiānshū（ST 25）

【取法】仰卧位，在脐中（任脉之神阙穴）旁开 2 寸处取穴。

【特异性】大肠之募穴。

【功用】调中和胃，理气健脾。

丰隆 Fēnglóng（ST 40）

【取法】正坐屈膝或仰卧位，在条口穴后方 1 横指取穴，约当犊鼻与解溪的中点处。

【特异性】足阳明经之络穴。

【功用】健脾化痰，和胃降逆，开窍。

三阴交 Sānyīnjiāo（SP 6）

【取法】正坐或仰卧位，在内踝高点上 3 寸，胫骨内侧面后缘取穴。

【特异性】足太阴、厥阴、少阴之交会穴。

【功用】健脾胃，益肝肾，调经带。

心俞 Xīnshū（BL 15）

【取法】俯卧位，在第 5 胸椎棘突下，神道（督脉）旁开 1.5 寸处取穴。

【特异性】心的背俞穴。

【功用】宽胸理气，通络安神。

厥阴俞 Juéyīnshū（BL 14）

【取法】俯卧位，在第 4 胸椎棘突下，旁开 1.5 寸处取穴。

【特异性】心包之背俞穴。

【功用】宽胸理气，活血止痛。

膈俞 Géshū（BL 17）

【取法】俯卧位，在第 7 胸椎棘突下，至阳（督脉）旁开 1.5 寸处取穴。

【特异性】八会穴之一，血会膈俞。

【功用】理气宽胸，活血通脉。

肝俞 Gānshū（BL 18）

【取法】俯卧位，在第 9 胸椎棘突下，筋缩（督脉）旁开 1.5 寸处取穴。

【特异性】肝之背俞穴。

【功用】疏肝利胆，理气明目。

胆俞 Dǎnshū（BL 19）

【取法】俯卧位，在第 10 胸椎棘突下，中枢（督脉）旁开 1.5 寸处取穴。

【特异性】胆之背俞穴。

【功用】疏肝利胆，清热化湿。

脾俞 Píshū（BL 20）

【取法】俯卧位，在第 11 胸椎棘突下，脊中（督脉）旁开 1.5 寸处取穴。

【特异性】脾之背俞穴。

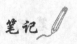

笔记

【功用】健脾和胃，利湿升清。

合谷 Hégǔ（LI 4）

【取法】拇、示两指张开，以另一手的拇指关节横纹放在虎口上，当虎口与第1、2掌骨结合部连线的中点；拇、示指合拢，在肌肉的最高处取穴。

【特异性】大肠之原穴。

【功用】镇静止痛，通经活络，清热解表。

曲池 Qūchí（LI 11）

【取法】屈肘成直角，当肘弯横纹尽头处。

【特异性】五输穴之合穴，五行属土。

【功用】清热和营，降逆活络。

灵道 Língdào（HT 4）

【取法】仰掌，在尺侧腕屈肌腱与指浅屈肌腱之间，腕横纹上1.5寸处取穴。

【特异性】五输穴之经穴，五行属金。

【功用】宁心，安神，通络。

通里 Tōnglǐ（HT 5）

【取法】仰掌，在尺侧腕屈肌腱桡侧缘，当神门与少海连线上，腕横纹上1.5寸处取穴。

【特异性】手少阴经之络穴。

【功用】清热安神，通经活络。

神门 Shénmén（HT 7）

【取法】仰掌，在尺侧腕屈肌桡侧缘，腕横纹上取穴。

【特异性】五输穴之输穴，五行属土；心经原穴。

【功用】益心安神，通经活络。

少冲 Shàochōng（HT 9）

【取法】微握拳，掌心向下，小指上翘，在小指桡侧，去指甲角0.1寸处取穴。

【特异性】五输穴之井穴，五行属木。

【功用】清热息风，醒神开窍。

涌泉 Yǒngquán（KI 1）

【取法】俯卧或仰卧位，在足心前1/3的凹陷处取穴。

【特异性】五输穴之井穴，五行属木。

【功用】苏厥开窍，滋阴益肾，平肝息风。

后溪 Hòuxī（SI 3）

【取法】微握拳，在第5掌指关节尺侧后方，第五掌骨小头后缘，赤白肉际处取穴。

【特异性】五输穴之输穴，五行属木。

【功用】清心安神，通经活络。

少泽 Shàozé（SI 1）

【取法】微握拳，掌心向下，伸小指，在小指尺侧，去指甲角0.1寸处取穴。

【特异性】五输穴之井穴，五行属金。

【功用】清热利咽，通乳开窍。

内关 Nèiguān（PC 6）

【取法】伸臂仰掌，在腕横纹上2寸，掌长肌腱与桡侧腕屈肌腱之间取穴。

【特异性】手厥阴经之络穴；八脉交会穴之一，交阴维脉。

【功用】宁心安神，和胃降逆，理气镇痛。

笔记

劳宫 Láogōng(PC 8)

【取法】屈指握掌，在掌心横纹中，第3掌骨的桡侧，屈指握拳时，中指指尖所点处取穴。

【特异性】五输穴之荥穴，五行属火。

【功用】清心泄热，开窍醒神，消肿止痒。

大陵 Dàlíng(PC 7)

【取法】伸臂仰掌，在腕横纹正中，掌长肌腱与桡侧腕屈肌腱之间取穴。

【特异性】五输穴之输穴，五行属土；心包之原穴。

【功用】宁心安神，和营通络，宽胸和胃。

中冲 Zhōngchōng(PC 9)

【取法】仰掌，在手中指尖端之中央取穴。

【特异性】五输穴之井穴，五行属木。

【功用】苏厥开窍，清心泄热。

中渚 Zhōngzhǔ(SJ 3)

【取法】俯掌，液门穴直上1寸，即第4、5掌指关节后方凹陷中取穴。

【特异性】五输穴之一，本经之输穴，属木。

【功用】清热通络，开窍益聪。

大敦 Dàdūn(LR 1)

【取法】正坐伸足或仰卧位，从踇趾爪甲外侧缘与基底部各作一线，于交点处取穴。

【特异性】五输穴之一，本经井穴，五行属木。

【功用】回阳救逆，调经通淋。

太冲 Tàichōng(LR 3)

【取法】正坐垂足或仰卧位，于足背第1、2跖骨之间，跖骨底结合部前方凹陷处，当踇长伸肌腱外缘处取穴。

【特异性】五输穴之一，本经输穴，五行属土。肝之原穴。

【功用】平肝泄热，疏肝养血，清利下焦。

百会 Bǎihuì(DU 20)

【取法】正坐或俯伏，在后发际中点上7寸；或与两耳尖连线的交点处取穴。

【特异性】督脉、足太阳之会。

【功用】息风醒脑、升阳固脱。

水沟 Shuǐgōu(DU 26)

【取法】仰靠或仰卧，于人中沟的上1/3与中1/3交点处取穴。

【特异性】督脉、手足阳明之会。

【功用】醒神开窍，清热息风。

关元 Guānyuán(RN 4)

【取法】在脐下3寸，腹中线上，仰卧取穴。

【特异性】小肠募穴；足三阴、任脉之会。

【功用】培补元气、导赤通淋。

四神聪 Sìshéncōng(EX-HN1)

【取法】取穴时患者下坐位或仰卧位，先取头部前后正中线与耳尖连线的中点(百会穴)，在其前后左右各1寸处取穴。

【功用】镇静安神，清头明目，醒脑开窍。

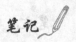

笔记

附：治疗精神情志疾病的十七鬼穴

唐代孙思邈和宋代徐秋夫分别提出了治疗精神情志病的十三鬼穴，其中有九穴相同，四穴不同，合名为“十七鬼穴”，包括人中、承浆、颊车、少商、大陵、隐白、间使、风府、舌下中缝、会阴、曲池、申脉、上星、神庭、乳中、阳陵泉、行间。此法可治一切精神情志疾病。操作方法：将十七个穴位轮流使用，每次 2~3 穴，可针可灸，视病情而定。患者安静仰卧，穴位常规消毒进针后，取平补平泻手法，留针 30 分钟，15 天为一疗程。

六、针灸调神十法

1. 益气调神法

（1）处方：足三里、气海、内关、人中。

（2）适应证：适于气虚所致诸疾。

（3）功能：扶正祛邪，益气调神。

2. 养血调神法

（1）处方：肝俞、膈俞、三阴交、内关、人中。

（2）适应证：适于血虚所致诸疾。

（3）功能：滋阴养血调神。

3. 理气调神法

（1）处方：支沟、期门、天枢、内关、人中。

（2）适应证：适于气滞所致诸疾。

（3）功能：疏肝理气调神。

4. 活血调神法

（1）处方：心俞、膈俞、血海、内关、人中。

（2）适应证：适于血瘀所致诸疾。

（3）功能：活血化瘀调神。

5. 祛寒调神法

（1）处方：大椎、命门、神门、内关、人中。

（2）适应证：适于寒邪所致诸疾。

（3）功能：助阳散寒，温经通络调神。

6. 清热调神法

（1）处方：曲池、大椎、内关、人中。

（2）适应证：适于热邪所致诸疾。

（3）功能：清热泻火，镇惊调神。

7. 祛痰调神法

（1）处方：肺俞、脾俞、丰隆、内关、人中。

（2）适应证：适于因痰所致诸疾。

（3）功能：祛痰通络调神。

8. 息风调神法

（1）处方：风池、大椎、太冲、肝俞、内关。

（2）适应证：适于各种动风。

（3）功能：镇静息风，通络调神。

9. 开窍调神法

（1）处方：人中、内关、涌泉、神门、劳宫。

笔记

（2）适应证：适于窍闭神昏诸症。

（3）功能：宣闭开窍，醒神调神。

10. 除湿调神法

（1）处方：足三里、阴陵泉、支沟、内关、人中。

（2）适应证：适于湿邪所致诸疾。

（3）功能：健脾燥湿，利湿通络调神。

第五节 药物疗法

一、疏肝解郁

疏肝解郁法是使用疏通理气、解郁散结的药物，以使肝气条达、气血畅达的一种治疗方法。本法适用于因情志不遂，肝气郁结或湿热内侵，蕴结肝胆，使气机运行不畅，血行瘀滞等引起的病证。通过疏肝理气、解郁散结以宁心安神，治疗肝气郁结所致的心神不安之证。气机郁滞与心理疾患的关系十分密切，"百病生于气"，《难经・八难》指出："气者，人之根本也。"气贵流通，无病可生，一旦郁滞，则变生诸症，气郁最常见为肝气郁结，可产生情志病变从而导致忧郁症、神经症、癫狂病等。根据《素问・至真要大论》"逸者行之，结者散之，高者抑之"以及沈金鳌之"气升则降，气逆则调"等治则，采用理气解郁法以疏畅气机，调整脏腑功能，达到调治精神之目的。

对肝气郁结所致的郁证、健忘等证，治宜疏肝理气，通络活血，方用柴胡疏肝散。少阴阳郁四逆证，其人或悸，治宜调气疏肝，方用四逆散；肝郁有热之郁证，见情绪抑郁，善悲欲哭，失眠多梦，胸闷烦躁，心悸易惊等，治宜疏肝解郁，泄热安神，方用柴胡加龙骨牡蛎汤；若郁证属肝郁血虚，又当疏肝解郁，健脾养血安神，方用解郁汤；肝气郁结所致的经行情志异常，治宜清肝解郁，镇惊安神，方用丹栀逍遥散合二齿安神汤加减。肝郁化火的不寐，治以清肝、调气、安神为主，方选丹栀逍遥散加远志、夜交藤。

代表方剂如下。

逍遥散（《太平惠民和剂局方》）：柴胡、白芍、当归、白术、茯苓、甘草、煨姜、薄荷。

四逆散（《伤寒论》）：柴胡、芍药、枳实、甘草。

越鞠丸（《丹溪心法》）：香附、苍术、川芎、神曲、炒栀子。

柴胡疏肝散（《景岳全书》）：柴胡、枳壳、陈皮、川芎、赤芍、香附、炙甘草。

半夏厚朴汤（《金匮要略》）：半夏、厚朴、茯苓、苏叶、生姜。

散花丹（《辨证奇闻》）：柴胡、陈皮、当归、栀子、白芍、生地黄、熟地黄、玄参、天花粉、茯神。

常用药物：柴胡、枳壳、香附、青皮、郁金、佛手、旋覆花、绿萼梅、薄荷、苏叶、乌药、金铃子、延胡索等。

二、涤痰开窍

涤痰开窍法指化痰除湿而通闭开窍的一种治法。早在《内经》就有治疗狂病宜"下其痰"的记载。自张子和、朱丹溪创痰迷心窍之学说后，后世医家更多以痰立论，形成对癫狂病因、病机、论治之传统看法。本法通过荡涤痰浊，佐以调气芳开，使痰浊除而机窍开，神明不蔽而苏醒，故适用于痰湿闭阻气机，蒙蔽清窍而致痰涎壅盛、心神不安、神志异常之证。本法在运用时，因痰与湿之差异，以及寒热兼夹等不同而异，可分为两大类：一类以"涌吐顽痰"为主，用峻药猛攻以求迅速控制病情，代表方有瓜蒂散、三圣散等；另一类

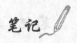

笔记

以“清下痰火”为主，用大量较缓和的祛痰药物以消化体内的痰浊，如温胆汤、宁志化痰汤等。

痰迷心窍，精神异常而痰浊盛者，治宜涤痰开窍，养心安神，方用茯苓丸；痰浊内扰，心胆虚怯，心神不宁的心悸易惊，宜用十味温胆汤化痰宁心；痰浊上扰之健忘，宜降逆化痰开窍，用温胆汤加菖蒲、郁金。癫病之痰迷心窍者，宜豁痰宣窍，理气散结，先予苏合香丸，继用四七汤加胆南星、郁金、菖蒲、远志等；若为痰气郁结者，则宜理气解郁，化痰开窍，方用顺气导痰汤合控涎丹，或用逍遥散合涤痰汤；痰盛体实者亦可用于三圣散劫夺痰涎；若癫病神志昏蒙错乱，日久不解，可用涤痰场合朱砂安神丸加减；痰气交阻，气郁化火之顽固件失眠，可用僵蚕二黄散以化痰解郁，安神宁心；痰热内扰的心悸、不寐、癫病、经行情志异常，治宜化痰清热，和中安神，方用温胆汤加减；痰热内扰兼心虚胆怯，昼夜不眠，证情较重者，可用高枕无忧散，若痰火扰心的心悸、不寐，可选黄连温胆汤以清化痰热，宁心安神；若痰热蒙窍，宜涤痰汤合安宫牛黄丸；痰热盛而腑气不通者，宜佐以苦寒泻下，导邪下撤，方用通腑化痰基本方。痰火上扰的狂病及经行情志异常，宜苦寒清泄与重坠豁痰并进，方用生铁落饮，痰火壅盛者，可用礞石滚痰丸合安宫牛黄丸；若产后痰浊阻窍，意识障碍、谵语、狂躁，方用蠲饮六神汤。对湿温之湿热酿痰，蒙蔽心包者，宜清热化湿，豁痰开窍，方用菖蒲郁金汤，热偏重者加服至宝丹，湿浊较盛加服苏合香丸。小儿暑温痰蒙清窍，用苏合香丸加减。湿热阻蔽，机窍不灵而致癫狂者，则宜清热除湿开窍，方用加味甘露消毒丹。

代表方剂如下。

1. 化痰开窍法

（1）温胆汤（《备急千金要方》）：橘红、半夏、白茯苓、枳实、炙甘草、竹茹。

（2）宁志化痰汤（《古今医鉴》）：胆南星、制半夏、陈皮、茯苓、天麻、人参、黄连、酸枣仁、石菖蒲、生姜。

（3）神志丸（《增补内经拾遗方论》）：茯神、远志、羌活、天南星、辰砂、益智仁、白附子、雄黄、枯矾。

（4）白金丸（《医学纲目》）：郁金、明矾。

（5）六安煎（《景岳全书》）：陈皮、半夏、茯苓、甘草、杏仁、白芥子、生姜。

（6）解郁化痰汤（《经验方》）：橘红、半夏、柴胡、郁金、香附、远志、菖蒲、瓜蒂、胆南星、竹茹、丹参、琥珀。

（7）化痰开窍汤（《经验方》）：胆南星、青皮、陈皮、竹沥、半夏、广木香、煅礞石、天竺黄、石菖蒲、生大黄、郁金。

2. 驱逐顽痰法　代表方有瓜蒂散、三圣散、龙虎丸、逐痰将军丸、甘遂散等，皆为峻猛之剂。

常用药物如下。

1. 化痰开窍　胆南星、浙贝母、瓜蒌、郁金、半夏、竹茹、陈皮、青皮、石菖蒲、白芥子、天竺黄等。

2. 驱逐顽痰　瓜蒂、巴豆、砒霜、大黄、甘遂等。

三、活血化瘀

活血化瘀法是能促进血行、消散瘀血的一种治疗方法。通过活血化瘀，调畅营血以安神定志，适用于瘀血内阻，心神失养的心神不安之证。“瘀血”与心理疾病有关。早在《内经》就已提出“血”与“神”的关系，认为“神为血气之性”（《灵枢·小针解》），“血有余则怒，不足则恐”（《素问·调经论》）。汉代张仲景提出“热入血室”、“蓄血证”等，并创桃核承气

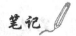

笔记

汤、抵当汤等活血破瘀的治法；李梴提出“血迷心包”、“败血上冲”等病理机制，提出用泽兰汤并失笑散，或逍遥散加远志、桃仁、红花、苏木以调气破瘀；还提出男子夹瘀血者用“陶氏当归活血汤”；对妇女产后抑郁症用开迷散、调经散等活血化瘀方剂。至清代王清任，更明确地提出了气血凝滞的学说，认为“癫狂一症，乃气血凝滞，脑气与脏腑气不接，如同作梦一样”，从气血立论，治用癫狂瘀血内阻的顽固性失眠，治宜活血化瘀安神，方用血府逐瘀汤加减；心悸怔忡，可用本方酌加远志、酸枣仁、丹参、郁金等；情志致瘀的郁证，治宜理气活血，解郁安神，方用血府逐瘀汤，若血瘀甚而气滞不显，且肝经有郁热者，可选四物化郁汤。气血凝滞不行，血气不能上达养心充胸的癫或狂病，治当调肝气与畅肝血同进，以辛散消其凝滞，若气血凝滞而瘀滞较甚者，可选血府逐瘀汤，若气滞甚且欲降气者，选用癫狂梦醒汤；若凝瘀日久，同时可送服大黄䗪虫丸。

代表方剂如下。

（1）癫狂梦醒汤（《医林改错》）：桃仁、柴胡、香附、青皮、陈皮、半夏、木通、大腹皮、赤芍、桑白皮、苏子、甘草。

（2）血府逐瘀汤（《医林改错》）：当归、生地、红花、牛膝、桃仁、枳壳、赤芍、柴胡、桔梗、川芎、甘草。

（3）桃核承气汤（《伤寒论》）：桃仁、大黄、桂枝、芒硝、炙甘草。

（4）开迷散（《古今医鉴》）：当归、炒白术、白芍、柴胡、白茯苓、炙甘草、桃仁、苏木、红花、远志、生地黄。

（5）新制柴胡汤（《上海精神卫生中心方》）：柴胡、龙骨（或磁石）、牡蛎、竹沥、半夏、黄芩、桃仁、红花、丹参、香附、丹皮、赤芍、青陈皮、酒大黄、甘草。

（6）达营汤（《周康氏经验方》）：三棱、赤芍、大黄。

（7）静安胶囊（《经验方》）：银杏叶、三棱、酒大黄、冰片、地龙干。

（8）镇脑汤（《经验方》）：柴胡、龙骨、牡蛎、半夏、桃仁、赤芍、大黄、三棱、地龙干。

常用药物如下。

（1）活血行血药：丹参、当归、牡丹皮、赤芍、川芎、生地黄、郁金、三七、益母草、泽兰、牛膝、延胡索、乳香、没药等。

（2）活血破瘀药：红花、桃仁、虻虫、水蛭、地鳖虫、三棱、莪术、大黄、地龙干、血竭等。

四、滋阴潜阳

滋阴潜阳法指用滋阴与重镇潜降之品，以滋养肝肾之阴，镇潜上亢之阳的治疗方法。又称育阴潜阳法。适用于肝肾阴虚而肝阳上亢之证。

阴虚阳亢之眩晕，多用杞菊地黄丸合天麻钩藤饮加潜阳药物；经行眩晕亦可用一贯煎加蒺藜、甘菊、决明子，妊娠眩晕常用杞菊地黄丸加石决明、龟甲、钩藤、白蒺藜以育阴潜阳。头痛治宜平肝潜阳，常用天麻钩藤饮去栀子、益母草，加菊花、夏枯草、苦丁茶、珍珠母之类。耳聋、耳鸣者治宜滋水涵木，用左归饮或知柏地黄丸合天麻钩藤饮加磁朱丸等方药化裁。临床应用本法时，须注意明辨阴虚与阳亢的程度，以确定治疗中滋阴与潜阳的用药比例。

另有滋阴息风法，是用育阴潜镇之品以平息虚风、制止痉厥的方法。是以滋养阴血为主，配以潜阳息风，适用于真阴亏损、肝木失养、虚风内动之证。如大定风珠用于肝肾阴虚动风之痫、痉、慢惊风等。中风、眩晕等属肝肾阴虚，风阳上扰者，则宜重镇潜降与阴柔滋培并进，选用镇肝熄风汤。若眩晕属阴虚阳亢而明显兼有心神症状者，选建瓴汤。若肝阳上亢，风火上扰之头痛、眩晕，则宜辛凉疏泄与苦寒降泄并驾齐驱以平肝息风，方选天麻钩藤饮。另外，有些阴性症状为主的轻型精神分裂症，西医治疗这类患者亦颇感棘手，疗效欠

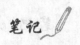

笔记

佳。根据古方“地黄饮子”能治“喑痱肾虚厥逆，语声不出，足废不用”之说，辨证列入肾阴阳俱虚，虚火夹痰浊上犯之“喑痱”，予以滋肾阴、补肾阳，开窍化痰，方用地黄饮子加减治疗，可以收到一定效果。

代表方剂如下。

（1）羚角钩藤汤（《通俗伤寒论》）：羚角片、霜桑叶、川贝母、鲜生地、钩藤、菊花、白芍、竹茹、茯神、生甘草。

（2）阿胶鸡子黄汤（《通俗伤寒论》）：阿胶、鸡子黄、大生地、钩藤、生白芍、生牡蛎、茯神、络石藤、石决明、炙甘草。

（3）镇肝熄风汤（《医学衷中参西录》）：怀牛膝、生赭石、生龙骨、生牡蛎、生龟甲、杭白芍、玄参、天冬、川楝子、生麦芽、茵陈、甘草。

（4）地黄饮子（《宣明论方》）：干地黄、巴戟天、山茱萸、石斛、肉苁蓉、五味子、官桂、白茯苓、麦冬、附子、菖蒲、远志。

（5）大定风珠（《温病条辨》）：生白芍、阿胶、生龟甲、干地黄、火麻仁、五味子、生牡蛎、麦冬、炙甘草、鸡子黄、鳖甲。

常用药物：羚羊角、钩藤、石决明、牡蛎、蒺藜、菊花、桑叶、天麻、阿胶、芍药、鸡子黄、龙齿、磁石、赭石、生地黄等。

五、养心安神

养心安神法是通过补养心之气血阴阳以育养心神，使神藏心安的一种治法。本法以治虚、治本为主，同时使用收敛宁心以安神定志，适用于心气血阴阳虚损而致心烦、夜寐不安，甚则言行失常、精神恍惚、常悲伤欲哭、或失眠、头晕心悸、精神衰疲、不耐思虑、梦遗健忘等心神失养之证。

心脾两虚的心悸、不寐、健忘、郁证，治宜补血养心，益气安神，方用归脾汤；心脾两虚的癫病可用养心汤；阴亏血少的虚烦少寐、多梦健忘、心悸，治当滋阴养血，补心安神，方用天王补心丹；若阴虚火旺者，宜用黄连阿胶汤或合以六味地黄丸以滋阴清火，养心安神；若营血不足，心肾失调致精神恍惚、怔忡惊悸、健忘盗汗、夜寐多梦，则宜养心安神，补肾滋阴，方用柏子养心丸；肝血不足，血不养心的虚烦不眠、心悸盗汗，用酸枣仁汤以养血安神，清热除烦；心血不足的经行情志异常，治以养血安神，方用甘麦大枣汤合养心汤加龙骨；心气耗散，心神惑乱的脏躁及郁证，治当甘缓养心安冲，方用甘麦大枣汤加味；心气不足的心怯善恐、夜卧不安，则应补心益智，镇怯安神，方选定志丸；心气虚之心悸，可选五味子汤或炙甘草汤以益气养心定悸；心阳不足的心悸，宜用桂枝甘草龙骨牡蛎汤以温补心阳，安神定志。运用本法，若情绪抑郁，可与解郁法合用；若舌赤、口疮，心火亢盛者，可与清心泻火法并施；失眠较甚，可加龙眼肉、夜交藤、合欢皮等宁心安神。

代表方剂如下。

（1）加味归脾汤（《医学心悟》）：人参、茯苓、白术、甘草、当归、黄芪、酸枣仁、远志、木香、辰砂、琥珀末。

（2）甘麦大枣汤（《金匮要略》）：甘草、小麦、大枣。

（3）七福饮（《景岳全书》）：人参、熟地黄、当归、杏仁、炒白术、炙甘草、远志。

（4）大补元煎（《景岳全书》）：人参、山茱萸、炒山药、杜仲、当归、枸杞子、熟地黄、炙甘草。

（5）养心汤（《证治准绳》）：黄芪、茯苓、茯神、当归、川芎、炙甘草、半夏曲、柏子仁、酸枣仁、远志、五味子、人参、肉桂。

（6）定志小丸（《备急千金要方》）：菖蒲、远志、茯苓、人参。

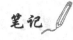

笔记

（7）养血安神汤（《经验方》）：当归、川芎、白芍、生地黄、酸枣仁、柏子仁、茯神、白术、黄连、甘草。

常用药物：当归、川芎、熟地黄、白芍、人参、黄芪、茯神、柏子仁、酸枣仁、山茱萸等。

六、益智健脑

益智健脑就是通过服用有益于大脑神经、脑细胞、脑髓生长发育的中药和方剂，起到补益脑髓的作用。此法重在补益脑髓之不足，消除脑细胞之疲劳，调节脑神经的兴奋与抑制，改善脑组织的功能失调。主要适用于神经衰弱、神经症及各种脑神经损伤导致的记忆力下降、痴呆、脑萎缩等病证的治疗。

中医学认为，肾主骨、生髓、通脑，脑是由髓汇集而成。故《黄帝内经》中说："脑为髓之海。""诸髓者，皆属于脑。"清代著名医家、解剖学家王清任在其《医林改错》中说："灵机记忆在脑，因饮食生血气，长肌肉，精汁之清者，化而为髓，由脊髓上行入脑，名曰脑髓。两耳通脑，所听之声归入脑，两目系如线长于脑，所见之物归脑。"因为脑髓的正常功能，人才会出现听觉、视觉、语言等智能活动。中药通过补肾填精、充养骨髓，就能收到很好的益智健脑效果。

代表方剂如下。

我国早在唐代医书《备急千金要方》中就开始记载益智健脑处方，谓之"好忘方"16首，其后历代方书中也都有不少记载。到了明代的《景岳全书》，首次记录了"痴呆"方剂50余首。到现代为止，经历代医家们不断摸索、研究，从滋养脑髓、补心益智、宁心安神、补养心脾、滋养肝肾、补肾填精、聪耳明目等多个途径创制了大量益智健脑方剂。

（1）聪明汤（《体仁汇编》）：远志、石菖蒲、茯神。

（2）强记汤（《辨证录》）：远志、生枣仁、熟地黄、麦门冬。

（3）生慧汤（《辨证录》）：熟地黄、酸枣仁、柏子仁、茯神、山茱萸、石菖蒲、远志、白芥子。

（4）首乌益智丸（《益智健脑效验方精选》）：何首乌、益智仁、石菖蒲、合欢花、女贞子、牛膝、炒杜仲、竹叶、莲子心、瓦松、黄精、神曲、楮实子、旱莲草。

（5）定志丸（《太平惠民和剂局方》）：远志、茯神、当归、白术、干地黄、酸枣仁、人参、石菖蒲、鹿茸、麝香。

（6）益智强记方（《益智健脑效验方精选》）：茯神、远志、石菖蒲、地骨皮、巴戟天、肉桂、人参。

（7）补心不忘方（《益智健脑效验方精选》）：人参、远志、石菖蒲、茯神、石决明、通草。

（8）补脑汤：制黄精、制玉竹、决明子、川芎。

（9）脑灵康（《益智健脑效验方精选》）：龙骨、醋龟甲、茯神、熟地黄、川芎、莲子心、麦门冬、炒枣仁。

（10）菖蒲丸（《幼幼新书》）：石菖蒲、远志、熟地黄、麦门冬、天门冬、杜仲、茯神、丹参、百部、柏子仁、山药、防风、五味子、桂心。

（11）菖蒲益智丸（《备急千金要方》）：石菖蒲、远志、茯神、牛膝、桔梗、桂心、制附子、人参。

（12）益智散（《益智健脑效验方精选》）：人参、茯神、远志、干地黄、肉苁蓉、菟丝子、蛇床子。

常用药物：人参、黄芪、黄精、玉竹、地黄、远志、菖蒲、何首乌、枸杞子、灵芝、茯苓、茯神、菊花、刺五加、五味子、丹参、柏子仁、麦门冬、仙茅、淫羊藿、鹿茸、商陆花、楮实。

（徐 昱 陈 洪 安春平 宋 锐 图 雅 余 琳 万晓春）

笔记

复习思考题

1. 常见的意疗方法有哪些？如何理解应用这些方法？
2. 气功疗法的原理是什么？
3. 如何理解入静的层次？
4. 五音处方的组成规律有哪些？
5. 如何理解中医针灸治神理论？

笔记

第五章　常见中医心理疾病

目的要求

1. 掌握　郁证、不寐的病因病机、辨证论治及中医心理治疗。
2. 熟悉　脏躁、梅核气、心悸的病因病机、辨证论治及中医心理治疗。
3. 了解　卑惵、百合病、癫狂的病因病机、辨证论治及中医心理治疗。

第一节　郁　证

郁证是由气机郁滞，脏腑功能失调所致的一类病症。主要临床表现有：心情抑郁，情绪不宁，胸部满闷，胁肋胀痛，或易怒欲哭，或咽中有异物感等症状。郁证可发生在多种疾病发展过程中，是一种常见病。

明代·虞抟《医学正传》首先采用“郁证”作为病名。但早在《内经》就有了关于五气之郁的论述。《素问·本病论》曰：“人或恚怒，气逆上而不下，即伤肝也。”《素问·举痛论》曰：“思则心有所存，神有所归，正气留而不行，故气结矣。”《灵枢·口问》曰：“悲哀愁忧则心动，心动则五脏六腑皆摇。”此乃为情志致郁方面的论述。《素问·六元正纪大论》曰：“木郁达之，火郁发之，土郁夺之，金郁泄之，水郁折之。”隋代·巢元方《诸病源候论》明确指出忧思可致气滞而郁结为病。其卷十三《气病诸候》曰：“结气病者，忧思所生也。心有所存，神有所止，气留而不行，故结于内。”把郁证较明确地作为一种独立病证来论述，始于金元时代，此时期对郁证之病因病机也有更进一步的认识。如《丹溪心法·六郁》中有“气血冲和，万病不生，一有怫郁，诸病生焉。故人身诸病，多生于郁”。在此已将郁证列为专篇论述，还提出气、血、火、食、湿、痰六郁之说，并创立六郁汤、越鞠丸等相应的治疗方剂，对后世治郁有一定的影响。明代张景岳对郁证有较深刻的认识，对郁证的范围作了明确的论述，将五气之郁称为因病而郁，把情志所致之郁称为因郁而病，亦即现代所说之广义、狭义两类郁证。《景岳全书·郁证》：“凡五气之郁则诸病皆有，此因病而郁也。至若情志之郁，则总由乎心，此因郁而病也。”在明代医家的论著中，已有把情志之郁作为郁证主要内容的趋势。清代对情志因素所致之郁论述较详。叶天士在其《临证指南医案·郁》中载有大量情志之郁的医案，治法多样，用药灵活，同时还认识到精神治疗对本病的意义，如谓：“盖郁症全在病者能移情易性，医者构思灵巧，不重在攻补。”王清任特别注重血瘀与郁证的关系，促进了应用活血化瘀法治疗郁证。王清任《医林改错·方叙·血府逐瘀汤所治之症目》载：“瞀闷，即小事不能开展，即是血瘀。”“俗言肝气病，无故爱生气，是血府血瘀。”

由上可知，《内经》有情志致病病机的较多论述，为郁证理论打下了基础，《丹溪心法》首先对郁作专篇论述。中医学所说的郁，有广义和狭义两种。广义的郁，包括外邪、情志等因

笔记

素所致之郁，金元以前所论的郁大多属此。狭义的郁，是指以情志不舒为病因，以气机郁滞为基本病变的郁，即情志之郁。明代以后所论的郁，皆以情志之郁为主要内容。

西医学中的神经症、抑郁症、更年期综合征、焦虑症、癔症、反应性精神病等轻型精神疾病或心身疾病，都明显具有郁证的临床特征和表现，临证可参照郁证治疗。

一、病因病机

情志所伤是郁证的主要致病原因，情志所伤是否发病，除了这种情志刺激的强度及持续时间的长短有关外，脏气虚弱是郁证发病的内在因素。

1. **愤懑恼怒，肝气郁结**　忧思郁虑、愤懑恼怒等情志刺激，均可使肝失条达，气机不畅，以致肝气郁结，而成气郁，这是郁证的主要病机。因气为血帅，气行则血行，气滞则血行不畅，故气郁日久而成血郁。若气郁日久化火，则发生肝火上炎等病变而形成火郁。气郁则津液运行不畅，停聚于脏腑、经络，凝聚成痰，形成痰郁。若火郁日久，耗伤阴血，则可导致肝阴不足。

2. **忧愁思虑，脾失健运**　忧愁思虑，精神紧张，或长期伏案思虑，导致脾气郁结，或肝气郁结之后，横逆侮脾，均可使脾失健运，使脾消谷和运化水湿功能受到影响。若脾不能消磨谷食，必致食积不消，而成食郁；若脾不能运化水湿，水湿内停，形成湿郁；若水湿内聚，凝而为痰浊，则成痰郁。久郁伤脾，饮食减少，气血生化乏源，则可导致心脾两虚。

3. **情志过极，心失所养**　所愿不遂，家庭不睦，遭遇不幸等多种压力而致精神紧张，忧愁多思，长期刺激，损伤心神，导致心失所养而发生一系列病变。若损伤心气，以致心气不足，耗伤营血，以致心血亏虚；伤心阴，以致心阴亏虚，心火亢盛；心神失守，以致精神惑乱。心的病变还可以进一步影响到其他脏腑。

4. **脏气易郁，为郁之内因**　郁证的发生，除了精神刺激外，与性情是否豁达，对精神刺激的承受能力有很大关系，若心胸开阔，承受能力强，则即使受到一定的精神刺激，也能化解，不形成郁证；反之则易形成郁证。

总之，郁证的病因有内外两个方面，其外因为情志所伤，其内因为脏气易郁。其病机主要为气机郁滞，脏腑功能失调。郁证初起病变以气滞为主，气郁日久，则可引起血瘀、化火、痰结、食滞、湿停等，多属实证，日久则易由实转虚，随其影响的脏腑及损耗气血阴阳的不同，而形成心、肝、脾、肾亏虚的不同病变。

二、辨证论治

1. 辨证要点

（1）辨虚实：六郁证变，即气郁、血瘀、化火、食积、湿滞、痰结均属实证，而心、脾、肝的气血或阴精亏虚所导致的证候均属于虚证，但应注意到实中夹虚，虚中夹实，虚实夹杂的复合证候。

（2）辨脏腑：郁证的发生主要为肝失疏泄、脾失健运和心失所养，应根据临床症状，辨明受病脏腑。一般而言，气郁、血郁、火郁主要关系于肝；食郁、湿郁、痰郁主要关系于脾；郁证虚证中与心的关系最为密切，其次是肝、脾、肾的亏虚。

2. 分证论治

（1）肝气郁结

1）证候：精神抑郁，情绪不宁，胸部满闷，肋胁胀痛，痛无定处，脘闷嗳气，不思饮食，大便不调，苔薄腻，脉弦。

2）治法：疏肝解郁，理气和中。

3）主方：柴胡疏肝汤。

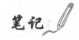

笔记

4）随症加减：胁胀疼痛较甚者，可加郁金、青皮、佛手，疏肝理气；嗳气频频、胸脘不舒者可加旋覆花、苏梗、姜半夏，和胃降逆；兼有食滞腹胀者，可加神曲、麦芽、山楂、鸡内金消食化滞；肝气乘脾而见腹胀、腹痛、腹泻者，可加苍术、茯苓、乌药、蔻仁健脾除湿、疏肝止痛；兼有血瘀而见胸胀腹痛，舌质有瘀点、瘀斑，可加当归、牡丹皮、红花活血化瘀。

（2）气郁化火

1）证候：急躁易怒，胸胁胀满，口苦而干，头痛目赤，耳鸣头晕，或嘈杂吞酸，大便秘结，舌红，苔黄，脉弦数。

2）治法：疏肝解郁，清肝泻火。

3）主方：丹栀逍遥散。

4）随症加减：口苦、便秘者，加龙胆、大黄泻热通腑；胁肋疼痛、嘈杂吞酸、嗳气呕吐者，加黄连、吴茱萸清肝泻火，降逆止呕；头痛、目赤者，加菊花、钩藤、刺蒺藜清热平肝。

（3）血行郁滞

1）证候：精神抑郁，性情急躁，不寐多梦，健忘头痛或胸胁刺痛，或身体疼痛固定不移，舌质紫黯，或有瘀点、瘀斑，脉弦或涩。

2）治法：活血化瘀，理气解郁。

3）主方：血府逐瘀汤。

4）随症加减：兼气结者，加黄芪益气通络；若胸胁疼痛严重，则加香附、枳壳疏肝理气；若少腹有痞块，月经不调，则加小茴香、官桂、干姜温经通络；肢体或周身疼痛则加秦艽、地龙、羌活通络止痛。

（4）心脾两虚

1）证候：多思善疑，头晕健忘，神疲懒言，心悸胆怯，面色少华，少寐，食欲缺乏，便秘或腹泻，舌质淡，苔薄白，脉细弱。

2）治法：健脾养心，补益气血。

3）主方：归脾汤。

4）随症加减：若不寐严重，加五味子、合欢花、夜交藤、柏子仁养心安神；若血虚较甚，加熟地、白芍补血滋阴；若胸闷纳呆，舌苔厚腻者，加半夏、陈皮、茯苓健脾理气化痰。

（5）心阴亏虚

1）证候：情绪不宁，心悸健忘，不寐多梦，五心烦热，盗汗，口咽干燥，舌红少津，脉细数。

2）治法：滋阴养血，补心安神。

3）主方：天王补心丹。

4）随症加减：若心悸甚重，加龙眼肉、夜交藤，增加安神养心之效；若遗精滑泄，加金樱子、芡实固肾涩精；若头痛加川芎、白芍活血祛风止痛；若心悸胸闷，情志不舒，加郁金、佛手片理气开郁。

（6）肝阴亏虚

1）证候：急躁易怒，眩晕耳鸣，目干畏光，视物昏花，或头痛且胀，面红目赤，舌干红，脉弦细或数。

2）治法：滋养阴精，补益肝肾。

3）主方：杞菊地黄丸。

4）随症加减：若眩晕、头痛严重加蒺藜、草决明、钩藤、石决明平肝潜阳，柔肝息风；若急躁易怒，情绪不宁严重，可用滋水清肝饮加减。月经不调者，加香附、益母草理气活血调经。

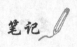

笔记

三、心理治疗

《素问·汤液醪醴论》指出："精神不进，意志不治，故病不可愈。"可见，心理活动能直接影响疾病的发展和预后。因此，郁病的治疗除药物以外，调摄精神、避免情绪波动同样是关键性的恢复措施。治疗过程中，一定要根据郁病的原因、病机以及临床表现进行思想上的疏导，提高临床疗效。针对郁症，中医心理治疗可采用开导解惑、情志相胜、移精变气等方式进行。需要指出的是，抑郁治疗目前多以药物介入治疗为首。心理治疗作为有效的辅助治疗手段，尤其强调患者的主动求助，实施心理治疗时应审慎考虑以上综合性因素。

1. **开导解惑** 患者通常对于现实和自身疾病评价与认识不正确，可以通过自我监察、自我说理和自我强化，建立正确的认识，情绪也随之好转。因此，开导解惑是治疗郁证的重要方法。医者要耐心解释郁病的病因，向患者说明忧愁思虑、情志过极是郁证的重要致病因素，在生活中要尽量避免这些导致肝气郁结、气机逆乱的生活事件和情志变化，告诫患者不能遇事则急躁恼怒，否则容易导致肝经气机逆乱而加重病情，正如《养生要诀》所言"戒暴怒以养其性"。帮助患者分析自己的过去，面对人格方面的缺陷并克服这些因素，防止情绪低落对身体的损害。让患者疏泄不良的情绪，在心理上出现一系列的积极活动，并强化患者心理上的闪光点，鼓励患者热爱生活，做生活的强者。

2. **情志相胜** 团体中医心理干预不失为一种有效办法。通常将经过医学评估确诊罹患抑郁症且自愿参加团体的患者集中为一个10~20人的团体，每个团体选取有经验的医生作为领导者，借助团体的人际交互，以中医心理学"天人合一"思想为基础设计包括初始阶段、过渡阶段、工作阶段和结束四个时段的干预方案，创立积极向上的团体阶段性目标，在此期间，采用情志相胜法让患者了解五志相克相生，借助领导和团体成员间的互动，学习运用喜怒等情绪抑制过忧、过悲的郁症表现。

3. **移精变气** 将患者的精神意念活动从疾病及其内心思虑的焦点上转移或分散至其他方面，以缓解或消除这些精神意念的恶性刺激引起的病理改变，促使心理康复。这些对自身疾苦的过分关注，往往成为其疾病久治不愈的关键所在。如果不设法分散患者的注意力，使之移情或分心于他处，则虽处以针药亦多无效。中医心理干预可在很大程度上缓解抑郁症状，增进人际交往。

四、音乐治疗

肝气郁结者，宜采用木音角调类曲目，如《草木青青》《绿叶迎风》《梅花三弄》《平沙落雁》《步步高》等，此类音乐具有悠扬舒畅、生气蓬勃的特点，具有疏肝理气、促使气机伸展调达、舒畅情志之功效。

肝气乘脾、脾失健运者，宜采用土音宫调类曲目，如《秋湖月夜》《鸟投林》《闲居吟》《月儿高》《马兰开花》等，该类曲目具有悠扬沉静、淳厚庄重、典雅和谐等特点，具有健运脾胃的作用。

忧愁多思、心神失养者，宜采用徐缓的宫调式音乐，如二胡曲《良宵》《二泉映月》，歌曲《草原之夜》《军港之夜》等，能抒发情感，使人精神内敛、安宁恬静，忘却不良思绪，怡养心神。

平素心胸不够豁达、脏气易郁者，宜采用火音曲目，阳韵《荷花映月》或阴韵《雨后彩虹》，因人而异。

五、气功治疗

1. **主要功法——六字诀** 主要锻炼"嘘字诀"，"见肝之病当先实脾"，同时练"呼字诀"。

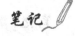

笔记

锻炼方法如下。

（1）嘘字诀

1）口型：两唇微合，有横绷之力，舌尖向前并向内微缩，舌两边向中间微微卷起，牙齿露有微缝，向外吐气。

2）操练提示："嘘"字音 xū，属牙音。发音吐气时，嘴角后引，槽牙上下平对，中留缝隙，槽牙与舌边亦有空隙。发声吐字时，气从槽牙间、舌两边的空隙中呼出体外。

3）动作：吸气自然，呼气足大趾轻轻点地；两手由带脉穴处起，手背相对向上提，经章门、期门上升入肺经之中府、云门，两臂如鸟张翼，手心向上，向左右展开，两眼反观内照。两臂上升开始呼气并念"嘘"字。两眼随呼气之势尽力瞪圆。呼气后，则放松恢复自然吸气，屈臂两手经前面，胸腹前徐徐向下，垂于体侧。可做 1 个短暂的自然呼吸，稍事休息（下同），再做第 2 次吐字。如此重复 6 次为一遍，调息，恢复预备式。

（2）呼字诀

1）口型：撮口如管状，唇圆似筒，舌放平向上微卷，用力前伸，牵引冲脉上行之气喷出口外。

2）操练提示："呼"字音 hū，为喉音，发声吐气时，舌两侧上卷，口唇撮圆，气从喉出后，在口腔中形成一股中间气流，经撮圆的口唇呼出体外。

3）动作：吸气自然，呼气念呼字，足大趾轻轻点地；两手由冲门穴处起，向上提，至章门穴翻转手心向上，左手外旋上托至头顶（注意沉肩），同时右手内旋下按至冲门穴处。呼气尽，吸气时，左臂内旋变为掌心向里，从面前下落，同时右臂回旋变掌心向里上穿，两手在胸前相叠，左手在外右手在里，两手内旋下按至腹前自然下垂于体侧。稍事休息，再以同样要领右手上托，左手下按做第 2 次呼字功。如此左右手交替共做 6 次为一遍，调息，恢复预备式。

2. 辅助功法——八段锦 主要锻炼"两手托天理三焦"、"左右开弓似射雕"、"调理脾胃须单举"三节。

3. 时间与疗程 每天早、中、晚各锻炼 1 次，每次 15 分钟，10 天一疗程。

六、针灸治疗

针灸多采用疏肝理气、清热化湿、镇静安神、活血化瘀之法。

1. 主穴 百会、四神聪、内关。百会穴有显著的清头散风、开窍宁神、平肝息风、升阳益气的功效。四神聪穴可调神治神，有健脑调神、醒脑开窍之功，是治疗神志病和脑病的要穴。内关穴为手厥阴心包经之络穴，有益心安神、和胃降逆、宽胸理气、镇定止痛之功效。

2. 辨证加减 情绪不稳或低沉郁闷，加合谷、太冲穴；腹中气窜或腹胀，加气海、中脘；脏腑气血瘀阻加心俞、肺俞、脾俞、肝俞、肾俞及膈俞。

3. 操作方法 患者取坐位，双侧取穴，一般留针 20~30 分钟。艾灸 10~20 分钟。15 天为一疗程。

七、病案举例

案例一 （选自《万病回春》）

管潘伯夫人，患因气郁生火，每至夜半不睡，口干烦渴，吐黏痰必欲茶水漱口，舌上赤黑皮厚，胸痞嘈杂，饮食少思。余诊两寸脉洪数，两尺脉空虚，右气口盛。此上盛下虚，血虚气郁有火也。以四物汤加生地黄、黄连、麦门冬、知母、贝母、天花粉、玄参、栀子、桔梗、枳实、青皮、甘草，数剂奏效。又以六味地黄丸加生地黄、麦门冬、知母、玄参、天花粉、贝母、五味

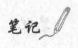

笔记

子、黄连，一料而安。

辨治解析：本案患者因气郁而生火，夜半不睡，口干烦渴，吐黏痰必欲茶水漱口，伴舌上赤黑皮厚，属气郁生火、火灼脉络、津液不足、血虚津亏，故立治法：补血调血、滋阴去火、理气解郁。四物汤补血调血；黄连泻火；生地入血分而养血，血不燥则津自润；玄参、麦冬、知母、贝母、天花粉滋阴生津润燥；栀子、桔梗、枳实、青皮、甘草理气解郁。上方奏效后，又以大量滋补肝肾阴与少量泻火之品治疗，故可使血生、气顺、火消、郁除，患者自安。

案例二 （选自《中国百年百名中医临床家丛书》）

姚某，女，64岁。病者患神经衰弱及脾胃虚寒多年，近2年离休后症重，又时感孤单，心中不快，每日闭门不出，心中郁闷。失眠，易醒，记忆力下降，精神不振，纳呆，腹胀，不敢食冷已月余，近日尤甚，便溏难以控制。诊视：其面色萎黄，神疲乏力，舌淡，脉沉细。证属脾气郁结，心神失养。法当补脾益气、解郁安神，佐以升阳固涩。处方：党参15g，白术15g，补骨脂12g，首乌藤12g，升麻3g，柴胡3g，陈皮6g，煅牡蛎24g，茯苓15g，黄芪24g，甘草6g，合欢花、皮各10g。每日1剂，连服14剂。复诊：药后患者神爽，腹胀、便溏已愈，可慢慢散步1小时，精神亦明显好转。嘱以补中益气丸与归脾丸常服，巩固疗效。

辨治解析：本案患者神经衰弱及脾胃虚寒多年，因离休后倍感孤独、不悦，忧思神倦伤脾。思为脾之志，忧思过度则伤脾，使脾气郁结，运化失健，清阳不升，心神失养以致心神不安，出现心悸、失眠、多梦等病症。初诊视诊所见：患者面色萎黄，神疲乏力，舌淡，脉沉细，均为脾气郁结，心神失养所致。故立治法：健脾益气、解郁安神为主。方以党参、黄芪为主药以健脾益气升阳；四君子汤益气补中、健脾和胃；少佐升麻配柴胡以升举清阳；合欢花、皮同用，以增强解郁安神之功；首乌藤与煅牡蛎配伍，养血安神与重镇安神并用，既能增强安神之力，又有收敛固涩之功；补骨脂温脾止泻，温肾助阳，为脾肾并补、固涩精气之良药，配陈皮健脾和中、行气消胀，与健脾益气、升阳固涩药配伍，实有补而不滞、补中兼疏之妙。诸药合用，共奏健脾益气、解郁安神、升阳固涩之功。

案例三 （选自《针灸临床辨证论治》）

水某，男，38岁。多疑善惑，多虑易怒2年余。患者因经商受骗，经常生气郁怒、思虑烦忧。2年来，多疑善惑，多虑易怒，怒不可遏。事不随心，心情不畅，两胁窜痛，脘闷食少，饮食无味。常梦经商受骗之事，而醒后烦恼不宁。遇事易惊、易忘，入寐易醒、易惊，时而心悸、气短、头晕，时而发怒，时而欲静。诊视：面色少华，舌淡苔白，脉细弦。证属肝气郁结和心脾两虚。法当疏肝理气，佐以安心神，开心窍，补益心脾以益气血。取穴：一至六诊，针泻太冲、间使；七至十七诊，针补神门、三阴交。三诊后，心烦易怒，两胁窜痛及多疑善惑、多虑易怒等症减轻；六诊后，肝气郁结症状治愈。舌苔薄白，脉象细弱；十诊后，遇事易惊、易忘，入寐易醒、易惊，时而心悸、气短、头晕等症减轻；十五诊后，心脾两虚症状治愈，仅感神疲倦怠；十七诊告愈。半年后随访，患者告知此病针愈未发。

辨治解析：本案患者初因郁怒伤肝，肝气郁结，后又久久思虑伤于心脾，故出现肝气郁结和心脾两虚两个证型。两个证型交织在一起，因以肝气郁结为先为实，故首先以针泻太冲、间使、神门以达疏肝理气之目的；再针补神门、三阴交以获补心脾、开心窍之功。故待肝气郁结症状得以治愈，再补益心脾以益气血而终告愈。

八、古代文献参考

《素问·六元正纪大论》："木郁达之，火郁发之，土郁夺之，金郁泄之，水郁折之。"

《灵枢·口问》："悲哀愁忧则心动，心动则五脏六腑皆摇。"

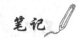

笔记

《丹溪心法·六郁》:"气血冲和,万病不生,一有怫郁,诸病生焉。故人身诸病,多生于郁。"

《古今医统大全·郁证》:"郁为七情不舒,遂成郁结,既郁之久,变病多端。"

《景岳全书·杂证谟·郁证》:"初病而气结气滞者,宜顺宜开。久病而损及中气者,宜修宜补。然以情病者非情不解。"

《证治汇补·郁证》:"郁证虽多,皆因气不周流,法当顺气为先,开提为次,至于降火、化痰、消积,犹当分多少治之。"

《类证治裁·郁证》:"七情内起之郁,始而伤气,继降及血,终乃成劳。主治宜苦辛凉润宣通。"

《医林改错·血府逐瘀汤所治之症目》:"瞀闷,即小事不能开展,即是血瘀。""急躁,平素和平,有病急躁,是血瘀。""俗言肝气病,无故爱生气,是血府血瘀。"

《临证指南医案·郁》华岫云按:"郁则气滞,气滞久必化热,热郁则津液耗而不流,升降之机失度,初伤气分,久延血分,延及郁劳沉疴。故先生用药大旨,每以苦辛凉润宣通,不投燥热敛涩呆补,此其治疗之大法也。"

第二节 卑 惵

卑惵是指因心气亏损、气虚胆怯、瘀血内阻所致,表现以自卑愧疚、惊恐胆怯、神情疑惑、精神惶惑,不能自主为主要表现的神志疾病。卑惵,亦称卑怯。卑为自卑愧疚之感,惵即思惧怯懦之貌,以卑惵命其病名,揭示了本病的临床表现及其精神状态。

明代戴思恭在《证治要诀》首先采用"卑惵"作为病名。早在《内经》中对此类疾病的描述已见端倪。《素问·脉解》曰:"恶人与火,闻木音则惕然而惊者,阳气与阴气相薄……所谓恐如人将捕之者……阴阳相薄,故恐也。"其症状与后世所谓卑惵极为相似。《灵枢·本神》曰:"是故怵惕思虑者则伤神,神伤则恐惧自去流淫不止……恐惧者,神荡惮而不收。"此非明言卑惵,但已寓恐证与卑惵合论之意。《难经·五十一难》更为具体地描述了此病的病性及特征:"阴病欲得温,有欲闭户独处,恶闻人声。"自汉代张仲景起,基本将此类疾病初步归属于"惊怖(恐/悸)"范畴。宋代严用和首次对惊悸的病因进行了分析。元代朱丹溪则提出血虚是其病因。这些论述都为后世明确卑惵病名奠定了临床和理论基础。明代戴思恭指出:"痞塞不饮食,心中常有所怯,爱处暗室,或倚门后,见人则惊避,似失志状,此名为卑惵,以血不足故。"形象地描述了本病的症状特点,而且强调其病机与血不足有关,为后世辨治本病奠定了理论基础。清代对本病的病性特征所述基本同于戴思恭,但在证候辨治及具体用药方面有所发展。如李用粹提出分证论治,心血不足用人参养荣汤,脾胃不和用六君子汤等。《杂病源流犀烛·怔忡源流》亦谓:"卑惵,心血不足病也,与怔忡病一类。其症胸中痞塞,不能饮食,如痴如醉,心中常有所歉,爱居暗室,或倚门后,见人即惊避无地,每病至数年。"此除说明其病机特点,补充其临床表现外,还提示该病病程较长,治疗较为顽难。

综上所述,中医对卑惵病的认识大体可以概括为五个阶段:渊源于《内经》,肇基于仲景,明确于明代,止步于清代,几遭淘汰于近代。卑惵在古代医籍中,多属内科杂病,或作为惊悸怔忡的类病,现代医籍则将其归于神志疾病之列。

西医学中,心脏神经症、恐惧症、神经衰弱等如出现卑惵的临床表现,可参考本证辨证论治。

一、病因病机

笔记

卑惵的病因病机较为复杂,古代医家归之于"心血不足",治疗从虚证立论。现代临床研究提示，卑惵之病，有虚有实，虚者责之心血不足，心肾阳虚，实者责之痰瘀内阻。

1. 心血不足 心主神明，且主血脉，两者相互为用。素体阴血不足，或久病耗损阴血，或失血过多，均可导致心血不足。心血不足，则心神失养，神气怯懦，而发生本病。《杂病源流犀烛·怔忡源流》所谓："卑惵，心血不足病也。"即言此病机。

2. 心虚神怯 心主神明，胆主决断，若暴受惊骇，如耳闻虚响，目见异物等，损及心胆之气；或平素心虚胆怯之人，精神紧张，忧虑过度，使心神失守，胆失决断，而发生本病。

3. 心肾阳虚 肾阳为一身阳气之根本，心阳为气血运行、津液流注之动力，故心肾阳虚，神志失养，则神机不振而失持，发生本病。

4. 痰瘀内阻 若心胆气虚日久，气血津液运行乏力，虚而生痰，或虚而成滞，气滞血瘀，每使痰瘀互结，内阻神舍，神不得归，而发生本病。

二、辨证论治

1. 辨证要点

（1）辨轻重：轻者病程较短，仅在明显的情志变化或精神刺激时发病，主要表现为自责无能，常怀愧意，神情疑虑，羞怯畏缩，不愿见人。重者病程较长，可达数年或数十年不愈，主要表现为自惭形秽，愧疚不已，精神惶惑，惊恐疑惧，独居暗室，或倚门后，见人则惊避。

（2）辨虚实：卑惵因虚者居多，虚证多见于心血不足，或心肝血虚、心脾两虚、心肾阳虚等证型。由于神志失常，气机逆乱，脏腑功能失调，气血津液代谢紊乱，痰浊、瘀血等变化，病邪乘虚内居神舍，阻塞心窍，亦可形成虚实夹杂之证。辨别本病时，应结合患者体质、病程以及兼夹邪气的不同，全面予以考虑。

（3）辨脏腑：卑惵的发生虽主要责之于心，但与五脏六腑都有关系，其中与五脏的关系更密切。

2. 分证论治

（1）心血不足

1）证候：自责无能、常怀愧意，低头少语，羞怯畏缩，不愿见人，或独居暗室，或倚门后，夜寐易惊，面色无华，口唇色淡。舌质淡，苔薄白，脉细弱。

2）治法：补心养血，安神定志。

3）主方：四物安神汤。

4）随症加减：若心经火热不甚，去黄连，酌加远志、石菖蒲、龙眼肉等，以增强养血安神之功，若兼肝气郁结，情志不畅者，加合欢皮、玫瑰花以疏肝解郁。此外，辰砂重坠有毒，暂用尚可，不能久服，长期使用本方时，亦可去之不用。

（2）心胆气虚

1）证候：神情疑虑，精神惶惑，遇事寡断，自惭形秽，易惊善恐，独处暗室，见人惊避，胸胁胀满，少寐多梦，或寐则易惊，气短自汗，神疲乏力。舌质淡，苔白，脉虚弱。

2）治法：补心定志，镇怯安神。

3）主方：安神定志丸。

4）随症加减：本方原作丸剂，现为汤剂，取其功专效捷之用。作汤剂时，若心胆气虚较甚，可加黄芪、五味子以补心益胆，加强本方补气之功；若兼心肝阴血不足者，加酸枣仁、柏子仁、熟地、当归以滋阴养血。

（3）心肾阳虚

1）证候：神色惶惑，目光疑惧，自惭形秽，孤僻独居，见人惊避，心悸怔忡，畏寒肢冷，朦胧嗜睡，气短自汗，神疲乏力，面色㿠白。舌质淡，苔白滑，脉沉微或细迟。

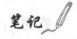

笔记

2）治法：温补心肾，镇惊安神。

3）主方：桂枝去芍药加蜀漆龙骨牡蛎救逆汤。

4）随症加减：若肾阳虚明显者，可加附子、细辛以温通肾阳，又能增强温通心阳之功，若阳虚夹痰阻心窍者，可加远志、石菖蒲、竹茹、贝母以化痰开窍，若兼心胆气虚者，可加党参、五味子、龙齿、珍珠母以补气镇怯。

（4）痰浊内阻

1）证候：自卑愧疚，羞怯畏缩，孤僻独居，见人惊避，目光呆滞，举止失常，喃喃自语，心悸怔忡，经久不愈。舌质淡、体胖，苔白滑，脉弦滑。

2）治法：化痰开窍，宁心安神。

3）主方：十味温胆汤。

4）随症加减：本方药性偏于温燥，若痰浊化热者，加胆南星、竹茹、贝母、瓜蒌以清化热痰，兼心胆气虚者，加党参、珍珠母、龙齿、牡蛎以镇惊安神，若痰浊阻闭心窍较甚者，酌加石菖蒲、郁金以化痰开窍。

（5）瘀血内阻

1）证候：神情疑虑，精神惶惑，愧疚不已，羞怯畏缩，见人惊避，不寐健忘，经久不愈。舌质淡黯，或青紫，或有瘀点、瘀斑，脉沉涩。

2）治法：通窍活血，宁心安神。

3）主方：通窍活血汤。

4）随症加减：本方以祛瘀开窍之功见长，而宁心安神作用不足。临床使用时，可酌情加入酸枣仁、茯神、远志、夜交藤以养心安神，或珍珠母、琥珀、龙齿，朱砂以重镇安神。若兼气郁不通者，加香附、郁金、柴胡、枳壳以疏肝理气，兼痰浊内阻者，加半夏、陈皮、远志、石菖蒲以化痰开窍。

三、心理治疗

如前文所述，卑惵属惊怖范畴，多有自卑退缩、惊恐回避行为。针对以上特点，中医心理治疗可采用情志相胜、脱敏治疗的干预方式。

1. **情志相胜**　以往医者多指出，心胆虚怯致卑惵，常有恐惧感、胆怯、易惊和自卑等表现的一种情志病。可见，卑惵与现代医学中的恐惧症具有较大程度重合。倘若受到强烈的刺激，或者长时间置身于紧张恐惧的氛围中，机体始终处于应激状态，其生理功能和心身状态就会受到严重影响或损害。因此，对恐惧症患者来说，仅仅依赖于药饵调理而不设法使其解除恐惧心理，往往难以奏效。中医理论认为，恐为肾志，在五行属水，思可以胜恐。所以，对于卑惵患者的心理治疗，临床可以运用“思胜恐”的情志相胜疗法。即医生针对其惊恐畏惧心理产生的原因，采取诱导方式，开启其思，同时促其广其见闻，可以帮助患者逐渐摆脱惊恐畏惧的心理状态。

2. **脱敏治疗**　《儒门事亲》“惊一百三”记载一案例因盗贼烧杀致坠床，后惊怕不休。医者以“惊者平之”，反复采用惊吓刺激患者，使患者对惊吓习以为常，从而达到对恐惧之事物脱敏的目的。此法可视为现代心理学系统脱敏法的先驱。现代心理治疗方法中，系统脱敏疗法目前被认为是治疗恐惧症的最佳疗法，属于行为治疗法的一种。系统脱敏法以行为主义学习论为指导，采用对抗性条件作用以期改变患者的恐惧表现。基本原理是要求患者对接所恐惧的事物或情景进行恐惧等级评分，鼓励患者积极接触评分最低的恐惧对象，采用放松训练的方式帮助自身抵抗对该刺激的恐惧，以此类推，逐级加深恐惧刺激强度和时间，反复练习直至取得完全适应。

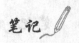

笔记

四、音乐治疗

心血不足、心神失养者，宜采用火音徵调类音乐《百鸟朝凤》《喜相逢》《花好月圆》等，该类音乐具有欢快、轻松、活泼的特点，有益于舒畅心气、养心守神。

心胆气虚、心神失守者，宜采用火音阳韵曲目《荷花映日》，该曲目意境夏日炎炎、荷花清香四溢，具有补益心阳，养心安神的功效。

心肾阳虚者、神志失养者，宜采用水音阳韵曲目《伏阳朗照》，该曲目意境冬日正午、阳光温暖、寒中见暖，具有温补肾阳、固精益气的功效。亦可联用曲目《荷花映日》，兼益心肾之阳。

肝气郁结者，宜采用木音角调类曲目，如《草木青青》《绿叶迎风》《梅花三弄》《平沙落雁》《步步高》《行街》等，可助疏肝解郁。

五、气功治疗

1. 主要功法——易筋经 主要练习"韦驮献杵势"、"横担降魔杵"两节。锻炼方法如下。

（1）韦驮献杵势

1）姿势：①左腿向左横跨一步，两脚距离与肩宽，两手自然下垂，头端正，两目半开半合，平视前方，舌抵上腭，松肩垂肘，含胸拔背，收腹松胯，膝松微屈，足掌踏实，全身放松，自然呼吸，心境澄清，神意内敛。②两手变阴掌，慢慢地向上抬起与肩平，变阴阳掌向胸前靠拢，两掌心相对，缓缓屈肘。两拇指少商穴轻轻接触，合十当胸，指尖向上。松肩沉肘。

2）操练提示：两手上提至与肩相平，掌心向下，指尖向外是为阴掌；屈腕，变立掌是为阴阳掌。

3）呼吸与意念：练①势时自然呼吸，练②势时腹式呼吸，气沉丹田，自觉气脉流动时，意念随呼吸在吸气时导引气从指尖而出，进入鼻内，下沉丹田。呼气时，气从下丹田上胸，循手三阴经入掌贯指。

（2）横担降魔杵

1）姿势：接①势，两掌慢慢变阴掌，左右分开，肩肘腕平，掌心向下，成"一"字形，同时足跟微微抬起，脚尖点地（可只用脚趾点地）。凝神贯注前方，含胸拔背，收腹松胯，舌抵上颚。

2）操练提示：足跟抬起，脚尖点地时要控制身体平衡，可将脚趾分开后再抬脚跟。

3）呼吸与意念：自然呼吸，意念集中于两掌内劳宫穴及足趾部。练纯熟了改用腹式呼吸，吸气时意念集中于劳宫，呼气时意念集中于大敦穴。

2. 辅助功法——保健功 主要锻炼"目功""擦面""耳功"三节。

（1）目功

1）目功方法：①松眼：闭目，先将两手搓热，轻敷于两目之上。深呼气三口，吐出浊气。吸气时心中默念"静"字，呼气时心中默念"松"字，同时意念想象眼部肌肉逐渐放松。5分钟后，两手自然下垂于身两侧，睁开双眼。经过一段时间练习，眼睛可有胀、热感，是肌肉松弛和气血充盈的表现。②调睛：吸气时，眼睛由观近物逐渐过渡到观最远的物体。呼气时，眼睛由观最远物逐渐地过渡到观近物。最远和最近物体的选择，可因所处环境地点的不同而异。③摩眼：两目轻轻闭上，用两个大拇指轻柔地按摩攒竹、睛明、太阳、四白、风池等穴位，次序不限，每个穴位正反各8次，共16次。按时吸气，停时呼气，一按一停反复进行。④养目：闭目静养5分钟后收功。

2）注意事项：①姿势不限，可坐可站，但要端正，全身放松；②目标的光线不可太弱或太强；③每节5分钟左右，鼻吸鼻呼，呼吸均匀深长；④在观察近、远两个目标中设立几个过

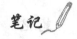

笔记

渡性目标，移视中要注意中间的过渡性目标。

3）时间与疗程：每天早、中、晚各锻炼1次，每次15~20分钟，10天一疗程。

（2）擦面方法：摩擦双手掌至热，闭上眼睛，双手自下而上、轻轻反复揉搓，感觉面部发热即可。

（3）耳功方法

1）提耳：每天早晨起床后，右手从头上引左耳14下（即用右手绕过头顶，向上拉左耳），再左手从头上引右耳14下（即以左手绕过头顶，向上拉右耳），晚上睡前再做一次。

2）鸣天鼓：用两掌心紧贴两耳，十指按抱后脑，将示指贴在中指上，然后有节奏地弹向枕骨凹陷处（风池穴）。每次左右手各弹50下，早晚各一次。

3）搓耳：用示指和中指夹着耳朵，上下搓动耳廓，至微热。

六、针灸治疗

1. 主穴　神门、太冲、丘墟。神门穴是心经的原穴，是手少阴心经脉气所注之穴，是心脏元气所过和留止之原穴，能补能泻，对心之虚证、实证均可取之，功善清心泻火、养血安神。太冲穴为人体足厥阴肝经的原穴，可以起到调节肝脏，平稳情志，镇静镇痛的作用。丘墟穴为足少阳胆经上的主要穴位，可以清晰头脑，稳定情绪，缓解压力。

2. 辨证加减　情绪不稳或低沉郁闷，加合谷、太冲穴；心脾亏损加心俞、厥阴俞、脾俞；肾亏加心俞、太溪；心胆气虚加心俞、胆俞、大陵。

3. 操作方法　患者取坐位，双侧取穴，一般留针20~30分钟。艾灸10~20分钟。15天为一疗程。

七、病案举例

案例一　（选自《续名医类案·惊悸》）

张子和治卫德新之妻，旅中宿于楼上，夜值劫人烧舍，惊坠床下，自后每闻有声，则惊倒不知人。家人辈蹑足而行，莫敢冒触有声，岁余不痊。诸医作心病治之，人参、珍珠及定志丸皆无效。张见而断之曰：惊者为阳，从外入也，恐者为阴，从内出也。惊者，谓自不知故也。恐者自知也。足少阳胆经属肝木，胆者敢也，惊怕则胆伤也。乃命二侍女执其两手，按高椅之上，当面前置一小几，张曰：娘子当视此。一木猛击之，其妇大惊，张曰：我以木击几，何以惊乎？伺少定击之，惊又缓，又斯须连击三五次。又以杖击三五次，又以杖击门，又遣人击背后之窗。徐徐惊定而笑，曰：是何治法？张曰：《内经》云：惊者平之，平者常也。平常见之，必无惊。是夜使人击门窗，自夕达曙……一二日虽闻雷亦不惊。

辨治解析：本案患者因受惊吓而发病，其治法乃“惊者平之”即治疗由惊恐所致的惊悸症采取习以平惊之法。习以平惊疗法循序渐进地帮助患者解除惊恐，让患者长时间处在最惧怕的逼迫情境中，逐渐提高对恐惧的适应性，最终消除恐惧，对原来惧怕的刺激不再敏感，重新建立正常的行为方式。

案例二　（选自《中国现代名中医医案精华·万友生医案》）

梁某，男，36岁。病因大惊而起，日夜恐惧不安，晚上不敢独宿，即使有人陪伴，也难安寐而时自惊醒，平素饮食减少。白天不敢独行，即使有人陪伴，也能因多惊而畏缩不前。每逢可怕之事（即使并不足怕的事也常引起害怕），即自惊呆而身寒肢厥拘急并引入阴筋，手足心出汗，发作过后则矢气尿多。诊视：舌淡苔白、脉弦。证属心阳虚而神魂不宁。法当温补心阳、安神宁志，拟桂枝汤去芍药龙牡等。处方：桂枝四钱，炙甘草八钱，生姜三钱，大枣

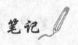

笔记

六枚，生龙骨一两，生牡蛎一两，远志三钱，桂圆肉二两，小麦二两。连服上方3剂，夜寐渐安，恐惧感明显减退，发呆次数大减，可以独自外出行走，不再需要人陪伴；当时时值夏至，犹穿夹衣，自汗恶风。守上方加生黄芪五钱，白芍三钱，再进药数剂而病获痊愈。

辨治解析：本案患者由于心肝阳虚内寒而神魂不宁，故日夜恐惧不安。其身寒肢厥而拘急，为少阴心阳不足，不能温养血脉所致。其引入阴筋而脉弦，为厥阴肝阳不足，不能温养筋脉所致（肝主筋，足厥阴经脉抵少腹，络阴器）。初诊四诊所见：舌淡、苔白，脉弦。均为心阳虚而神魂不守所致。故立治法：温补心阳、安神宁志，处方：桂枝汤去芍药龙牡等，其方属温补心肝阳气以安定神魂之剂。因此采用桂枝汤去芍加龙牡为主。《伤寒论》以桂枝汤去芍药加蜀漆龙牡汤或桂甘龙牡汤主治惊狂卧起不安或烦躁之症，并明言是因误治亡阳所致。此方对心肝神魂不宁的虚寒证颇有效验。桂枝汤本是阳中有阴之方，减去芍药，就成为纯阳之剂，它不仅能温心阳以通血脉，而且还能温肝阳以疏达木气，前人有“桂枝疏木而安动摇”之说。加龙牡者取其重镇固涩以安定神魂。加桂圆和远志各增强其养心养神之力。加小麦者，寓甘麦大枣汤于其中，取其既能养心安神，又能缓肝之急。在获得显效后，由于患者自汗恶风，更加黄芪和白芍，则是取其益卫固表敛汗之功。

案例三 （选自《古今名医针灸医案赏析》）

衡某，男，37岁。家属代诉：失眠心悸1年。患者长期从事财会工作，用脑过度。近因工作繁忙，劳累后病情加重，失眠多梦，心悸胆怯，头昏无力，神呆喜静、少言，不敢一人独行，纳食不馨，二便尚调。诊视：精神不振，舌淡，苔白腻，脉细弦数。证属心脾两虑，肝气郁结，心神失养。法当疏肝理气，补益心脾。治疗选穴：①风池、百会、印堂、头维、神门、内关、足三里、太冲、心俞；②风府、百会、通里、间使、丰隆、脾俞、太溪。每日针治1次，两组穴位交替加减使用，留针30分钟，14次为1疗程。经治3次后，头昏减轻，睡眠改善，纳食增加。7次后，心悸不宁等症减轻，表情自然，愿和家人交谈，并能在家人的陪同下，上街至热闹处散步。针治1疗程后，能和医生交谈，表情自如。共计治疗14次，诸症状消失。随访已恢复工作。

辨治解析：本案患者长期处于精神紧张状态，忧虑过度，劳伤于肝；思虑过度，心脾两伤。心肝之阴已伤，肾阴暗耗，水不涵木，肝阳独亢，脾虚生痰，阳生于上，痰浊随之蒙蔽清窍，堵塞神机，故见头昏，神呆不语。脾气虚弱，则气血生化乏源，血不养心，心神失养，则心悸胆怯，失眠梦多。初诊四诊所见：精神不振，舌淡，苔白腻，脉细弦数，均为心脾两虑，肝气郁结，心神失养所致。故立治法：疏肝理气，补益心脾。治取神门、内关、间使以安神定悸；风池、百会、太冲以疏肝解郁；太溪以滋养肾阴；丰隆为胃之络穴，以健运而化痰湿；风府、百会、印堂以醒脑清神；心俞、脾俞、足三里以健脾益气养血，上诸穴使气能化血，血能养心，心能藏神，则睡眠可佳，诸症消失。

八、古代文献参考

《素问·金匮真言论》：“东方色青，入通于肝……其病发为惊骇。”

《素问·阴阳应象大沦》：“肾……在志为恐，恐伤肾，思胜恐。”

《素问·举痛论》：“惊则心无所倚，神无所归，虑无所定，故气乱矣。”

《素问·调经论》：“血有余则怒，不足则恐。”

《灵枢·本神》：“肝藏血，血藏魄，肝气虚则恐，实则怒。”

《外台秘要·风惊悸》：“病源风惊悸者，因体虚心气不足，心之经为风邪所乘之。或恐惧忧迫，令心气虚，亦受风邪，风邪传于心，则惊不自安，惊不已则悸动不定。”

《三因方·惊悸》：“惊悸，则因事有所大惊，或闻虚响，或见异相，登高涉险，梦寐不祥，

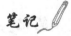

笔记

惊忤心神，气与涎郁，遂使惊悸，名曰心惊胆寒，在心胆经，属不内外因，其脉必动。”

《奇效良方·怔忡健忘动悸》：“……惊者恐怖之谓，悸者怔忡之谓。心虚而郁痰，则或闻大声，目击异物，遇险临危，触事丧志，心为之忤，使人有惕惕之状，是则为惊，即动悸也。”

《证治要诀·惊悸》：“惊悸者，因事有所大惊，能忤心神，气与涎郁，遂生惊悸，此乃心虚胆怯所致，宜温胆汤。”

《医学入门·惊悸》：“思虑过度，及因大惊大恐以致心虚停痰，或闻大声，目见异物，临危触事，便觉惊悸，甚则心跳欲厥，脉弦濡者，虚也。”

第三节　不　寐

不寐亦称失眠，是由于心神失常或不安而引起经常不能获得正常睡眠为特征的一类病证，轻者入寐困难，或寐而易醒，或醒后不能再寐，时寐时醒等，严重者则整夜不能入寐。古代文献中亦有称为“目不瞑”、“不得眠”等。

汉末《难经·四十六难》首次出现不寐病名，认为老人“卧而不寐”，是因为“气血衰，肌肉不滑，荣卫之道涩”。汉代张仲景在《内经》基础上对不寐证治又有进一步发展，他在《伤寒论》中提出：“少阴病，得之二三日以上，心中烦，不得卧，黄连阿胶汤主之。”《金匮要略》中又提出：“虚劳虚烦不得眠，酸枣仁汤主之。”首次把不寐病因分为外感和内伤两类，且这两个方剂一直沿用到今天。隋代巢元方在《诸病源候论》中指出不寐病机除了营卫不和之外，还有脏腑的功能失调。唐代孙思邈在《千金翼方》卷一中提出用丹砂、琥珀等重镇安神药和温胆汤治疗大病后虚烦不眠，丰富了不寐的治疗方法。唐代王焘《外台秘要》亦对热病后不寐的病因进行了论述，还收载了许多处方。宋代赵佶《圣济总录》在巢元方基础上，对不寐证的病因病机及辨证治疗进行了发挥，他不仅收集了许多治疗不寐的处方，而且首先提出用温热之附子、人参、黄芪治疗胆寒不寐，丰富了本病的治疗方法。宋代许叔微在《普济本事方》中指出“今肝有邪，魂不得归，事以卧则魂扬，若离体也。”认为肝虚魂离，心神不安是不寐的病机。还创制了重镇安神的真珠丸，并提出“日午夜卧服”的服药法，有一定的临床意义。明代张介宾在《景岳全书·不寐》中认为“思虑劳倦伤心脾”，并将复杂病机高度概括为虚实两方面。“不寐证虽病有不一，然唯知邪正二字则尽之矣……其所以不安者，一由邪气之扰，一由营气之不足耳；有邪者多实证，无邪者皆虚证。”这种观点，在临床上至今还有重要的参考价值。他还提出“饮浓茶”、“心有事”均可致不寐，这在本病的调摄和预防方面有重要意义。明代李中梓在《医宗必读·不得卧》结合自己临床经验对不寐证进行了论述：“……不寐之故，大约有五：一曰气虚，六君子汤加酸枣仁、黄芪；一曰阴虚，血少心烦，酸枣仁一两，生地黄五钱、米二合，煮粥食之；一曰痰滞，温胆汤加南星、酸枣仁、雄黄末；一曰水停，轻者六君子汤加菖蒲、远志、苍术，重者控涎丹；一曰胃不和，橘红、甘草、石斛、茯苓、半夏、神曲、山楂之类。”根据不同证型，列出具体的治疗方药，对我们临床工作仍具有指导意义。

本病常兼见头晕、头痛、心悸、健忘以及心神不安等症。凡以不寐为主症的作为本节讨论范围，并见于其他疾病中的不寐则从略。

西医学中的抑郁症、焦虑症、精神分裂症、自主神经功能紊乱、神经衰弱等。如出现不寐的临床表现，可参考本证辨证论治。

一、病因病机

笔记

正常的睡眠，依赖于人体的“阴平阳秘”，脏腑调和，气血充足，心神安定，心血得静，卫阳能入于阴。如《素问·阴阳应象大论》曰:"阴在内,阳之守也;阳在外,阴之使也。"如果由外感或内伤因素破坏了这种正常的转化规律,就会导致不寐的发生。现将其病因病机分述如下:

1. **心神失养** 思虑劳倦,伤及心脾,心伤则神不守舍,脾伤则生化之源不足,故血虚不能上奉于心,心失所养,出现不寐。《类证治裁·不寐论治》说:"思虑伤脾,脾血亏损,经年不寐。"

2. **情志所伤** 情志所伤,影响五脏及脑神,皆可使人发生不寐,尤以过喜、过思、过怒、过悲更为多见,心藏神,劳心过度,耗血伤阴,心火炽盛,扰动神明或喜笑无度,心神激动,而不寐;肝藏血,血舍魂,暴怒伤肝,气郁化火,亦为不寐。

3. **心虚胆怯** 心虚则神不内守,胆虚则少阳之气失于升发,决断无权,则痰浊内生,扰动神明,故遇事易躁,神魂不安,可不寐。《沈氏尊生书·不寐》指出:"心胆俱怯,触事易惊,梦多不祥,虚烦不眠。"

4. **痰热内扰** 多因思虑太过,所求不得,肝气被郁,脾运失控,聚湿生痰,或因久嗜酒肉肥甘多湿之品,湿聚不化,聚湿为痰。若痰火多蒸,扰乱神明,神不守舍,导致不寐。《景岳全书·不寐》指出:"痰火扰乱,心神不宁,思想过分,火炽痰郁,而致不眠者多矣。"

5. **心肾不交** 久病之人,或素体虚弱,肾阴耗伤,不能上奉于心,水不济火,则心阳独亢,或五志过极,心火内炽,不能下交于肾,心肾不交,神志不宁,出现不寐。《景岳全书·不寐》说:"真阴精血之不足,阴阳不变,而神有不安其室耳。"

6. **心脾两虚** 由于劳心过度,或妇人崩漏日久,产后失血,或病后体衰,以及老年人气血衰少,均能导致气血不足,不能奉养心神,脑失所养,出现不寐。

7. **瘀血内停** 多由情绪紧张,突受惊恐,气血混乱或屈无所伸,怒无所泄,气滞血瘀,阻滞经脉,出现不寐。

8. **胃气不和** 多由饮食不节,宿食停滞,酿为痰热,痰热上扰,出现不寐,《素问·逆调论》说:"胃不和则卧不安。"

二、辨证论治

1. 辨证要点

(1)辨轻重:轻者表现为入睡困难,或睡眠时间短,发病时间短,治疗数日即愈,重者表现为彻夜不眠,成年累月不解。

(2)辨虚实:虚证多属阴血不足,心脑失养,临床特点为体质虚弱,面色无华,神疲懒言,心悸健忘,多由脾失健运,肝失藏血,肾失藏精所致。实证为火盛扰心或瘀血阻滞,临床特点为多虑心烦,口苦咽干,便秘溲赤,胸闷且痛,多因心火亢盛,肝郁化火,痰火郁滞,气血阻滞所致。

(3)辨脏腑:不寐的主要病位在心。由于心神失养,神不守舍而至不寐。亦因肾精亏虚,脑失所养,神不守舍,出现不寐。急躁易怒者,多为肝火内扰;脘闷苦腻者多为痰热内扰;入睡后惊醒者,多为心虚胆怯;心烦心悸、头晕健忘者多为阴虚火旺,心肾不交;不易入睡,醒后不易再睡,面色无华,头晕肢倦,多为心脾两虚。

2. 分证论治

(1)实证

1)肝郁化火①证候:不寐,重者彻夜不寐,急躁易怒,不思饮食,口渴喜饮,目赤口苦,小便黄赤,大便秘结,舌红,苔黄,脉弦而数。②治法:疏肝泻火,清脑安神。③主方:龙胆泻肝汤。④随症加减:如不寐严重者,可加茯神、龙骨、牡蛎以镇惊定志,安神入寐。如胸闷胁胀,善太息者,加郁金、香附疏肝解郁。

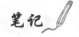

笔记

2）痰热内扰①证候：不寐头重，痰多胸闷，恶食嗳气，心烦口苦，目眩恶心，苔腻而黄，脉滑数。②治法：化痰清热，醒脑安神。③主方：清火涤痰汤。④随症加减：若痰食阻滞，胃中不和者，加半夏、神曲、山楂、莱菔子以消导和中。若心悸不安者，加珍珠母、朱砂以镇惊定志。若痰热重而大便不通者，可加礞石滚痰丸，降火泻热，逐痰安神。

3）胃气不和①证候：胸闷气短，脘腹不适而不寐，恶心呕吐，嗳腐吞酸，大便不爽，腹痛，舌苔黄腻或黄燥，脉象弦滑或滑数。②治法：和胃健脾，化滞安神。③主方：保和丸。④随症加减：大便干者加大黄，清胃肠实热。小便赤涩者加滑石利水通淋；如热象显著，心烦舌尖红绛、脉数者加黄连、山栀清热泻火；食欲缺乏且舌苔厚腻者加藿香、佩兰醒脾化湿。

4）瘀血内阻①证候：不寐或梦多，或寐则易惊易醒，甚则数日不寐，烦躁不安，头痛如刺，心慌胸闷，恐惧紧张，舌多黯紫，脉多弦细而涩。②治法：理气化瘀，通窍安神。③主方：血府逐瘀汤加减。④随症加减：兼气虚者，加黄芪，以益气通络；若胸胁疼痛严重，则加香附、乌药、枳壳疏肝理气；若少腹有痞块，月经不调，则加小茴香、干姜温中止痛；肢体或周身疼痛，则加秦艽、地龙、羌活祛湿通络止痛。

（2）虚证

1）心脾两虚①证候：不易入寐或寐则梦多，或醒后难以再寐，兼见心悸健忘，头晕目眩，肢倦神疲，食谷无味，面色无华，舌质淡，苔厚白，脉细弱。②治法：补益心脾，养血安神。③主方：归脾汤。④随症加减：若不寐较重，加五味子、合欢花、夜交藤、柏子仁以助养心安神，或加龙骨、牡蛎以镇静安神；若血虚较甚，加熟地、白芍、阿胶以补血充脑；若胸闷纳呆，舌苔厚腻者，加半夏、陈皮、茯苓以健脾理气化痰。

2）阴虚火旺①证候：不寐心烦，心悸盗汗，头晕健忘，腰酸耳鸣，手足心热，口渴咽干，或口舌糜烂，舌质红、少苔，脉细数。②治法：滋阴泻火，清心安神。③主方：黄连阿胶汤。④随症加减：若面热微红，眩晕、耳鸣者，可加牡蛎、龟甲、磁石等重镇潜阳；若不寐较甚者，加柏子仁、酸枣仁养心安神。

3）心胆气虚①证候：不寐多梦，寐则易醒，胆怯心悸，遇事善惊，气短倦怠，心悸自汗，小便清长，舌淡，脉弦细。②治法：益气镇惊，安神定志。③主方：安神定志丸。④随症加减：若血虚阳浮，虚烦不寐者，宜用酸枣仁汤。如病情较重，可二方合用；若心悸较甚者，再加生牡蛎、朱砂以加强镇静安神之力。

4）心肾不交①证候：不寐心烦，头晕耳鸣，烦热咽干，精神萎靡，健忘盗汗，腰膝酸软；男子滑精或阳痿，女子月经不调，舌尖红少苔，脉细数。②治法：交通心肾，补脑安神。③主方：交泰丸。④随症加减：本方适用于心火偏旺者，若以心阴虚为主，可用天王补心丹；若肾虚为主者，可用六味地黄丸加夜交藤、酸枣仁、合欢皮、茯神之类以安神宁志，补心滋肾。

5）肝郁血虚①证候：难以入寐，即使入寐，梦多易醒，或胸胁胀满，喜太息，易怒急躁，兼见面色无华、肢倦神疲，舌淡红苔黄，脉弦无力。②治法：疏肝养心，安神镇惊。③主方：酸枣仁汤。④随症加减：若肝郁较甚，郁久化火较甚者，可参照肝郁化火佐治，亦可用丹栀逍遥散加忍冬藤、珍珠母、柏子仁清热安神、疏肝润肠。

三、心理治疗

情志病变可致不寐，不寐也可影响情志变化，两者互为因果。张景岳曾言："神安则寐，神不安则不寐。"广义而言，神为个体各项生命活动的外在表现。狭义言之，神指个体的精神活动。据此，除用药物调理脏腑功能、气血、阴阳之外，运用心理治疗应对不寐非常重要。临床多采用开导解惑、暗示诱导、移精变气、放松训练四步干预法帮助患者改善睡眠状况。

笔记

1. **开导解惑**　有针对性地利用言语和非言语的沟通技巧的影响，让患者充分了解不寐的原因，展现康复的案例，使患者正确认识不寐，了解不寐仅为功能失调，经过合理治疗完全可以治愈，坚定战胜疾病的信心。因此，在临床上常先采用团体治疗的方法。可将患有不寐的患者集中为10~20人一组开展开导解惑，集体讲解失眠的病因、病机、性质及治疗方法，使许多患者获得这方面常识，改变对失眠的错误认识。同时，在治疗小组中相互进行交流，正确认识疾病，互相鼓励，增强信心。在集体治疗的基础上继而开展个别心理治疗。

2. **暗示诱导** 从内外因两方面暗示患者失眠是可以治疗并改善的。可提供较为具体的方案。内因：自身放松心情，不过喜不过忧，建立入睡自信，睡前饮食适当，不宜饮食刺激性食物饮料，尽量摆脱安眠药的影响等；外因：作息规律，定时起卧，保持睡眠环境安静、床铺整洁舒适等。

3. **移精变气** 根据患者的不同心理状态，通过分散患者的注意力，或通过精神转移，改变患者内心矛盾，从而排遣情思，改变心志，启发其振奋精神，用理性支配感情，变消极因素为积极因素，改善环境。培养和丰富自己的兴趣、爱好，开展促进心身愉悦的文体活动，如绘画、书法、养植花木、钓鱼、养鱼、下棋、听曲、练拳及气功等。这些活动和爱好可以转移和分散患者对疾病的注意力，从而改善睡眠。并让患者了解治疗过程可能出现反复，要树立坚定的信心，并坚持训练。

4. **放松训练** 在移精变气基础上，实施放松训练。教导患者入睡前做渐进性放松训练，平躺于床，全身肌肉放松，让患者注意到全身的肌群，先让肌肉紧张，再让肌肉放松，逐渐放松到舒适、自我感觉良好的状态。如松笑导眠法：平卧静心，面带微笑，行六次深而慢的呼吸后，转为自然呼吸，每当吸气时，依次意守（注意力集中）头顶—前额—眼皮—嘴唇—颈部—两肩—胸背—腰腹—臀和双腿—双膝和小腿—双脚，并于每一呼气时，默念松且体会意守部位散松的感觉，待全身放松后，就会自然入睡，必要时可重复2~3次。紧松摇头法：仰卧床上后，先行双上肢收缩用劲，持续10秒后放松，并体会放松感觉，重复3次后，同法依次做下肢、头、面部和全身的紧张后放松训练。待彻底放松后，微闭双眼，将头部以正位向左右摇摆，摆身为5°~10°摆速为1~2秒一次，一边摆一边体会整个身体越来越松散深沉，摇摆的幅度和速度也渐小，这样的自我摇摆仿佛婴儿睡在晃动的摇篮中，睡意很快就会来临。

四、音乐治疗

心脾两虚者宜采用火音阳韵曲目《荷花映日》，该曲目意境夏日炎炎、荷花清香四溢，具有补益心阳，养心安神的功效。兼有痰湿者，可采用土音阳韵《黄庭骄阳》，该曲目意境骄阳似火，湿气尽消，具有温中健脾、升阳益气的功效。

肝郁化火者，宜采用木音阴韵曲目《碧叶烟云》，该曲目意境春风清寒、绿叶青翠，具有清肝泻火、平肝潜阳的功效。

心胆气虚者，宜采用火音阴韵曲目《雨后彩虹》，该曲目意境雨后爽洁、彩虹明丽，具有清心降火、安神定志的功效。

水不济火、心肾不交者，宜采用水音阴韵曲目《冰雪寒天》，该曲目意境冰雪清寒、天地纯净，具有清心降火、滋肾定志的功效。

饮食不节、宿食停滞、痰热内扰者，宜采用土音阴韵曲目《玉液还丹》，该曲目意境清泉润泽、清凉甘甜，具有清火和胃、消积导滞的功效。

五、气功治疗

1. **主要功法——放松功** 主要练习“三线放松法”。锻炼方法：三线放松法是将身体划分成两侧、前面、后面三条线，各线均有个放松部位，4个静养止息点，练功时自上而下依次

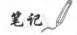

笔记

放松的方法。此法比较适合初练习气功意念难以集中者，是放松功的基本方法之一。

（1）姿势：初练功者采用仰卧或坐式较易放松，练功熟练者，可在各种姿势如站、坐、卧、行中练习。

（2）呼吸：一般从自然呼吸开始，逐步过渡到腹式呼吸。呼吸与默念相结合，吸气时静静地观想松的部位，呼气时默想部位"松"，同时意想放松的部位如海绵一样柔软。

（3）意念：属于流动式意守，松到哪个部位时，意念观想哪个部位，意导气行，以意导松，静心体会松后的微观变化。

第一条线：头部两侧松→颈两侧松→两肩松→两上臂松→两肘关节松→两前臂松→两手松，静养中指尖的中冲穴1~2分钟。

第二条线：面部松→颈前松→胸部松→腹部松→两大腿前面松→两膝关节松→两小腿前松→足背松→足大趾端松，静养大脚趾大敦穴1~2分钟。

第三条线：后脑松→后颈松→背部松→腰部松→大腿后面松→小腿后面松→足跟松→足心松。注意力放在足心上，静养脚心涌泉穴1~2分钟。

操练提示：呼吸、意念和默念"松"字要协调配合，并且要细细体会"松"的感觉。如体会不到"松"感，可先使四肢肌肉紧张起来，再突然放松，体验"松"的感觉，这样可加速松弛反应的到来。

收功：做完三条线的放松练习后，将意念收回，观想肚脐内丹田处，意守3~5分钟结束。

2. **辅助功法**　保健功，主要锻炼"擦面"、"擦丹田"、"擦涌泉"三节。

（1）擦面：摩擦双手掌发热，闭上眼睛，双手自下而上、轻轻反复揉搓，感觉面部发热即可。

（2）擦丹田：即擦小腹，将两手搓热，先用左手手掌沿大肠蠕动方向绕脐作圆圈运动，即由右下腹至右上腹、左上腹、左下腹而返右下腹，再将两手搓热，用上法以右手擦丹田，至丹田处皮肤微热。

（3）擦涌泉：涌泉穴，位于足心前1/3处，蜷趾屈足，中见陷处即是。临睡前，洗脚后将两手搓热。先用右手握右足，用左手中指、示指两指擦右足涌泉穴100次；再用左手握左足，用右手中指、示指两指擦左足涌泉穴100次。

3. **时间与疗程**　每天早、中、晚锻炼放松功各1次，大约15分钟；夜晚临睡前锻炼保健功，15~20分钟。10天为一疗程。

六、针灸治疗

1. **主穴**　神门、三阴交、内关。三阴交穴为肝、脾、肾三经的交会穴，此穴可健脾益气，滋阴养血，调补肝肾，调和气血，直补三阴，善守而不走。

2. **辨证加减**　心脾亏损加心俞、厥阴俞、脾俞；肾亏加心俞、太溪；心胆气虚加心俞、胆俞、大陵、丘墟；肝阳上扰配肝俞、间使、太冲；脾胃不和配胃俞、足三里。

3. **操作方法**　患者取坐位，双侧取穴，行针后一般留针20~30分钟。艾灸10~20分钟。

七、病案举例

案例一　（选自《陆氏医案》）

一人烦躁发热，肌体骨立，目不得瞑，已三年矣。医予清热养阴化痰安神之药，及千剂勿效，一宵不得安卧。诊之，肝脉独沉而数。此怒火久伏，而木郁宜达，用柴胡四钱，白芍二钱，丹皮、栀子各二钱五分，甘草五分，桂枝四分，药进熟寐至一昼夜。后用逍遥散加人参丸服而愈。

笔记

辨治解析：患者形体偏瘦，心烦失眠3年。前医给予清热养阴化痰安神之药“千剂勿效”，可排除阴虚、火热、痰扰所致。陆氏凭肝脉独沉而数，辨识为气郁化火，治宜疏达郁火。肝木郁于脾土中之症，先与柴胡疏肝理气，非柴胡不能达，此症用之最为合宜。芍药舒经降气，丹皮活血化瘀，栀子行结气，桂枝下气散逆、止痛除烦；后用逍遥散疏肝解郁。可见，本案主要针对气郁体质始终以逍遥散加减以疏肝解郁、健脾和营，后以人参丸补虚安神，故患者肝木条达、郁火可除、心神可宁、安然入睡。

案例二 （选自《中国百年百名中医临床家丛书》）

郁某，女，19岁。因受惊吓后，终日心中慌慌，胆怯怕事，喜卧独居隅处，失眠多梦，手足心热，腰酸。视诊：舌质暗，根部稍黄，脉弦。证属惊恐伤肾，心肾不交。法当益肾宁志、交通心肾。处方：黑桑椹30g，女贞子9g，黑芝麻30g，白芍18g，旱莲草9g，生龙齿24g，黄芩9g，阿胶12g（烊化），栀子9g，丹皮9g，黄连5g，鸡子黄2枚（冲），胡桃肉15g，肉桂5g。每日1剂，连服7剂。复诊：服药后心悸胆怯消除，睡眠转佳，宗上方化裁继进。处方：黑桑椹30g，女贞子9g，黑芝麻30g，白芍18g，旱莲草9g，生龙齿24g，黄连5g，阿胶12g（烊化），栀子9g，丹皮9g，肉桂5g，鸡子黄2枚（冲），胡桃肉15g，每日1剂，连服14剂，以巩固疗效。患者服药月余病愈。

辨治解析：本案患者因受惊吓后，终日心中慌慌，胆怯怕事，喜卧独居隅处，失眠多梦，手足心热，腰酸。惊恐过度则伤肾，恐则气下，精气耗伤，其志藏，肾水不能上济心火，心神浮越。初诊四诊所见：舌质暗，根部稍黄，脉弦，均为惊恐伤肾，心肾不交所致。故立治法：益肾宁志、交通心肾。方以黑桑椹、黑芝麻、胡桃肉三味同用，滋阴补肾，填精荣脑；女贞子、旱莲草相须伍用，滋阴补肾，益下而荣上，白芍、阿胶得鸡子黄相助，滋阴养血之力增强；丹皮能透达阴分邪火，配栀子、黄芩以增强清泻伏火之力，并可清热除烦、导热下行；黄连、肉桂功善交通心肾，引火归原，并以生龙齿镇心安神，收敛浮越之心神。诸药合用共奏滋阴补肾、宁志安神、交通心肾、水火既济、阴平阳秘之功。

案例三 （选自《山东中医杂志》）

某男，58岁，干部，1955年8月16日诊。多年积劳，思虑过度而致失眠数载，夜间睡眠极少，多梦纷纭，白日头晕头昏。西医诊为神经衰弱，服安眠药维持睡眠2年余。近1年因失眠影响工作而来青岛疗养。施老诊后处方如下：茯苓6g，茯神6g，生、熟酸枣仁各9g，人参4.5g，白蒺藜12g，龙眼肉12g，白术6g，炙黄芪12g，酒当归6g，炙甘草3g，炒远志9g，广木香1.5g（研末冲服）。10剂水煎服。服药后，睡眠增加，头晕减轻。原方继服10剂后停服安眠药，准备出院恢复工作。

辨治解析：本例患者劳倦过度，心脾两虚，营阴暗耗，神不守舍。施老抓住病机，只用归脾汤原方加白蒺藜一味，即获显效。归脾汤益气补血，健脾养心，白蒺藜潜虚越之阳。气血得补，脾健心安，阳守其位，睡眠即安。施老在此例中，患者连服20剂而未更改处方，可谓胸有成竹。

八、古代文献参考

《素问·逆调论》：“阳明者胃脉也，胃者，六腑之海，其气亦下行，阳明逆不得从其道，故不得卧也。”

《灵枢·邪客》：“夫邪气之客人也，或令人目不瞑不卧出者，何气使然？……今厥气客于五脏六腑，则卫气独卫其外，行于阳，不得入于阴，行于阳则阳气盛阳气盛则阳跻陷；不得入于阴，阴虚，故目不瞑。”

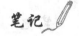

笔记

《景岳全书·杂证谟·不寐》："如痰如火，如寒气水气，如饮食忿怒之不寐者，此皆内邪滞逆之扰也……思虑劳倦，惊恐忧疑，及别无所累而常多不寐者，总属真阴精血之不足，阴阳不交，而神有不安其室耳。"

《景岳全书·杂证谟·不寐》引徐东皋曰："痰火扰乱，心神不宁，思虑过伤，火炽痰郁而致不眠者多矣。有因肾水不足，真阴不升，而心阳独亢者，亦不得眠……有体气素盛偶为痰火所致，不得眠者，宜先用滚痰丸，次用安神丸、清心、凉膈之类。有体素弱，或因过劳，或因病后，此为不足，宜用养血安神之类。凡病后及妇人产后不得眠者，此皆血气虚而心脾二脏不足，虽有痰火，亦不宜过于攻，治仍当以补养为君，或佐以清痰降火之药。"

《医学心悟·不得卧》："有胃不和卧不安者，胃中胀闷疼痛，此食积也，保和汤主之；有心血空虚卧不安者，皆由思虑太过，神不藏也，归脾汤主之；有风寒邪热传心，或暑热乘心，以致躁扰不安者，清之而神自定；有寒气在内而神不安者，温之而神自藏；有惊恐不安卧者，其人梦中惊跳怵惕是也，安神定志丸主之；有痰湿壅遏神不安者，其证呕恶气闷，胸膈不利，用二陈汤导去其痰，其卧立安。"

《张氏医通·不得卧》："不寐有二，有病后虚弱，有年高人血衰不寐；有痰在胆经，神不归舍亦令人不寐。"

第四节　脏　躁

脏躁指因情志不舒，郁火内扰，或天癸将绝之时，阴血亏虚，阴阳失调，气机紊乱，心神不宁所致的一种情志疾病。临床上以精神抑郁，情志烦乱，无故悲伤欲哭，或哭笑无常，呵欠频作等为主要临床表现。

汉代张仲景《金匮要略》首次把脏躁作为病名。该书指出："妇人脏躁，喜悲伤欲哭，象如神灵所作，数欠伸，甘麦大枣汤主之。"不仅指出本病多发于女性，以"喜悲伤欲哭"为其特征性症状，而且还认识到本病的临床表现颇为复杂，变幻多端。早在《内经》一书中就有类似脏躁的描述。如《灵枢·本神》曰："心主脉，脉舍神，心气虚则悲，实则笑不休。"《灵枢·口问》曰："悲哀忧愁则心动，心动则五脏六腑皆摇。"对于脏躁的解释，历代医学家则见解各异。如《妇人良方》曰："脏躁者，脏燥也。"强调以"躁"为基本病机，方用淡竹茹汤治疗，以补甘麦大枣汤之不足。而对于"脏"字，尤在泾认为脏躁乃"子宫血虚，受风化热"而成脏躁。清代医家吴谦等在《医宗金鉴》中明确指出："脏，心脏也，心静则神藏，若为七情所伤，则心不得静，而神躁扰不宁也。故喜悲伤欲哭，是神不能主也。"这里澄清了脏躁的病位与病机，而且首次把脏躁纳入情志类疾病的范畴。

关于脏躁的治疗，后世医家多在《金匮要略》甘麦大枣汤的基础上有所补充。金元四大家以朱丹溪为代表，将本病列入惊悸、怔忡门，对各证提出不同的治法。恽铁樵认为将甘麦大枣汤与柴胡桂枝干姜汤、桂枝茯苓丸、苓桂术甘汤、泻心汤等方同用，才是治本的方法；《施今墨临床经验集》以甘麦大枣汤与百合地黄丸、黄连阿胶鸡子黄汤、柴胡加龙骨牡蛎汤相配合治疗脏躁。建国后，中医将脏躁的治疗纳入辨证论治的轨道，进一步丰富了本病的辨证论治内容。

脏躁在古今医籍之中，多归属妇科或内科杂病，但对其病因病机的认识，均认为与情志因素密切相关。

西医学中的癔症、更年期综合征等，如出现脏躁的临床表现，可参考本证辨证论治。

一、病因病机

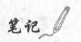

笔记

脏躁虽以七情损伤为发病诱因，但其病机还在于素体阴血亏虚，五脏失养，且具有易发此病之性格特征，故就其病证而言，当属虚。但因情志为患，内扰脏气，气机郁结，易生痰、火，而成虚实夹杂、本虚标实的病机变化。

1. **禀赋不足，素体阴亏** 肝肾阴亏，精血虚损；兼因房劳过度，肾阴耗伤，不能上奉于心，水火不济，心肾不交，心火亢盛，火盛神动，而致神志不宁。

2. **产后病后，阴血亏虚** 多产伤血，或因产后、病后阴血亏虚，致心血亏虚，心失所养，心神不安而神气自乱。如《女科辑要笺正》曰："此血少而心气不安，神虚气馁，故多悲伤。"

3. **忧思劳倦，损伤心脾** 忧愁思虑则伤心，劳倦过度则伤脾，心血耗伤，则神不守舍，脾气亏虚，则生化乏源，心不藏神，则神气自乱。若脾失健运，水湿内聚，凝为痰浊，痰气内扰心神，也可致精神惑乱。

4. **情志所伤，心失所养** 由于所愿不遂，精神紧张，家庭不睦，遭遇不幸，忧愁悲哀，或愤恨恼怒等精神因素，致肝气郁结，肝失条达，气机不畅。气郁日久化火，邪火扰动心神，而致心神逆乱，《类经》曰："情志之伤，虽五脏各有所属，然求其所由，则无不从心而发。"

综上所述，脏躁的病位在心，其发病与肝肾亏虚，先天禀赋不足，产后、病后失血体虚及情志因素等有密切关系。脏躁虚证的主要病机，多因心血亏虚、肝肾阴虚、心脾两虚致心脉空虚，心神失养，心神不安；实证多由肝郁气滞化火，或痰气内扰，神动气乱所致。

二、辨证论治

1. 辨证要点

（1）辨轻重：一般来说，轻者病程较短，仅在情志明显变化时发病，主要表现为精神抑郁，悲忧伤感，喜悲伤欲哭，神疲乏力，欠伸频作，不经治疗便很快自行缓解；重者病程较长，可在上述临床表现的基础上，出现烦躁不宁，喜怒无常，神情恍惚不定，甚则手舞足蹈，每遇精神刺激而加重，待诱发因素消除后，其心神惑乱等症状仍可持续存在，自行缓解较慢。

（2）辨虚实：脏躁虚证，多属营血不足，心神失养。症状特点：面色无华，精神不振，神志恍惚，心中烦乱，舌苔薄，脉虚或细。多为心脾两虚，心肾不交，肝肾不足所致。实证为心神被扰，临床特点为精神抑郁，烦躁不宁，脉弦或弦滑。多因脾虚湿盛，或肝郁化火所致。

（3）辨脏腑：脏躁的主要病位在心，由于心神失养或心神被扰而出现精神忧郁，情志烦乱，无故悲伤，哭笑无常，呵欠频作等系列症状。与肝、脾、肾相关。如急躁易怒，多为肝郁化火，上扰心神；若神疲食少，心烦健忘，多为心脾两虚；若胸闷苔腻，多为脾虚痰湿内盛；心烦多梦，心晕耳鸣，多为心肾不交；若头晕耳鸣，心烦易怒，多为肝肾不足。

2. 分证论治

（1）心血亏虚

1）证候：精神恍惚，或情绪激动，悲伤欲哭，或哭笑无常。同时伴有心中烦乱，少寐多梦，呵欠频作，大便干结，舌质红或嫩红，脉细数或细弦。

2）治法：甘润缓急，养心安神。

3）主方：甘麦大枣汤加酸枣仁、龙眼肉、合欢花。

4）随症加减：若心烦不寐，舌红少苔，心阴虚明显者，可加生地黄、百合以养心安神；若头目眩晕，脉弦细，加当归、柏子仁以养肝安神；若精神恍惚，心悸不宁较重，加磁石、朱砂、珍珠母以镇心安神。

（2）心脾两虚

1）证候：多虑善思，悲伤欲哭，胸闷气短，失眠健忘，面色萎黄，神疲乏力，易汗出，食欲缺乏，便溏或伴月经减少，或淋漓不断，舌淡苔薄，脉弦细或细濡。

2）治法：补益心脾，宁心安神。

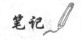

笔记

3）主方：归脾汤加减。

4）随症加减：若心胸郁闷，情志不舒者，加郁金、佛手理气开郁；头痛者，加川芎、白芍、活血祛瘀而止痛。

（3）心肾不交

1）证候：心悸不寐，哭笑无常，呵欠频作，腰膝酸软，健忘易惊，或经期先后不定，经血渐少。舌红，苔少，脉沉弦细或细数。

2）治法：滋阴降火，交通心肾。

3）主方：黄连阿胶汤合琥珀养心丹。

4）随症加减：若面热微红，眩晕、耳鸣者，可加牡蛎、龟甲、磁石等重镇潜阳，阳入于阴，即可入寐；若不寐较甚者，加柏子仁、枣仁养心安神。

（4）肝肾不足

1）证候：哭笑无常，呵欠频作，夜寐易惊，甚则意识模糊，精神恍惚。伴头晕耳鸣，心烦易怒，口干喜饮，手足心热，腰膝酸软，小便黄，大便干结，舌红苔薄白或薄黄，脉细数。

2）治法：滋肾清肝，养心安神。

3）主方：百合地黄汤。

4）随症加减：夜寐易惊重者加珍珠母、钩藤、龙骨、牡蛎以潜阳安神；若心神不宁者加小麦、甘草、大枣以养心安神；手足心热重者加麦冬、白薇、玄参以清退虚热。月经过多者，加芡实、墨旱莲、女贞子；月经过少者，加丹参、川牛膝，凉血活血；夹有痰浊者，加黄连、竹沥、半夏、陈皮、胆南星、茯苓以清火化痰。

（5）肝郁化火

1）证候：精神抑郁，急躁易怒，胸胁胀满，目赤耳鸣，口苦口干，月经紊乱，小便黄，大便干结，舌苔薄黄，脉弦数。

2）治法：疏肝解郁，清肝宁心。

3）主方：龙胆泻肝汤。

4）随症加减：胸闷胁胀善太息者，酌加香附、郁金、疏肝解郁；头晕、目眩、头痛、烦躁欲狂者，用当归龙荟丸。

（6）痰气内扰

1）证候：烦躁不宁，喜怒无常，悲伤善哭，头痛头重，时觉恶心欲吐，胸中窒闷，脘痞不舒，舌质淡红，苔白厚腻，脉弦细。

2）治法：清热化痰，宁心安神。

3）主方：导痰汤加小麦、冬瓜仁。

4）随症加减：头重欲呕者，加赭石、旋覆花降气止呕；胸闷脘痞者，加全瓜蒌、薤白化痰散结行气；若痰热内扰，躁狂慌乱，舌红苔黄腻，脉滑数者，用温胆汤清热涤痰降火。

（7）瘀血阻滞

1）证候：精神恍惚，性情急躁，悲忧善哭，心悸不宁，失眠健忘，入暮潮热，头痛胸痛，日渐不愈，同如针刺，且有定处，舌质紫黯，或有瘀斑瘀点，脉弦涩。

2）治法：活血祛瘀，宁心安神。

3）主方：血府逐瘀汤。

4）随症加减：不寐心悸严重者，酌加炒枣仁、茯神、柏子仁、龙眼肉养心安神。

三、心理治疗

脏躁之"躁"多被理解为烦躁不安。易发于女性，患者或悲或喜，"神不能主情"。日常生活中所经历的悲喜多属正常的情绪体验，可以自行恢复正常。如果长期无故悲伤、喜怒

笔记

无常，影响个体的社会功能才考虑诊断为脏躁。西医学中癔症、围绝经期综合征等易出现脏躁症状。因此对脏躁的评估要较为慎重。临床可参考《中国精神疾病分类与诊断标准》（第3版）中对癔症的诊断，并结合中医临床心理学对脏躁进行详细评估。按照病情特点设计具体方案，治疗当以开导解惑、暗示诱导等为常用手段。

1. **开导解惑** 脏躁的发病人群大多为性格内向且兼有神经质性格的群体。患者表现为七情内伤、五志化火的心神躁扰不宁，加之对医学常识的一知半解，极易造成对自身疾病的错误认知。因此，开导解惑是脏躁病的基础心理治疗。要针对脏躁的病因、病理和临床症状产生机制耐心地予以解释，强调情志因素的主导作用，弱化病理改变及其后果，使患者能平静过激情绪，增强康复信心。开导解惑要求医生能够熟练运用语言技巧，取得患者信任，并可依据不同性格的患者采取相对应的言语疏导。言语开导可经由四步达成：首先，“告之以其败”，向患者说明疾病的根本、起因，病情程度及危害，既引起重视又不带来恐慌；其次，“语之以其善”，要求患者配合治疗，阐明治疗效果，了解康复可能性，增强康复信心；再次，“导之以其所便”，让患者了解治疗的具体措施，学会自我调理；最后，“开之以其所苦”，在相互信任的基础上，医生用疏导性的言语给予患者信心，帮助其缓解恐慌、紧张的身心状态。

2. **暗示诱导** 暗示诱导是采用含蓄、间接的方式，对患者的心理状态产生影响，以诱导患者于“无意中”接受医生的治疗性意见，或产生某种信念，或改变其情绪和行为，甚或影响人体的生理功能，从而达到治疗目的。针对脏躁患者多兼有神经质的个性特点，在暗示诱导中应避免使用激情刺激法。治疗的方法是：针对患者的具体症状，在给予开导解惑治疗的基础上，指导其进行趋向心神宁静、情绪愉悦氛围的自我暗示，注意充分体会暗示治疗后的心理感受和机体状态，不断重复和强化，逐渐增进疗效。

四、音乐治疗

水火不济、心肾不交者宜采用水音阴韵曲目《冰雪寒天》，该曲目意境冰雪清寒、天地纯净，具有清心降火、滋肾定志的功效。

心血亏虚、心失所养者宜采用火音阳韵曲目《荷花映日》，该曲目意境夏日炎炎、荷花清香四溢，具有补益心阳，养心安神的功效。

过思伤脾、水湿内聚、痰气内扰心神者，宜采用土音阳韵曲目《黄庭骄阳》，该曲目意境骄阳似火，湿气尽消，具有温中健脾、升阳益气的功效。

肝郁化火、心神逆乱者宜采用木音阳韵曲目《玄天暖风》，该曲目意境春风和暖、阳光明媚、万物葱荣，具有补肝益气、散寒解郁的功效。

五、气功治疗

1. **主要功法——六字诀** 主要练习“嘘字诀”、“呵字诀”。锻炼方法如下。

（1）嘘字诀：操练方法见郁证。

（2）呵字诀：练习方法如下。

1）口型：口半张，舌顶下齿舐下腭，腮稍用力后拉，舌边靠下牙齿。

2）操练提示：“呵”字音 hē，为舌音，发声吐气时，舌体上拱，舌边轻贴上槽牙，气从舌与上颚之间缓缓呼出体外。

3）动作：吸气自然，呼气念呵字，足大趾轻轻点地；两手掌心向里自冲门穴起，循脾经上提，至胸部膻中穴处，向外翻掌，掌心向上托至眼部。呼气尽，吸气时，翻转手心向面，经面前，胸腹前，徐徐下落，垂于侧。稍事休息，再重复做，共做6次，调息，恢复预备式。

2. **辅助功法——坐式八段锦** 坐式八段锦练法

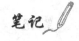

笔记

(1)宁神静坐:采用盘膝坐式,正头竖颈,两目平视,松肩虚腋,腰脊正直,两手轻握,置于小腹前的大腿根部,静坐3~5分钟。

(2)手抱昆仑:牙齿轻叩二三十下,口水增多时即咽下,谓之"吞津"。随后将两手交叉,自身体前方缓缓上起,经头顶上方将两手掌心紧贴在枕骨处,手抱枕骨向前用力,同时枕骨后用力,使后头部肌肉产生一张一弛的运动。如此行十数次呼吸。

(3)指敲玉枕:接上式,以两手掩住双耳,两手的示指相对,贴于两侧的玉枕穴上,随即将示指搭于中指的指背上,然后将示指滑下,以示指的弹力缓缓地叩击玉枕穴,使两耳有咚咚之声。如此指敲玉枕穴十数次。

(4)微摆天柱:头部略低,使头部肌肉保持相对紧张,以左右"头角"的颈,将头向左右频频转动。如此一左一右地缓缓摆撼天柱穴20次左右。

(5)手摩精门:作自然深呼吸数次后,闭息片刻,随后将两手搓热,以双手掌推摩两侧肾俞穴20次左右。

(6)左右辘轳:接上式,两手自腰部顺势移向前方,两脚平伸,手指分开,稍作屈曲,双手自胁部向上划弧如车轮形,像摇辘轳那样自后向前做数次运动,随后再按相反的方向前向后作数次环形运动。

(7)托按攀足:接上式,双手十指交叉,掌心向上,双手作上托劲;稍停片刻,翻转掌心朝前,双手作向前按推劲。稍作停顿,即松开交叉的双手,顺热做弯腰攀足的动作,用双手攀两足的涌泉穴,两膝关节不要弯曲。如此锻炼数次。

(8)任督运转:正身端坐,鼓漱吞津,意守丹田,以意引导内气自中丹田沿任脉下行至会阴穴接督脉沿脊柱上行,至督脉终结处再循任脉下行。

3. **时间与疗程** 每天早、中、晚锻炼各1次,15~20分钟,10天为一疗程。

六、针灸治疗

1. **主穴** 神门、内关、膻中。膻中穴是人体保健的要穴,具有宽胸理气、活血通络、清肺止喘、舒畅心胸等功能。

2. **辨证加减** 失语加廉泉;四肢颤动加阳陵泉;昏迷加水沟;肝气不舒加太冲;痰热郁结加丰隆;阴虚阳亢加太溪。

3. **操作方法** 根据虚补、实泻原则操作。患者取坐位,双侧取穴。行针后一般留针20~30分钟。艾灸10~20分钟。

七、病案举例

案例一 (选自《名医类案·笑哭不常》)

一女无故悲泣不止,或谓之有祟,祈禳请祷备至,不应,《金匮》有一症云,妇人脏躁,喜悲伤欲哭,象如神灵所作数欠伸者,甘麦大枣汤主之。其方甘草三两,小麦一升,大枣十枚,水六升,煮取三升分温三服,亦补脾气,十四贴而愈。辨治解析:该女子无原因的悲伤哭泣,认为有鬼魅作祟,祷告神明无功,后服《金匮要略》中甘麦大枣汤原方治愈,属于较典型的脏躁证,主要是心气虚,心神失养所致。《素问》云:麦为心谷;《本草纲目》也记载小麦养心,故方中以小麦为主药以养心气,加甘草、大枣补脾以滋生气之源,并且三药性皆甘缓,又可缓心系之急,因此服用十四贴药后便愈。

案例二 (选自《施今墨医案解读》)

笔记

谢某,女,26岁。半月前因夫妻争吵,遂有行动异常,感觉错位,语无伦次,哭笑无常。

手指颤动，汗出甚，睡眠不安，大便干结，小便时黄。处方：紫石英、紫贝齿（同打先煎）、浮小麦、酒川军、陈皮炭、大红枣、磁珠丸、秫米、枳实炭、青竹茹、清半夏、生铁落、朱茯神、全瓜蒌、风化硝、炙甘草。二诊：前方连服6剂，大便干象已除，日行1次，躁动之象已经止，惟有时长叹悲泣，守原方进退。三诊：又进6剂，状如常人，嘱上方每周服2剂，以善其后。

辨治解析：脏躁一病多由情志不舒、思虑过度、损伤心脾、五志化火、腑气不畅、浮火妄动、上扰心神所致。本案患者因情志不舒，气机紊乱，阴阳失调，乖气逆乱，以致睡眠不稳，哭笑无常，治宜调理气机，镇脑安神。紫石英与紫贝齿相伍，紫石英入于血分，上能镇心，定惊悸，安魂魄，镇逆气，重以去怯是也；下能益肝，填补下焦，散阴火，止消渴，暖胞宫。紫贝齿亦走血分，既能清肝明目，又能镇静安神，为去怯佳品。二药相互为用，镇静安神、平肝潜阳。磁朱丸与秫米相伍，秫米为谷物之类，善补中脏，和胃安眠；磁朱丸为矿石之属，故重镇去怯，镇静安神，益肾平肝。秫米扶正为主；磁朱丸以邪为要。二者参合，滋肾平肝、镇静安神、和胃安眠的力量增强。全瓜蒌与玄明粉相伍，《内经》云"热淫于内治以咸寒。"玄明粉咸寒，清热通便，润燥软坚；瓜蒌质润黏腻，润燥通便，清肺化痰，宣肺散结，消痈肿。二药伍用，相互制约，相互为用，以瓜蒌之缓润，制玄明粉荡涤通下之热，共奏清热润燥、通便泻下之功，尚无腹痛之弊。清半夏与青竹茹相伍，半夏降逆止呕，燥湿化痰，消痞除满；竹茹清热止呕，下气消痰。半夏性温偏热，善化湿痰而止呕；竹茹性偏于凉，长于清利热痰而止呕。二药参合，一热一寒，相互为用，健脾燥湿、和胃止呕力彰。枳实炭与竹茹相伍，枳实辛散温通，降气消痰，散结除痞；竹茹甘凉清降，下气消痰，清热止呕。二药伍用，相得益彰，和胃降逆、清热止呕、消积化痰、宽中利膈之力增强。陈皮与竹茹相伍，陈皮辛温，理气健脾，和胃降逆；竹茹甘寒，清热止呕，下气消痰。二药伍用，一温一寒，温清相济，和胃降逆，除胃中寒热甚妙。全方配合，共奏调理气机，镇脑安神之功。

案例三 （选自《现代针灸医案选》）

王某某，女，38岁。于1973年7月16日初诊。自诉：一周前在本单位和同事发生争吵，即抽搐两个小时，神志清醒后，发现右侧上下肢瘫痪，去吉林医大一院神经科检查，诊断为癔症性瘫痪，在家服药治疗，效果不显，来针灸科就诊。现感右上、下肢不能活动，发沉、发凉，抽搐，睡眠不好，有时入睡后就起来，当碰到壁或从床上坠落到地上才清醒，头和身上撞有外伤，胸闷、心慌、气短，长叹息，饮食不好，二便正常。脉弦数，舌质绛苔黄，血压120/80mmHg，肢体发凉，患肢不能活动，诊为脏躁。治以镇静安神，疏肝理气为主，针取百会、曲池、内关、阳陵泉、行间，用泻法，留针20~30分钟，每日一次，针后加用701电麻仪通电治疗，经五次治愈。随访未复发。

辨治解析：本案患者由暴怒伤肝，木失调达，肝火上亢，鼓动阳明痰热，痰火上扰神明，故发生头昏、抽搐，又因肝为刚脏，主藏血，体阴而用阳，四肢为诸阳之本，神明无所主，故肢体不用，由于痰火盛，阳气独盛，故脉弦数，舌质绛苔黄。所以在治疗上取百会，因百会为诸阳之首，针之可清泄诸阳之火而醒脑；内关为心包经络穴，是八脉交会穴之一，具有宁心安神，镇静镇痛，理气和胃作用，故两穴相配能治晕厥；曲池是大肠经的合穴，有调和气血的作用，能治疗半身不遂，手肘拘挛或筋缓不收，为强壮穴之一；阳陵泉为八会穴之一，是筋之会，有舒肝利胆，清泄湿热，强健腰腿作用，故用来治疗半身不遂，下肢冷痹不仁等症；行间是肝经的荥穴，有疏经活络、清热泄火、理气作用，故可疗脏躁症与狂症等。上述各穴相配，可收镇静安神、疏肝理气之效，因此治疗脏躁症有效。

八、古代文献参考

《灵枢·本神》："心藏血脉，脉舍神，心气虚则悲，实则笑不休。"

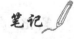

笔记

《灵枢·本神》:“心主脉,脉舍神,心气虚则悲,实则笑不休。”

《金匮心典·妇人杂病脉证并治》:“血虚脏躁,则内火扰而神不宁,悲伤欲哭,有如神灵,而实为虚病……小麦为肝之谷,而善养心气,甘草、大枣甘润生阴,所以滋脏气而止其燥也。”

《金匮心典·妇人杂病脉证并治》:“妇人脏躁,喜悲伤欲哭,象如神灵所作,数欠伸,甘麦大枣汤主之。”

《妇人良方》:“脏躁者,脏燥也。”

《医宗金鉴》:“脏,心脏也,心静则神藏,若为七情所伤,则心得静,而神躁扰不宁也,故喜悲伤欲哭,是神不能主情也,象如神灵所凭,是心不能神明也。”

《金匮要略今释》:“脏,子宫也……赵氏以为肝肺,徐氏以五脏,《金匮》以为心脏,惟沈氏、尤氏以为子宫,与歇斯底里之西说正合……”。

《医宗金鉴·订正仲景全书金匮要略注·妇人杂病脉证并治》:“脏,心脏也,心静则神藏,若为七情所伤,则心不得静,而神燥扰不宁也。”

第五节　百 合 病

百合病是以因神志不遂,或热病之后,或心肺阴虚所致的以精神恍惚、欲卧不能卧、欲行不能行、食欲时好时坏、口苦、尿黄、脉象微数等为主要临床表现的疾病。

汉代张仲景《金匮要略·百合狐惑阴阳毒病脉证并治》中首次提出了百合病的病名。并对百合病的临床特征进行了描述:“百合病者,百脉一宗,悉致其病也。意欲食,复不能食,常默然,欲卧不能卧,欲行不能行;饮食或有美时,或有不用闻食臭时;如寒无寒,如热无热;口苦,小便赤;诸药不能治,得药则剧吐利。如有神灵者,而身形如和,其脉微微。”一些注家根据自己所得,对百合病提出新的见解。如百合病的命名问题,历来争议颇多。骆龙吉称百合汤为治“解协之神剂也”,并解释:“病名为解协,言懈倦之极也。”太仆曰:“寒不寒,热不热,弱不弱,壮不壮,伫不可名,谓之解协。”骆龙吉认为解协就是百合病。尤在泾所说:“百脉一宗者,分之则百脉,合之则为一宗。”认为人体百脉,同出一源,源病则百脉皆病,故以百合病取名。魏荔彤则认为是以药之谓而取病之名,他在《金匮要略方论本义》中直截了当地说:“百合病,用百合,盖古有百合之名,即因百合一味而疗此疾,因而得名也。”中高等医药院校五、六版教材《金匮要略讲义》《金匮要略选读》皆从此说。吴谦等云:“百合,百瓣一蒂,如人百脉一宗,命名取治,皆此义也。”有人提出,在中医发展过程中对疾病的治疗多是从单方的基础上发展起来的,《伤寒论》中有以药命证的提法,如桂枝证、柴胡证等,故而以主药命名比较可取。

随着医学的发展,有些医家进而从脑的角度来论述百合病。唐容川认为百合病“阳有余,髓受病,设西医剖而视之,其必脑衣发炎矣。”黄竹斋说:“盖血海为百脉所宗,乃化精补髓之源,而脑为髓海,若经络瘀有热毒,则脑髓失灵而志意昏愦……《内经》云,邪人阳则狂,邪入于阴则痹。盖脑髓不仁,知觉运动失常之词,即百合病证也。”从脑的角度来认识该病,有一定进步性。

在百合病的治疗上,张仲景以百合地黄汤为主方,并提出百合病变证和误治证的辨证论治。他以专篇讨论了百合病的概念、发病、预后、临床表现及治疗原则,提出了7首方剂,有效地指导着临床上对百合病的辨证论治。这些论述和治法方药,一直为后世论百合病者所宗。张璐《张氏医通》认为本病多由思虑伤脾,脾阴受困,厥阴之火尽归于心,扰及百脉所致。对病久气阴两伤者,在仲景治法之外,另立生脉散一方,并谓养心宁神之品,亦可酌加;热感者不妨兼用左金丸以折之。

笔记

近十年来，有关此病的研究较少，大都从西医神经精神病角度去论证，强调精神因素在本病发病的作用。这与中医学的认识大致相同。

西医学中的神经衰弱、癔症或某些热病之后期虚弱证等，如出现百合病的临床表现，可参考本证辨证论治。

一、病因病机

百合病其病位在心肺。本病的病因主要为大病久病后，或汗、吐、下用之失当，导致心肺气阴皆受耗损；或伤寒、温病之后，余热逗留，重伤阴液，阴虚火旺；或平素多思善虑，或事不遂愿、情志不畅、肝胆郁结、郁而化热，消铄心肺。病机为心司血脉而主神明，肺主治节而朝百脉，心肺正常，气血调和，则百脉皆得其养。心肺受损，神气无所依附，百脉失其所养，百合病乃成。故百合病的主要病位当责之于心肺，又郁怒伤肝，思虑伤脾，故百合病变部位又兼及肝、脾两脏。

1. 七情内伤　本病发病前多有多愁善感、沉默寡言的性格基础。喜、怒、忧、思、悲、恐、惊是人的正常情志活动，在正常情况下是不会致病的，但是七情变化过甚便会成为致病因素，故《灵枢·百病始生》有云："喜怒不节则伤脏。"本病以平素不良性格作为基础，情志内郁，脾意失度，神无所凭，导致百合病的发生。

2. 外感热病　伤寒及温病之后，余邪未尽，邪恋伤阴，心肺阴液耗损，阴虚火旺，气血失调，神明无主，百脉失养故而发病。《东医宝鉴》说："大病后，未平复，失于调理，余证在阳，医反下之，余证在阴，医反汗之，以此百脉一宗，悉致其病，无复经络，故谓之百合伤寒。"

3. 房劳损伤　房劳过度，导致精血耗损，遂发此病。还有人提出病后体虚，如《诸病源候论》曰："百合病者，谓无经络，百脉一宗，悉致病也，皆因伤寒虚劳大病已后不平复，变成斯病。"孙思邈、王焘、徐忠可、程林等亦持同样观点，认为伤寒虚劳大病之后，人体正气虚弱；营卫气血失调，余邪留恋，百脉不和，变成此病。

本病多由于情志不遂或热病之后伤阴所致，病程较长，故病势较缓，但日久阴损及阳，若得不到有效治疗，则病情缠绵难愈。本病多导致气阴受损，故其病性表现为邪少虚多。

二、辨证论治

1. 辨证要点

（1）辨本病特征，临变不惑：百合病的临床表现复杂，辨证时，应掌握本病恍惚迷离，不能自主的特点，结合口苦、小便赤，脉微数等征象，临床上可能有一日数变其症状的特点，要"数变"中求"不变"，始能临变不惑，抓住重点。

（2）辨阴阳虚实：引发百合病的原因有多种，有因情志郁结，气机不利，肺失肃降再加五志化火而致痰热内扰，也有因误治而致伤阴，绝不可以认为本病的心肺阴虚只是一个虚证，而应结合病因及临床特征仔细辨别阴阳虚实。

2. 分证论治

（1）阴虚内热

1）证候：精神、饮食、行为异于常人，如时而厌食不纳，时而又觉饮食甘美，或意欲进食，一旦食至，却又不能食；常沉默寡言，甚或不通问答；或欲卧不能卧，欲行不能行；或自觉发冷发热，实则无寒无热；口苦，咽干，舌红少苔或无苔，小便短赤，脉细微数。

2）治法：清心润肺，养阴除热。

3）主方：百合地黄汤加减。

4）随症加减：热盛者加麦冬、玄参。

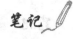

笔记

（2）痰热内扰

1）证候：精神、饮食、行为皆失常态，头痛而胀，心中懊憹，卧寝不安，面红，舌尖红，苔薄黄微腻，脉滑数。

2）治法：清热化痰、养阴除烦。

3）主方：千金苇茎汤加减。

4）随症加减：热盛者加知母泄热清金；尿黄者加竹叶、滑石；痰多者加竹茹、川贝母；头痛者加桑叶、菊花。

（3）心肺气虚

1）证候：精神、饮食、行为皆若不能自主，自汗、头昏、气短、乏力、少寐或多寐而睡不解乏，舌淡，有齿痕，脉弱。

2）治法：补益心肺，安神定志。

3）主方：甘麦大枣汤加减。

4）随症加减：气阴不足者，加用生脉散、百合。

三、心理治疗

百合病或由外感热病后期余邪未尽，余热内扰，复由阴血不足，心神失养所致；或由七情内伤，五志化火，灼伤心阴，神不守舍等引起。皆以心神病变为核心，故可出现一些无可凭定之征。

1. **暗示诱导** 百合病甚易为情志因素所影响，良性暗示有助于诊疗顺利进行，且可使病情较快改善，而收事半功倍之效。结合百合病患者的疑病倾向，利用暗示诱导的心理疗法常可达到意想不到的效果。具体操作时要利用医生的特殊地位，简短有力的语言，结合生动和有吸引力的动作姿势或配以某种安慰剂，调整患者的注意，使患者“无意中”被动地接受这种治疗的影响。如给患者一种安慰剂，这种药实际上对本证的药理作用不大，但通过医生语言的提示，告诉患者这种“特效药物”的作用特点，使其坚信该药物的肯定疗效，即可达到预期目的。

2. **开导解惑** 本病患者大多平素多愁善感，情志不舒。通过开导解惑可使之释疑解虑，疏泄因事不遂愿而抑郁、焦虑的心情，正确对待周围事物和自身疾病，去除心理病因，使其病态心理逐步趋向平衡。具体实施：一方面，医生临诊时宜庄重严肃，且表现对患者关心，切忌与他人闲谈，以免某些话题对患者形成负性暗示，并应适度乐观而显“胸有成竹”。诊疗用语要慎重，既要浅显易懂地讲清此病，以消除患者对于病之不当理解，又要鼓励其树立必愈信心，很好配合诊疗。并需告诫其家人及亲朋来访者，勿过度关心，勿乱发言论。鼓励患者多做一些功能活动锻炼，听听音乐，哼哼小曲，以干扰和分散其对于病之注意力。另一方面，患者通过与医生的交流，联系实际，自我分析，改善认知，常可在自省中消除对疾病的疑虑和错误想法，从而创造良好心境，以利于疾病转愈。若适当配合采用集体心理治疗，邀请治愈的患者进行现身说法，介绍自身体会，互相交流，互为启发，增强信心，效果将更为理想。

四、音乐治疗

百合病的临床表现复杂，需要辨证选择合适的音乐治疗方案。心肺阴虚者，宜联合应用《秋风清露》和《雨后彩虹》，前者意境秋月清朗、清露寒爽，具有滋阴清热、润肺生津的功效。后者意境雨后爽洁、彩虹明丽，具有清心降火、安神定志的功效。兼痰湿者，宜采用土音阳韵曲目《黄庭骄阳》，该曲目意境骄阳似火，湿气尽消，具有温中健脾、升阳益气的功效。

笔记

五、气功治疗

1. **主要功法——五行掌** 主要练习“捏法”、“拓法”。锻炼方法如下。

（1）捏法：属金，行气肺经，默念“呲”（sī）字，秋天宜练，面向西方。左脚向左前方迈一大步，前弓后箭，左臂向左前方平伸，掌心向上，五指伸直收拢如捏物状，使肩、肘、腕平；右臂抬起，向后屈肘，掌心向下，五指如捏物状，手置胸前，使肩、肘、腕平。随吸气伸直左腿，屈右膝，重心后移至右腿，臀向后坐，同时左臂屈肘收回，右臂在左臂上方向前伸出，两手相对经过时翻掌，左掌心向下，右掌心向上，暗示清气从拇指经臂内前缘的肺经吸入肺中。随呼气默念“呲”字，暗示浊气尽出，右臂屈肘收回，左臂向左前方平伸，胸腰随之转动，还原成起式。如此反复3~9次后，再左右替换做3~9次。

操练提示：做捏法时，躯干的前后平移、左右转动，应缓慢轻柔，两臂尽量前后伸展以扩胸，呼吸时靠指捏拢的力量使鱼际、太渊穴产生气感。初练手脚配合不好，可单练手或腿的分解动作。

（2）拓法：属火，行气心经，默念“呵”（hē）字，夏天宜练，面向南方。拓法要求吸气时暗示清气从小指内侧沿上肢内侧后缘心经路线至胸中。呼气时默念“呵”字，暗示浊气尽出，清气沿心经散至小指，同时推出的双掌由左前方向右前方缓缓平移，如拓碑帖状，身体也由左前方转向右前方，双腿由弓步变马步，重心在中间。至此恰好呼气尽，反掌，掌心向上，指尖相对，双手向下收至小腹前，同时直腰下蹲。再开始吸气时，臂、腿一起上升，呼气时转向左前方推出，呈弓步，转向右前方，变马步。重复3~9次，收回右腿还原成预备式，换右腿，从右向左拓3~9次。

操作提示：练习拓法除默念“呵”字外，要意守掌心劳宫穴和小指内侧爪甲根旁的少冲穴，并使手指伸直上翘，以产生酥麻的气感；腰要正直，躯干随双手左右转动。

2. **辅助功法——站桩功** 以站式为主，躯干、四肢保持特定的姿势，使全身或某些部位的松紧度呈持续的静力性的运动状态。

站桩功的姿势很多，有基本式、休息式、高位式、中位式、低位式等。基本式可分为双重基本式和单重基本式。双重基本式是两脚平均着力的姿势。单重基本式是两脚交成85度，一前一后斜向错开，前脚着力轻，后脚着力重。休息式是站桩功里身体支撑力最轻的姿势，体势高度比身高约低半拳。练功者按其身体支撑量的程度，可选轻靠休息式、双扶休息式、单扶休息式、贴腰休息式等。高位式是站桩功最基本的体势，体势高度比休息式又降半拳左右。它又可分为垂撑式、下按式、提抱式、环抱式等。中位式的体势高度又比高位式降低自己身高的两拳左右。低位式比中位势又降低自己身高的三拳左右，它是站桩功里体式最低、身体支撑量最大的一种练法。低位式又可分为马式、伏虎式。

体质虚弱者主要锻炼自然式，而体质相对较好者主要锻炼低位式。

3. **时间与疗程** 每天早、中、晚锻炼各1次，15~20分钟，10天为一疗程。

六、针灸治疗

1. **主穴** 内关、神门、涌泉。涌泉穴为全身俞穴的最下部，乃是肾经的首穴。肾经之气犹如源泉之水，来源于足下，涌出灌溉周身四肢各处。所以，涌泉穴在人体养生、防病、治病、保健等各个方面显示出它的重要作用。

2. **辨证加减** 阴虚内热者，加曲池、列缺、太溪、肾俞、三阴交；痰热内扰者，加内庭、公孙、丰隆、合谷；心肺气虚者，加肺俞、心俞、通里。

3. **操作方法** 患者安静仰卧，穴位常规消毒进针后，取平补平泻手法，留针30分钟，艾灸10~20分钟，15天为一疗程。

笔记

七、病案举例

案例一 （选自《古今医案按》）

石顽治内翰孟端士尊堂，因久不见其子，兼闻有病，遂虚火上升，自汗不止，心神恍惚欲食不能食，欲卧不能卧，口苦小便难，溺则洒淅，头晕，已及一岁，历更诸医，每用一药辄增一病。用白术则窒塞胀满，用橘皮则喘息怔忡，用远志则烦扰哄热，用木香则腹热咽干，用黄芪则迷闷不食，用枳壳则喘咳气乏，用门冬则小便不禁，用肉桂则颅胀咳逆，用补骨脂则后重燥急，用知、柏则小腹枯瘪，用芩、栀则脐下引急，用香薷则耳鸣目眩，时时欲人扶掖而走，用大黄则脐下筑筑，少腹愈觉收引，遂致畏药如蝎，惟日用人参钱许，入粥饮和服，聊藉支撑。交春虚火倍剧，火气一升，则周身大汗，神气欲脱，惟倦极少寐，则汗不出而神思稍宁。觉后少顷，火气复升，汗亦随至，较之盗汗迥殊，直至仲春，邀石顽诊之，其脉微数，而左尺与左寸倍于他部，气口按之似有似无。诊后款述从前所患，并用药转剧之由，曾遍省吴下诸名医，无一能识其为何病者。石顽曰：此本平时思虑伤脾，脾阴受困而厥阳之火，尽归于心，扰其百脉致病，病名百合，此证惟仲景金匮要略言之甚详。本文原云诸药不能治，所以每服一药辄增一病，惟百合地黄汤为之专药，奈病久中气亏乏殆尽，复经药误而成坏病，姑先用生脉散加百合、茯神、龙齿以安其神，稍兼萸、连以折其势，数剂稍安。即令勿药以养胃气，但令日用鲜百合煮汤服之，交秋天气下降，火气渐伏，可保无虞，迨后仲秋，端士请假归省，欣然勿药而康，后因劳心思虑，其火复有升动之意，或令服左金丸而安。嗣后稍觉火炎，即服前丸，降苦燥之性，苦先入心，兼之辛臊入肝，久服不无反从火化之虞。平治权衡之要。可不预为顾虑乎。

辨治解析：百合病载于《金匮要略》，原指百脉一宗，悉致其病。纵观孟夫人病案．实由思子而郁结而化火，出现自汗不止，心神恍惚欲食不能食，欲卧不能卧，口苦小便难等症，本为百合病正治法，应运用百合地黄汤，而诸医或补脾、或理气、或温肾、或用苦寒直折其热，多次失治、误治使病情更加严重，石顽经过诊断后知其本为百合病，但已经发生变证，不可拘泥古法，观其为气阴两虚之候，遂运用生脉散加百合、茯神、龙齿，益气滋阴，并佐以安神之剂以复正气，后以鲜百合煮汤服之，病情则转危为安。

案例二 （选自《余无言医案》）

初治全案：詹某，1954年6月6日初诊，劳工苦力伤气，加以病后失调，正元难复。消化则影响胃肠，喘息则累及肺脏，久久未愈。其间时轻时重，渐至神经衰弱，心绪不宁，坐卧失序。一如《金匮》百合病篇之所述，且经误下失音，此大虚之证也。拟方缓以图之，屏去思虑，知命乐天，乃有可为。处方：蒸百合四钱、生地黄五钱、带皮芪（蜜炙）三钱、怀山药四钱、云茯苓（朱衣）三钱、大麦冬三钱、红枣十枚、陈小麦一两（先煎）。

二诊：1954年6月27日，前进百合地黄汤加味之方，渐有向愈之机。饮食较多，声音微响，面色亦较佳，惟大便干燥，此津液未复之故，不足为虑。拟方再求进步，佐以食疗。俟食复津回而便爽，则诸症可悉去矣。处方：蒸百合四钱、生地黄四钱、带皮芪三钱、柏子仁三钱、怀山药三钱、南沙参三钱、大麦冬三钱、陈小麦一两（先煎）。

三诊：1954年7月23日进剂渐见好转，面色较华，步履亦较健，惟声音尚未全复。近日来舌苔稍厚，中夹浊滞，大便仍觉不爽，拟方再求进步。处方：南沙参三钱、带皮苓三钱、肥知母三钱、怀山药三钱、带皮芪（蜜炙）二钱、火麻仁三钱、土炒白术三钱、大麦冬三钱、杏仁泥三钱。按：此时新百合已上市，即令其日以百合煮烂，加糖食之，早晚各一次，故方中未用蒸百合。

笔记

四诊：1954年8月7日，原为久病神经衰弱，经治之大见进步。惟近数日来，天气炎热，新秋尚有暑热之邪，胸中烦热痞闷，治当舍本治标。处方：香薷二钱、制夏二钱、五分槟榔三钱、神曲三钱、藿香三钱、蔻仁一钱五分、蒌皮三钱、苏梗三钱、花粉三钱、生姜两片、竹叶四十片。按：此方连服三帖，新感邪去。仍接服第三方，至十月初，而病愈音复。

再治全案：詹某1955年2月14日初诊客年重笃之百合病，即神经衰弱症，久病不愈。经用百合地黄汤加味方，渐见好转，约四月而愈。惟久病体弱，正元尚未十分恢复。近以他医谓有钩虫，用杀虫药及下药，病又反复如初，又变失音。拟方再求合辙，惟一再药误，恐较前为难治耳。处方：蒸百合四钱、生地黄四钱、大麦冬三钱、远志肉二钱五分、朱茯苓三钱、带皮芪（蜜炙）三钱、酸枣仁三钱、陈小麦一两（先煎）。

二诊：1955年2月28日进剂幸渐转平，夜眠亦较佳，饮食亦较多。惟两腿尚觉无力，大便软溏，喉音未复。拟方再求进步。仍宜屏去思虑，事事乐天，则更易见功。处方：蒸百合四钱、生地黄四钱、南沙参三钱、远志肉二钱五分、补骨脂三钱、淡玉竹三钱、酸枣仁三钱、朱茯苓三钱、带皮芪（蜜炙）三钱、陈小麦一两（先煎）。按：此方连服至四月底，体渐复元，喉音渐响。至五月中旬，音亦完全复旧。

辨治解析：本案患者患生伤寒。其后病虽去，身体惫极，正元难复。其症状，一如《金匮》百合病条文所云：百脉一宗，悉致其病也。意欲食而不能食，常默然，欲卧不能卧，欲行不能行，饮食或有美时，或有不欲闻食臭时，如寒无寒，如热无热，口苦小便赤，诸药不能治，得药则剧吐利，如有神灵者，身形如和，其脉微数。盖病久体虚，不能速效。设病者信心不坚，或不能宽假时日，则必至中道更医，功亏一篑，所谓行百里者半九十也。乃先以精神疗法，坚其信心。次告以必须半年之久，方可完全获效。并将《金匮》原文及诸家注解，以及余之《金匮要略新义》示之，期其必愈，坚其信医之念。因遵仲景法，为之处方，计四易其方，均以仲景百合地黄汤为主，以加味之品为辅。连服两月，较有进步，而喉音渐响。八月新百合已下市。因令之再食新百合，每晨、夕各煮一碗，加白糖食之，以代点心。药则每连服三帖，停药二日。如此四月，遂完全告痊。再度反复，不同前证。在无可奈何中，仍用前精神疗法，使病者去其惧心。再为之处方，依前加减，令其安心服之。追服之既久，亦即缓缓收效。又凡三易其方，而渐全愈。

处方以百合地黄汤为主，百合养肺阴、益肺气，肺阴充而气血足，地黄滋养心阴、肾阴，心阴足而充百脉，有效调理因病久体虚所致诸证。在本案中，医生用保证来坚定患者康复的信心，这本身也是一种心理治疗，针对因久病而需要较长疗程的患者来说是十分必要的。

案例三　（选自《蒲亭草堂医案》）

晏某，63岁，住建材市场。2005年1月8日初诊：心烦，不寐14年，每天只能睡三四个小时。常感有“菩萨”支配自己的行为，家人疑其有“神经病”，更致痛苦不堪，常一人在僻静处哭泣，多次寻短见未遂。饮食尚可，有时候则纳谷不香。口渴喜饮，尿短赤，大便干，三四日一行。曾服酸枣仁汤，温胆汤和西药“安眠药”无效。舌深红而干，少苔，脉细数。吸烟数十年，常有咳嗽，无痰。

证属“百合病”。乃为心肺阴血亏虚，心神失养，虚火内燔所致。治以滋养心肺阴血，佐以镇潜则神守其位，君火归宅。“百合剂”加味：百合30g，生地30g，鸡子黄2个（分冲），麦天冬各12g，龙齿30g，灵磁石30g，阿胶10g（烊化）。五剂。

1月14日二诊：述服药当晚就睡了6个小时，五剂药尽，晚上能睡五六个小时。口干改善，尿黄。舌红，苔少，脉细数。效不更方，击鼓再进，原方5剂。

1月19日三诊：心情大快，睡眠正常，大便2日一次，偏干，尿微黄，舌红苔薄，脉细。君火安宅，心阴仍虚。百合30g，生地30g，麦冬、天冬各10g，当归10g，白芍15g，甘草5g。五剂。

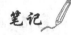

笔记

随访，无特殊不适。

辨治解析：百合病，病机为心肺阴虚。本病临床特征符合百合病的经典表现，故宗仲景法，重用百合、生地黄、鸡子黄、麦门冬、天冬、白芍、阿胶等药加重益阴，配以龙齿、磁石潜阳，效果理想，深信古人不我欺也。

八、古代文献参考

《灵枢·百病始生》："喜怒不节则伤脏。"

《金匮要略·百合狐惑阴阳毒病脉证并治》："百合病者，百脉一宗，悉致其病也。意欲食，复不能食，常默然，欲卧不能卧，欲行不能行；饮食或有美时，或有不用闻食臭时；如寒无寒，如热无热；口苦，小便赤；诸药不能治，得药则剧吐利。如有神灵者，而身形如和，其脉微微。"

《诸病源候论》："百合病者，谓无经络，百脉一宗，悉致病也，皆因伤寒虚劳大病已后不平复，变成斯病。"

《金匮要略方论本义》："百合病，用百合，盖古有百合之名，即因百合一味而疗此疾，因而得名也。"

《东医宝鉴》："大病后，未平复，失于调理，余证在阳，医反下之，余证在阴，医反汗之，以此百脉一宗，悉致其病，无复经络，故谓之百合伤寒。"

第六节　心　悸

心悸是指气血阴阳亏虚，或痰饮瘀血阻滞，心失所养，心脉不畅，引起自觉心中悸动，惊慌不安，甚则不能自主为主要表现的情志病证。古籍中多称之为"惊""怔忪""心忪""心忡""忪悸""心怔""心跳"等。

《内经》中虽无"心悸"之名，但《素问·平人气象论》篇中已对本病的症状有了类似的记载："胃之大络名曰虚里，贯膈络肺，出左乳下，其动应衣，脉宗气也。盛喘数绝者，则病在中，结而横，有积矣，绝不至曰死，乳之下，其动应衣，宗气泄也。"且已认识到心悸脉象的变化与疾病愈后关系，《素问·平人气象论》中："脉绝不至曰死，乍疏乍数曰死。"

至汉·张仲景在《伤寒论》称本病为"心动悸"、"心下悸"，指出"伤寒脉结代，心动悸，炙甘草汤主之。"并在《金匮要略·惊悸吐衄下血胸满瘀血病脉证治》中提出心悸时表现的脉象及其区别："寸口脉动而弱，动则为惊，弱则为悸。"又如《伤寒论》中"伤寒五六日中风，往来寒热，胸胁苦满……，或心下悸……，小柴胡汤主之。"其后方注中又见："若心下悸，小便不利者，去黄芩加茯苓四两。"此为邪犯少阳，三焦不利，气化失职，水停心下的心下悸。仲景以和解少阳治心悸，调运枢机，利水渗湿之法，方用小柴胡汤去黄芩加茯苓汤，方中小柴胡汤和解少阳，调畅气机，开"和法"治悸之先例。

宋元时期，对于心悸有了进一步的认识，且在临床中将"悸"与"惊"做了较为细致的区分。成无己在《伤寒明理论·悸》中说："悸者，心忪是也。筑筑惕惕然动，怔怔忪忪不能自安者是矣。"并在《资生篇》对惊和悸作了明确的区分，曰："有所触而动曰惊，无所触而动曰悸。"严用和在《济生方·惊悸》中谓："夫惊悸者，心虚胆怯之所致也……或因事有所大惊，或闻虚响，或见异相，登高涉险，惊忤心神，气与涎郁，遂使惊悸，惊悸不已，变生诸证"，指出突遇情志刺激对于心悸病发的意义。朱丹溪在《丹溪心法·惊悸怔忡》中对惊和悸的病机作了区分，曰："惊者恐怖之谓，悸者怔忡之谓。心虚而郁痰则耳闻大声，目击异物，遇险临危，触事丧志，心为之忤，使人有惕惕之状，是则为惊。心虚而停水，则胸中渗漉，虚气流动，水既上乘，心火恶之，心不自安，使人有怏怏之状，是则为悸。"提出"悸"本为心虚；在惊

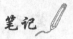

笔记

为痰，在悸为饮。

明清时期，在前代医家的临床经验及自身实践的基础上，对心悸的治疗及辨证有了更系统的认识，张景岳认为怔忡由阴虚劳损所致，在治疗与护理上主张“速宜节欲节劳，切戒酒色。”在《景岳全书·怔忡惊恐》中曰：“怔忡之病，心胸筑筑振动……此证惟阴虚劳损之人乃有之，盖阴虚于下，则宗气无根，而气不归源，所以在上则浮撼于胸臆，在下则振动于脐旁，虚微者动亦微，虚甚者动亦甚。凡患此者，速宜节欲，节劳，切忌酒色。”李梴在《医学入门·卷四》中指出：“思虑过度，及因大惊大恐，以致心虚停痰，或耳闻大声，目见异物，临危触事，便觉惊悸，甚则心跳欲厥……”又云：“怔忡因惊悸久而成，痰在下火在上故也。”林佩琴在《类证治裁·怔忡惊恐论治》中指出：“如痰火盛，心下怔忡者，温胆汤加炒黄连、山栀、当归、贝母，如寒痰停蓄心下而怔忡者姜术汤，如痰迷心窍惊悸者温胆汤，甚者朱砂消痰饮。”至今仍适用于临床实践。

西医学中由于各种原因引起的心律失常，如心动过速、心动过缓、过早搏动、心房颤动或扑动、房室传导阻滞、病态窦房结综合征、预激综合征及心功能不全、神经症等，凡具有心悸临床表现的均可参考本篇辨证论治。

一、病因病机

本病的发生既有体质因素、饮食劳倦或情志所伤，亦有因感受外邪或药物中毒所致。其虚证者，多因气血阴阳亏虚，引起阴阳失调、气血失和、心神失养；实证者常见痰浊、瘀血、水饮、邪毒，而致心脉不畅、心神不宁。

1. **感受外邪**　正气内虚，感受温热邪毒，首先犯肺系之咽喉，邪毒侵心，耗气伤阴，气血失和，心神失养，发为心悸；或感受风寒湿邪，痹阻血脉，日久内舍于心，心脉不畅，发为心悸。正如叶天士所说：“温邪上受，首先犯肺，逆传心包。”及《素问·痹论》所云：“脉痹不已，复感于邪，内舍于心。”

2. **情志所伤**　思虑过度，劳伤心脾，心血暗耗，化源不足，心失所养，发为心悸；恚怒伤肝，肝气郁结，久之气滞血瘀，心脉不畅，发为心悸，或气郁化火，炼液成痰，痰火上扰，心神不宁，发为心悸；素体心虚胆怯，暴受惊恐，致心失神、肾失志，心气逆乱，发为惊悸，日久则稍惊即悸，或无惊亦悸。正如《素问·举痛论》所云：“惊则心无所倚，神无所归，虑无所定，故气乱矣。”

3. **饮食不节**　嗜食肥甘厚味，煎炸炙煿之品，或嗜酒过度，皆可蕴热化火生痰，痰火扰心，心神不宁，发为心悸；或饮食不节，损伤脾胃，脾运呆滞，痰浊内生，心脉不畅，而发心悸。正如唐容川所云：“心中有痰者，痰入心中，阻其心气，是以跳动不安。”

4. **体质虚弱**　先天心体禀赋不足，阴阳失调，气血失和，心脉不畅，发为心悸；或素体脾胃虚弱，化源不足，或年老体衰，久病失养，劳欲过度，致气血阴阳亏虚，阴阳失调，气血失和，心失所养，而发为心悸。

5. **药物所伤**　用药不当，或药物毒性较剧，损及于心，而致心悸。

综上所述，心悸病因不外外感与内伤，其病机则不外气血阴阳亏虚，心失濡养；或邪毒、痰饮、瘀血阻滞心脉，心脉不畅，心神不宁。其病机关键为：阴阳失调，气血失和，心神失养。其病位在心，但与肺、脾、肝、肾密切相关。

本证以虚证居多，或因虚致实，虚实夹杂。虚者以气血亏虚，气阴两虚，心阳不振，心阳虚脱，心神不宁为常见；实者则以邪毒侵心，痰火扰心，心血瘀阻，水饮凌心为常见。虚实可相互转化，如脾失健运，则痰浊内生；脾肾阳虚，则水饮内停；气虚则血瘀；阴虚常兼火旺，或夹痰热；实者日久，可致正气亏耗；久病则阴损及阳，阳损及阴，形成阴阳两虚等复杂证候。

笔记

二、辨证论治

1. **辨证要点**

（1）辨虚实：心气虚、心阳虚则空虚而悸，短气，活动后加剧；心血虚、心阴虚则虚烦而悸，思虑劳神后加剧。痰火扰心型常有心悸烦躁，胸中烦热；痰气上逆则心悸易惊，胸满胁胀；饮邪上犯之心悸多为惊而眩晕、胸闷、喘憋；瘀血阻络之心悸多兼心痛或胸痹。虚证舌象多舌淡苔白或如常，脉象沉迟无力或细数无力；实证则多舌质淡红苔白滑或紫暗有瘀斑，脉数或滑数有力。

（2）辨轻重：心悸轻症多因外来因素而诱发，心悸阵发，时间较短，病情较轻，且可自行缓解，少见伴随症，脉促或数；重者无外因诱发，心悸持续时间较长，稍活动则加重，伴喘憋、水肿、心痛、肢冷、眩晕等，脉象沉迟无力或细数无力，甚则脉微欲绝。

2. **分证论治**

（1）心虚胆怯证

1）证候：心悸，善惊易怒，坐卧不安，少寐多梦，舌苔薄白或如常，脉虚数，结代或弦滑促。

2）治法：镇惊养心，安神定志。

3）主方：安神定志丸。

4）随症加减：气短乏力，头晕目眩，动则为甚，静则悸缓，为心气虚损明显，重用人参，加黄芪以加强益气之功；兼见心阳不振，用肉桂易桂枝，加附子，以温通心阳；兼心血不足，加阿胶、首乌、龙眼肉以滋养心血；兼心气郁结，心悸烦闷，精神抑郁，加柴胡、郁金、合欢皮、绿萼梅以疏肝解郁；气虚夹湿，加泽泻，重用白术、茯苓；气虚夹瘀，加丹参、川芎、红花、郁金。

（2）心血不足证

1）证候：心悸，头晕乏力，面色淡白无华，神疲乏力，倦怠，舌质淡红，脉细弱。

2）治法：补血益气，养心安神。

3）主方：归脾汤加减。

4）随症加减：五心烦热，自汗盗汗，胸闷心烦，舌淡红少津，苔少或无，脉细数或结代，为气阴两虚，治以益气养血，滋阴安神，用炙甘草汤加减以益气滋阴，补血复脉。兼阳虚而汗出肢冷，加附子、黄芪、煅龙骨、煅牡蛎；兼阴虚，重用麦冬、地黄、阿胶，加沙参、玉竹、石斛；纳呆腹胀，加陈皮、谷芽、麦芽、神曲、山楂、鸡内金、枳壳健脾助运；失眠多梦，加合欢皮、夜交藤、五味子、柏子仁、莲子心等养心安神。若热病后期损及心阴而心悸者，以生脉散加减，有益气养阴补心之功。

（3）阴虚火旺证

1）证候：心悸不宁，心烦少寐，手足心热，腰酸耳鸣，头晕目眩，舌质红，少苔或无苔，脉细数。

2）治法：滋阴清火，养心安神。

3）主方：天王补心丹合朱砂安神丸加减。

4）随症加减：肾阴亏虚，虚火妄动，遗精腰酸者，加龟板、熟地黄、知母、黄柏，或加服知柏地黄丸；若阴虚而火热不明显者，可单用天王补心丹；若阴虚兼有瘀热者，加赤芍、丹皮、桃仁、红花、郁金等清热凉血，活血化瘀。

（4）心阳不足证

1）证候：心悸不安，胸闷气短，面色苍白，形寒肢冷，舌质淡白，脉虚弱或沉细而弱或沉迟、结代。

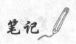

笔记

2）治法：温振心阳，安神定悸。

3）主方：桂枝甘草龙骨牡蛎汤合参附汤加减。

4）随症加减：形寒肢冷者，重用人参、黄芪、附子、肉桂温阳散寒；大汗出者重用人参、黄芪、煅龙骨、煅牡蛎、山萸肉益气敛汗，或用独参汤煎服；兼见水饮内停者，加葶苈子、五加皮、车前子、泽泻等利水化饮；夹瘀血者，加丹参、赤芍、川芎、桃仁、红花；兼见阴伤者，加麦冬、枸杞子、玉竹、五味子；若心阳不振，以致心动过缓者，酌加炙麻黄、补骨脂，重用桂枝以温通心阳。

（5）水饮凌心证

1）证候：心悸胸憋，喘咳水肿，眩晕肢冷，胸脘痞满，小便短少，渴不欲饮，恶心吐涎，舌苔白滑，脉弦滑。

2）治法：振奋心阳，化气行水。

3）主方：苓桂术甘汤加减。

4）随症加减：兼见恶心呕吐，加半夏、陈皮、生姜以和胃降逆；兼见肺气不宣，肺有水湿者，咳喘，胸闷，加杏仁、前胡、桔梗以宣肺，加葶苈子、五加皮、防己以泻肺利水；兼见瘀血者，加当归、川芎、刘寄奴、泽兰、益母草；若见因心功能不全而致水肿、尿少、阵发性夜间咳喘或端坐呼吸者，当重用温阳利水之品，可以真武汤加减。

（6）心血瘀阻证

1）证候：心悸不安，阵发心痛，胸闷不舒，唇甲青紫，舌质暗紫或有瘀斑，脉结代或涩。

2）治法：行气活血，化瘀通络。

3）主方：桃仁红花煎合桂枝甘草龙骨牡蛎汤加减。

4）随症加减：气滞血瘀，加用柴胡、枳壳；兼气虚加黄芪、党参、黄精；兼血虚加何首乌、枸杞子、熟地；兼阴虚加麦冬、玉竹、女贞子；兼阳虚加附子、肉桂、淫羊藿；络脉痹阻，胸部窒闷，加沉香、檀香、降香；夹痰浊，胸满闷痛，苔浊腻，加瓜蒌、薤白、半夏、广陈皮；胸痛甚，加乳香、没药、五灵脂、蒲黄、三七粉等祛瘀止痛。

（7）痰火扰心证

1）证候：悸时发时止，受惊易作，胸闷烦躁，失眠多梦，口干苦，大便秘结，小便短赤，舌红，苔黄腻，脉弦滑。

2）治法：清热化痰，宁心安神。

3）主方：黄连温胆汤加减。

4）随症加减：痰热互结，大便秘结者，加生大黄；心悸重者，加珍珠母、石决明、磁石重镇安神；火郁伤阴，加麦冬、玉竹、天冬、生地、养阴清热；兼见脾虚者加党参、白术、谷麦芽、砂仁益气醒脾。

三、心理治疗

心悸患者中的焦虑现象较其他普通患者常见，有精神障碍症状的患者较无精神障碍症状的患者在进行动态心电图检查时更多报告有心脏症状，并常常将它们描述为重击感、无力、头昏眼花、眩晕，且因心悸症状的反复发作使患者的工作能力受损，因此，导致患者抑郁、过度关注自己的健康、活动力下降等症状的出现，以女性为多，且病情迁延。

1. 开导解惑　由激、疏、导、开四步相互衔接而成，宣泄与疏导并行。告之以其败可激发病患的求治动机，人有恶死而乐生之本能，该病患者对病症已有不同程度的焦虑及恐惧，故真实病情要告知到什么程度，需要视疾病的性质及患者的个性特点而定（参考第四章开导解惑疗法）。语之以其善即疏导安慰，在第一阶段的震慑下，结合本病特点，需要在本阶段加大安慰力度，以鼓励为主，适当给予保证，增强患者相信只要积极配合，症状就能得

笔记

以控制的信心。导之以其所便就是对患病进行合理开导，主要包括讲解不良情绪及心理对心悸发生发展的意义、心理问题产生的原因；认知及歪曲认知产生的原因、过程和结果；将抽象的理论形象化地描述，使患者对心悸病证有一定的认识，纠正不良或不合理情绪对于疾病的影响，增强控制情绪的能力，以利于疾病的治疗和康复。开之以其所苦即有效开通，在前三步基础上，获得良好的治疗效果，患者正确认知了心悸病证发生发展及转归的规律。排除了患者的消极心理，开导患者所苦闷的问题。

2. **移情易性** 在为其实施常规治疗时，经常和患者在一起探讨一些与疾病无关，而让患者感兴趣的轻松话题，以缓解或转移患者的焦虑、失望情绪，同时设法在其家中营造一个欢快的氛围，使患者在轻松的气氛中接受治疗，鼓励其参加一些放松心态，融入自然的户外活动。

四、音乐治疗

实邪痹阻心脉，致心神失养者，宜采用火音徵调类《百鸟朝凤》《喜相逢》《采茶舞曲》等开阻除痹。

心胆气虚者，宜采用徵调类音乐《百鸟朝凤》《娱乐生平》等补气养心，还可以使用《草木青青》《步步高》《姑苏行》《鹧鸪飞》《春风得意》等角调类曲目，增益肝胆之气。

痰热内扰者，宜采用土音阴韵曲目《玉液还丹》，该曲目意境清泉润泽、清凉甘甜，具有清火和胃、健脾化痰的功效。

心阳虚者，宜采用火音阳韵曲目《荷花映日》，该曲目意境夏日炎炎、荷花清香四溢，具有补益心阳，养心安神的功效。

五、气功治疗

1. **主要功法——五禽戏** 主要练习“猿戏”。

锻炼方法：脚跟靠拢成立正姿势，两臂自然下垂，两眼平视前方。左式：①两腿屈膝，左脚向前轻灵迈出，同时左手沿胸前至口平处向前如取物样探出，将达终点时，手掌撮拢成钩手，手腕自然下垂。②右脚向前轻灵迈出，左脚随至右脚内踝处，脚掌虚步点地，同时右手沿胸前至口平处时向前如取物样探出，将达终点时，手掌撮拢成钩手，左手同时收至左肋下。③左脚向后退步，右脚随之退至左脚内踝处，脚掌虚步点地，同时左手沿胸前至口平处向前如取物样探出，最终成为钩手，右手同时收回至右肋下。右式动作与左式相同，唯左右相反。

2. **辅助功法——六字诀** 主要练习“呵字诀”：操练方法见脏躁。

六、针灸治疗

1. **主穴** 内关、心俞、神门。心俞穴为足太阳膀胱经的要穴，可以治疗心经及循环系统疾病，心痛、惊悸、咳嗽、吐血、失眠、健忘、盗汗、梦遗、癫痫、胸痛、心悸亢进、晕车、头痛、恶心想吐、神经症等。

2. **辨证加减** 心阳不振型加膻中、郄门、灸极泉；水气凌心型加巨阙、膻中、灸丰隆；瘀血阻络型加百会、郄门、三阴交、膈俞；心肾阳虚型加肾俞、关元、气海、足三里、灸涌泉、极泉。

3. **操作方法** 患者取坐位，双侧取穴，行针 3~5 分钟，留针 20~30 分钟。艾灸 10~20 分钟。

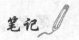

笔记

七、病案举例

案例一 （选自《滑寿经验集》）

滑氏诊治二人，一为夏思忠，心悸怔忡呕逆，胸膈胀痛，烦懑不食，情思惘惘，不能暂安，目慌慌无所睹。诊之六脉皆涩结不调，无复参伍，何以致此，当时甚怪。后知其人心机太深，忧思太过，加之脾胃内伤，积为痰涎，郁于上膈使然。正是“思则气结”，气郁生痰之病，为制祛痰顺气之剂，服之而平。

辨治解析：患者夏思忠所生之病为心悸，并伴有胸膈胀痛，烦懑不食，情思惘惘等气机不畅之症，但在诊脉时又表现为涩结之象，脉症疑点颇多，滑氏不解其故，后得知其人心机太深，忧思太过，遂明白其病机所在，根据“思则气结”，气郁又能生痰的理论，推断患者心悸实为痰阻胸中，心脉不利所致，运用祛痰顺气的方法，使疾病痊愈。

案例二 （选自《中医药学临床验案范例·心血管系统疾病》）

李某，心悸半年，日夜悸动不宁，情志失和或稍微劳累时症状加重，经常胸闷，头重，神疲乏力，生性急躁，心烦口干，纳食少，偶有大便干结或溏薄，小便正常，舌淡黯，舌尖红，舌苔前半光剥中裂，后半苔微黄稍厚。

证属气阴亏虚，心脉瘀阻。治宜滋阴益气，活血化瘀，佐以宁心安神。方以左归饮合参麦散加减。处方：生熟地黄，枸杞子，山萸肉，茯苓，北条参，五味子，丹参，川芎，炒枣仁，柏子仁，远志。

患者持续服药30剂后，心悸、疲乏症状明显好转，大便干结之象已除，唯失眠、头晕、耳鸣尚存，面色红赤，舌尖红稍减，舌体前段光剥处已见薄白苔，舌根苔厚黄腻，舌质淡黯，脉弦细。以养阴益肾、宁心安神法，改用定心汤与左归饮加减。处方：生熟地黄，玄参，枸杞子，山萸肉，茯苓，酸枣仁，柏子仁，生龙骨，生牡蛎，龙眼肉，莲子心，丹参，川芎。

服药20剂后，心悸之症已去八九，胸闷、心烦、口干尽除，精神感爽适，唯失眠未见改善；10多天来胃脘胀满（素有胃病），纳谷不香，舌尖红，舌体前段光剥处已布白苔，根部之苔由微黄转白腻，舌质淡黯，脉弦细。拟健脾和胃，佐宁心安神法，处方：太子参，炒白术，茯苓，炙甘草，陈皮，柴胡，厚朴花，砂仁，炒枣仁，远志，生龙齿。服药10剂后，上腹胀满明显减轻，日纳食增加6两左右，大便正常，体力尚可，外出散步及练太极拳心慌偶发，头重耳鸣症状也见改善，失眠多梦仍在，自觉服初诊之方药，诸症改善明显，故以该方制成蜜丸2斤，继续调治，以巩固疗效。

辨治解析：患者长期从事编辑工作，伏案用脑，劳伤心神，阴精内耗，心神失养，故见心悸不宁，失眠多梦；阴虚内热，虚火妄动，故见面赤心烦，口干唇燥，尤以舌尖红，光剥无苔为阴虚火旺之明证；阴虚日久，心气必耗，气虚不能鼓血运行，血循行迟缓，脉络瘀阻，故见舌质淡黯，脉结代。证属气阴亏虚，心脉瘀阻，故施滋阴益气，活血化瘀，佐宁心安神之法，方用左归饮合参麦散加减（补充方解），熟地黄补阴益精以生血，填精益髓以补五脏真阴；生地黄苦寒入营血分而清热凉血，入肾经而滋阴降火，养阴津而泄伏热，共为君药。枸杞甘寒清润，清肝肾虚热；山萸肉补益肝肾，益精助阳；北条参养阴清肺，益胃生津；川芎活血化瘀，行气止痛；丹参清热凉血，除烦安神，活血养血以安神定志，共为臣药；茯苓益心脾而宁心安神；五味子补益心肾，宁心安神；炒枣仁益肝养心安神；柏子仁养心安神，共为佐药。远志安神益智。服药30剂后，气阴虽渐恢复，但心肾未能既济，故见虚火上扰清窍致头昏耳鸣等症，又施养阴益肾、宁心安神法，以左归饮合定心汤加减。服药20剂后，心悸等主症明显好转，因患者素有胃病宿疾，加之两月来迭进滋阴之品，脾运有碍，枢机失灵，胃气失

笔记

和，故见腹胀，舌苔根厚腻之症，拟健脾和胃，佐宁心安神法，以二陈汤合归脾汤加减，服药10剂后，诸症明显减轻。终以初诊方制成蜜丸，继续调治，以巩固疗效。

案例三 （选自《经方临证指南》）

宋某，男，35岁。宋君的职业是教师，常常伏案工作至深夜，耗气伤神。忽一日突发心悸，严重时心神难定，坐立不安。舌质淡苔白，脉缓而弦，按之无力。此因过用心神，心气虚而神气不敛所致。处方：桂枝9g，炙甘草9g，龙骨12g，牡蛎12g。三剂。嘱其夜晚减少工作以养心神，果然药尽而安。

辨治解析：宋君的病证起于过劳多虑，过劳则伤气，多虑则伤神，所以，养生之法务在起居有常，劳逸相得。桂枝甘草龙骨牡蛎汤，是张仲景用来治疗因误用烧针，损伤心阳所引起的烦躁证，桂枝甘草温补心阳，龙骨牡蛎安神定志。尤其值得一提的是，桂枝、甘草二味药物，辛甘合化为阳，是张仲景用来治疗各种原因所引起心阳虚损，不能固护于上出现心悸、胸闷等证的基本药物，临证之时，不可不知。

八、古代文献参考

《素问·平人气象论》："乳之下，其动应衣，宗气泄也"。

《素问·三部九候论》："参伍不调者病"。"中部乍疏乍数者死，其脉代而钩者，病在络脉。"

《伤寒论·辨太阳病脉证并治》："伤寒，脉结代，心动悸，炙甘草汤主之。"

《金匮要略·惊悸吐衄下血胸满瘀血病脉证治》："寸口脉动而弱，动则为惊，弱者为悸"。"心下悸，半夏麻黄丸主之。"

《丹溪手镜·悸》："有痰饮者，饮水多必心下悸，心火恶水，心不安也"。"有气虚者，由阳明内弱，心下空虚，正气内动，心悸脉代，气血内虚也，宜炙甘草汤补之"。

《证治准绳·惊悸恐》："人之所主者心，心之所养者血，心血一虚，神气失守，失守则舍空，舍空而痰入客之，此惊悸之所由发也"。

第七节 梅 核 气

梅核气是因情志内伤、肝郁脾虚或肾气不足所致。临床表现以咽喉不红不肿，自觉有物阻塞，状如梅核，咯之不出，咽之不下，饮食无碍的一种疾病，以妇女为多见。

早在《内经》中对梅核气的病因、病机，已经有了明确的认识。汉代张仲景《金匮要略》指出："妇人咽中如有炙脔，半夏厚朴汤之主。"形象地描述了本病的症状特点，并拟定了行之有效的方剂，且说明本病多发于妇女。隋代巢元方《诸病源候论》说："咽中如炙脔者，此是胸膈痰结，与气相搏逆上，咽喉之间结聚，状如炙肉之脔也。"指出痰气相搏，结聚咽喉，是本病的基本病机。宋代杨士瀛在《仁斋直指方》首次提出了梅核气病症名，并对其病因、病机、证治原则作了较详尽的论述："梅核气者，窒碍于咽喉之间，咯之不出，咽之不下，梅核之状也。"并认识到，本病男女均可出现。清代何梦瑶《医碥》在总结本病的症状特点是说："咽喉有物不能吞吐，如毛刺、如絮、如膜、如肉脔，均名梅核气。"张锡纯《医学衷中参西录》提出："此证注疏家谓系痰气阻塞咽喉之中，然此证实兼有冲气之冲也。"为后世梅核气的治疗另辟蹊径。

梅核气与西医学中的神经症咽喉部的临床表现极为相符，与"癔球症"的病因、症状等各方面基本相似。

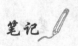

笔记

一、病因病机

本病的主要病因是情志刺激，而性格内向是发病的体质因素。情志所伤加之性格内向，则肝失条达、气机郁滞，脾失健运，聚湿生痰，肺胃宣降失常，痰气互结于咽喉而发病，气郁痰凝为本病的病机，本病初起病变多以肝郁为主，多属实证。病久则易由实转虚，而形成诸虚病变。

1. 肝失条达 肝主风木之脏，性喜条达而恶抑郁，肝脉布胁肋而上循咽喉。若情志不遂，愤懑郁怒，肝气不得疏泄，气机不畅，循经上逆咽喉，壅聚不散则发本病。正如《仁斋直指方》所说，本病系由于"七情气郁，结成痰涎，随气积聚"而成。有因妇人断经前后，肝易失疏泄条达之常，气机不利，气滞痰凝，而生此病。

2. 肺脾两伤 思虑过度，忧愁悲伤，思则伤脾，悲则伤肺，或饮食不节，劳倦过度，禀赋不足，素体脾虚，母病及子，致肺脾两伤。肺失宣降，脾虚失运，水湿内停，聚湿生痰。情志不舒，肝气郁滞，痰凝气滞，上聚咽喉发为本病。

3. 正气虚弱 肝郁日久，化火伤阴，思虑过度，脾阴暗耗，或久用行气化痰之品，损伤肺、脾之阴，而见咽喉干燥，午后更甚，颧红唇赤，潮热盗汗等阴虚火旺之征。或失治、误治、迁延日久，或因他病久服清热苦寒药物，损伤阳气，寒从内生，寒凝痰聚，亦可阻于咽喉发病。

二、辨证论治

1. 辨证要点

（1）辨轻重：一般来说，轻者病情较短，仅在明显的情志变化时发病，自觉咽中有异物阻塞，待情志因素解除后自行缓解；重者病情较长，反复发作，迁延难愈。

（2）辨虚实：梅核气因情志内伤，肝气郁结，或冲气上逆，壅塞咽喉者，多属实证；肝郁脾虚，痰气互结，或肾气不足，凝唾为患者，多属虚实夹杂证，而纯虚之证临床较少见到。

2. 分证论治

（1）肝郁气滞

1）证候：咽喉内有异物感，或如梅核堵塞，吞之不下，吐之不出，甚则感到窒闷难忍，但不碍饮食。患者常精神抑郁，多虑多疑，并觉胸闷胁胀，善太息，郁怒，嗳气。舌质淡红，苔白，脉弦。

2）治法：疏肝理气解郁。

3）主方：半夏厚朴汤。

4）随症加减：胸胁苦闷者，加柴胡、薤白。口干，舌质偏红者，加夏枯草、杭菊。

（2）脾虚痰聚

1）证候：咽喉内异物感，常觉痰多难咯。或有咳嗽痰白，肢倦，纳呆，脘腹胀满。舌胖苔白腻，脉滑。

2）治法：健脾理气化痰。

3）主方：二陈汤加减。

4）随症加减：若痰黄舌红者，加黄芩、薄荷。心烦者，加合欢花、玳玳花。

三、心理治疗

梅核气虽不影响饮食，但因异物感时时存在，患者因此而烦恼，给患者心理造成很大压力，有的患者因此焦躁不安，失眠，四处诊治，怀疑自己患了不治之症。对本证的治疗，心理疗法同药物疗法同样重要，不容忽视。医生处方用药也是与患者互动的一种形式，有时心

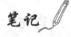

笔记

理治疗可借助于处方用药，早期用药减轻症状，有助于树立医生威信，提高患者参与心理治疗的动机。在这种气氛下开展心理治疗，常能取得事半功倍之效。心理治疗对于提高梅核气的疗效或缩短病程是很有效的方法。

1. **移情易性** 中医认为，七情不调，可生百病；调和七情，则可防病。因此，医生应引导患者保持心境恬静，情绪调畅，参加各种有趣的文体活动，将注意力从疾病转移到工作或活动中，从而达到消除不良情绪，缓解症状的作用。如能广交朋友，乐于生活，便能转心思于读书、听曲、浇花种竹等富于积极情绪的活动中，有利于本病的痊愈。

2. **暗示诱导** 需取得患者信任，如让他人"无意"向患者宣传或泄露有关信息，让患者相信某医师的确在咽部疾病的诊治方面有较深的造诣或较高的权威性，使其能够较容易地接受该医师的观点。同时，仪器检查和化验亦不可或缺，既可排除咽喉部器质性病变，又能使患者意识到医生的负责、重视，进而信任医生，放心接受治疗。验后，医生可告知患者结果，使其相信无严重疾病。让患者服用"安慰剂"(使其相信是特效药)也能达到较好的疗效。对由明显心理因素引起而经药物治疗无效的患者，可以采用食管镜检查的暗示，往往能收到很好的效果。

3. **开导解惑** 梅核气患者性格特征多为情志抑郁，多愁善感，具有明显的疑病倾向。绝大多数患者主要疑为癌症，他们坚信有异物的感觉就一定有异物存在，针对这种心理，让患者自己去验证，分别进水、进食和作空咽动作，然后分别体验咽部的反应和感觉。结果进水、进食咽部非常通畅，并无呛、咯、咳等症状，也无异物梗阻感，反而作空咽动作时咽部出现异物梗阻感。患者自身对这种现象不能作出解释，可由此从医学理论上正确引导患者；同时，还必须让患者了解，所有疾病的痛苦都是由肉体的痛苦和精神的痛苦协同所致。由于疾病的不同，两者各占的比例也不同。在咽异感症，其精神的痛苦远远超过肉体的痛苦，再针对各种不良心理表现，分别配合不同的心理护理，尽量使患者解除恐惧、烦躁、焦虑、悲哀、忧伤、绝望等精神上的痛苦。若在咽异物感忍不住想咳或咯时，可随时呷一小口水咽下或含一颗糖，则可临时缓解，若出现吞咽疼痛等急性炎症发作症状时，应立即配合适当的常规治疗。

四、音乐治疗

肝郁不舒、气机郁滞者，宜采用木音角调类曲目，如《姑苏行》《鹧鸪飞》《春风得意》《江南好》等，曲调亲切清新、舒展悠扬，可以调畅气机，疏肝解郁。

肺脾两伤、湿停痰聚者。宜采用金音商调类曲目《阳关三叠》《广陵散》等，补益肺气，亦可联合土音阳韵《黄庭骄阳》温中健脾、升阳益气，以补母益子。

五、气功治疗

1. **主要功法——八段锦** 练习方法如下。

1)两手托天理三焦：直立，两臂自两侧上举至头顶，两手手指相叉，翻掌掌心托天，两足跟离地(吸气)，复原(呼气)。练习6~8次。

2)左右开弓似射雕：直立，右足横出一步，呈骑马蹲裆式，双手在胸前交叉后，左手手指呈剑指向左推出，头随之左转，目视左手示指，右手握拳平胸，如拉弓状(吸气)，复原(呼气)，再向右作同样动作。练习6~8次。

3)调理脾胃须单举：直立，左手翻掌上举，五指并紧，掌心向上，指尖向右，同时右手下按，掌心向下，指尖向前(吸气)，复原(呼气)，再向右作同样动作。练习6~8次。

4)五劳七伤往后瞧：直立，头慢慢左转，眼望后方(吸气)，复原(呼气)，再向右做同样动作。练习6~8次。

笔记

5）摇头摆尾去心火：两足分开约三脚掌长之宽度，屈膝呈骑马势，两手扶大腿，虎口向身躯，头及上体前俯，随即向左作弧形摆动（吸气），复原（呼气）。再向右作同样摆动。练习6~8次。

6）两手攀足固肾腰：直立，上体前屈，膝盖挺直，两手攀握两足尖，头略高抬，随后恢复直立；再两手背抵住后腰，上体后仰，复原（本节采用自然呼吸）。练习6~8次。

7）攒拳怒目增气力：两足分开，蹲成马步，双手握拳，放在腰侧，拳心向上（吸气），复原（呼气）。练习6~8次。

8）背后七颠百病消：直立，两臂下垂，掌心紧贴大腿，两膝保持伸直，两足跟提起，离地1~2寸，同时头向上顶（吸气），复原（呼气）。练习6~8次。

2. **辅助功法——保健功** 主要锻炼“口功”，练习方法如下。

1）松齿生津：用意念将牙齿一个个地松动。先想上牙，从两侧臼齿开始用意念想象，一个一个地向两边拉，向下拔，意想使牙齿和牙齿之间，牙齿与牙龈之间，拉开距离，反复意想三次，再想下牙，想下牙时向两边拉的方向相同，上下拉的方向相反。练习到口内生津即行鼓漱，用意念咽入丹田（咽时尽量使喉咙出声。以下各功法要求相同）。

2）叩齿生津：上下轻叩牙齿，先叩两侧臼齿，再叩门齿，次数不限，口内生津即行鼓漱，用意念咽入丹田。

3）咬舌生津：用牙齿轻轻咬叩舌体，如嚼口香糖。先咬舌尖再咬两侧舌边，最后咬叩舌的中后部。方法是用舌尖抵住下牙齿，用上牙从舌的前部向中后部叩打，舌体随上牙叩打尽量向上弯曲。下颌用力配合（咬时可用手掌在口前遮挡），次数不限。口内生津即可鼓漱，用意念咽人丹田。

4）搅舌生津：随意转舌，先在齿内左、右、前、后旋转搅动。再在齿外左右旋转搅动，次数不限。口内生津即行鼓漱，用意念咽入丹田。

5）想酸生津：用意念想象口内咀嚼半青半红的山楂果，或口内含老陈醋。口内生津即行鼓漱，用意念咽入丹田。

6）鼓滋生津：抿唇闭口，用力鼓漱，如同漱口一样，次数不限，生津后用意念咽入丹田。

7）雾润濡养：上述功法所产生的唾液，用意念咽入丹田后，想象丹田温热，使唾液全部化成雾气，由膀胱开始，依次雾润两肾、肝胆、小肠、大肠、脾胃和心肺然后再用意念收回丹田，变成津液，如是反复练习三次。再按此法想象雾润、濡养周身各关节、反复做三次，再按此法想象雾润、濡养周身的所有毛孔，反复做三次。最后想象雾气从丹田发出，通过周身毛孔散发出去，和大自然中的芳香有益之气相互融合，随着呼吸慢慢地、连续不断地和自然界进行信息交换。意想交换的范围越来越大。由身体周围的自然景物，到远方模糊不清的山山水水，再到整个宇宙。使自身的小磁场和宇宙的大磁场融为一体，有全身空透、缩无影、胀无痕之感。此段功法在意念次数上、时间上、快慢速度上可根据当时的时间情况自行掌握，时间越长，收放的意念越慢，效果越好。

8）发声除郁：条件允许的情况下可高声朗读，引吭高歌，或大声呼喊，或骤发哼、哈两声，可以振咽喉、充肺泡、荡脏腑、去浊气、消淤滞，振奋精神，解除郁闷，消除疲劳。

六、针灸治疗

1. **主穴** 丰隆、太冲。

2. **辨证加减** 肝郁气滞型，加期门；肺脾两伤型，加肺俞、脾俞；正气虚弱者，加气海、关元。

3. **操作方法** 患者取坐位，双侧取穴，行针3~5分钟，留针20~30分钟。艾灸10~20分钟。

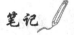

笔记

七、病案举例

案例一 （选自《孙文垣医案》）

张溪亭乃眷，喉中梗梗有肉如炙脔，吞之不下，吐之不出，鼻塞头晕，耳常啾啾不安，汗出如雨，心惊胆怯，不敢出门，稍见风即遍身疼，小腹时疼，小水淋涩而疼。脉两寸皆短，两关滑大，右关尤搏指，此梅核气症也。以半夏四钱，厚朴一钱，紫苏叶一钱五分，茯苓一钱三分，姜三片，水煎，食后服。每用此汤调理多效。

辨治解析：梅核气以咽中如有物阻，咯吐不出，吞之不下为主症。《金匮要略》载："妇人咽中如炙脔，半夏厚朴汤主之。"吴谦解释说："咽中如有炙脔，谓咽有痰涎，如同炙肉，咯之不出，咽之不下者，即今之梅核气病也。此病得于七情郁气，痰涎而生。"故此梅核气之成因，多由情志不遂，肝气郁结，肝旺乘脾，脾失健运，聚湿生痰，痰阻肺气，肺气失宣，使痰气互结，上搏咽喉而致。本案患者喉中梗如有肉如炙脔，并见心悸胆怯，不敢出门，为七情所伤，痰气互结，故用半夏厚朴汤主之。

案例二 （选自《金匮要略讲义》）

向某，女，36岁。10天前因吵架后，出现声音嘶哑，咽喉如有物梗阻，咯吐不出，吞咽不下，伴嗳气，微咳，舌苔白腻，脉弦滑。证属痰气郁结梅核气证。法以行气解郁，化痰降逆。处方：法半夏、厚朴各20g，茯苓、郁金、青皮、桔梗各12g，柴胡、旋覆花(包)各12g，菖蒲12g，木蝴蝶9g。服上方3剂，诸症俱减，继以原方出入，又服3剂而诸恙悉平。

辨治解析：本案患者由于怒气上冲，高声伤及声门，痰气郁结于咽喉所致。情志不遂，肝气郁结，肝郁气结使津液不行，肺胃失于宣降，津液不布，积为痰涎，痰气结聚逆于咽喉而成梅核气，故见咽中如有物阻、咯吐不出、吞咽不下；肺胃失于宣降，致胸中气机不畅，伴嗳气。气不行则郁不解，痰不化则结难散，故法以行气解郁，化痰降逆，佐以清润开音之品。方中半夏辛温入肺胃，化痰散结，降逆和胃，为君药。厚朴苦辛性温，下气除满，助半夏散结降逆，为臣药。茯苓甘淡渗湿健脾，以助半夏化痰；郁金、柴胡辛散苦泄，性善条达肝气能疏肝解郁；青皮辛散温通，苦泄下行而奏疏肝理气、散结止痛之功；桔梗能宣肺泄邪祛痰以利咽开音，且为诸药之舟楫以载药上行；旋覆花苦降辛开，降气化痰而平喘咳，消痰行水降胃气止呕噫；菖蒲苦燥温通，芳香走窜，善化湿浊、醒脾胃、行气滞，与半夏、郁金、厚朴同用行气、豁痰、辟秽；木蝴蝶苦甘寒凉，具有疏肝气、清肺热、利咽喉，助厚朴行气宽胸、宣通郁结之气，共为佐药。全方辛苦合用，辛以行气散结，苦以燥湿降逆，使郁气得疏，痰涎得化，则痰气郁结之梅核气自除。

八、古代文献参考

《金匮要略·妇人杂病脉证并治》："妇人咽中如有炙脔。"

《赤水玄珠》："生生子曰：梅核气者，喉中介介如梗状，又曰痰结块在喉间，吐之不出，咽之不下是也。"

《南阳活人书》："梅核气……塞咽喉，如梅核絮样，咯之不出，咽不下。"

《医宗金鉴》："咽中如炙脔，谓咽中有痰涎，如同炙脔，咯之不出，咽之不下者即今之梅核气也。"

《仁斋直指方》："七情气郁，结成痰涎，随气积聚。"

《王氏简易方》："妇人性情执著，不能宽解，多被七气所伤。"

《外台秘要》："男属阳，得气易散，女属阴，得气多郁。"

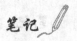

笔记

第八节 癫 狂

癫与狂，都是属于神志失常的疾病，皆因痰迷神窍，神机逆乱而致。癫病即因情志所伤，或先天遗传，致使痰气郁结，蒙蔽心窍，阴阳失调，精神失常所引起的以精神抑郁，表情淡漠，沉默痴呆，喃喃自语，出言无序，多静少动为特征的临床常见神志病。青壮年多见。狂病即因五志过极，或先天遗传，致使痰火壅盛，闭塞心窍，神机错乱所引起的以精神亢奋，狂躁不安，骂人毁物，动而多怒，甚至持刀杀人为特征的临床常见神志病。青壮年多见。癫病与狂病两者相互联系，相互转化，故常并称癫狂。

《内经》首先采用"癫狂"作为病名，我国古代医家早在春秋战国时期就对癫狂病有了一定认识。此后晋代葛洪《肘后备急方》、隋代巢元方等都对癫狂病行为离奇、思维荒谬、情感变化莫测等症状特点做了生动描述。唐代孙思邈第一次将各种癫狂病统括于脏腑虚实寒热辨证体系之中，同时将妇女、儿童的精神病分别列于妇科、儿科中论述。金元时期，刘完素的火热说和张子和、朱丹溪的痰浊说深化了中医对癫狂病病因学的认识，影响甚广。清代王清任提出气血失调引起脑脉凝滞致发癫狂的气血说，治疗上以活血化瘀为主，所创癫狂梦醒汤、血府逐瘀汤，迄今仍是治疗癫狂的常用方剂。清末，西方医学传入我国，对中医精神病学也产生了影响。张锡纯在《医学衷中参西录》中既注重痰火学说，又结合西医精神病学的某些认识，做了中西医结合治疗本病的初步尝试。

一、病因病机

本病的发病原因，多以七情所伤为主，或因思虑不遂，或因悲喜交加，或因恼怒惊恐，皆能损伤心脾肝肾，导致脏腑功能失调或阴阳失于平衡，进而产生气滞、痰结、火郁、血瘀等蒙蔽心窍而引起神志失常。

1. 阴阳失调 历代医家认为阴阳的偏盛偏衰是癫狂的主要发病因素。机体阴阳平衡失调，不能相互维系，以致阴虚于下，阳亢于上，心神被扰，神机逆乱而发癫狂。

2. 情志抑郁 怒伤肝，恐伤肾，喜伤心，恼怒惊恐损伤肝肾，肝肾阴虚则水火不济，心火独亢，扰乱心神；或肝肾阴虚致水不涵木，阴虚阳亢，生热生风，炼液为痰，痰火上扰，神机逆乱而发癫狂；或思虑过度，损及心脾，气血不足，心神失养，神无所主；或脾胃阴虚，胃热炽盛，则心肝之火上扰而发癫狂。

3. 痰气上扰 因思虑过度，损及心脾，脾失健运而聚湿生痰；或因肝气郁结，横克脾土，运化无权而生痰涎，痰随气逆，蒙蔽心窍，逆乱神明而发癫狂。

4. 气血凝滞 七情所伤，气郁渐至血凝，或因外伤以致血瘀，气血凝滞则导致脑气凝滞，使脏腑化生的气血不能正常充养元神之府，或血瘀阻滞脉络，气血不能上荣脑髓，则可造成灵机逆乱发为癫狂。

此外，癫狂病与先天禀赋和体质强弱亦有密切关系。癫狂病患者往往有类似家族病史。

综上所述，气、痰、火、瘀导致阴阳失调，心神被扰，神机逆乱，是本病的主要病机。其病位在心，与肝、脾、肾关系密切，以心神受损为主。癫属虚，狂属实，亦有虚实夹杂，两者既有区别，又可互相转化。

二、辨证论治

1. 辨证要点

(1)辨阴阳：平素好动，性情暴躁，又受痰火阳邪，此为重阳而病狂；平素好静，情志抑郁，又受痰郁阴邪，此为重阴而病癫。

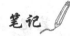

笔记

（2）辨癫病应注重抑郁、呆滞症状的轻重：精神抑郁，表情淡漠，寡言呆滞是癫病的一般症状。初发病时常见喜怒无常，喃喃自语，语无伦次，舌苔白腻，此为痰结不深，证情尚轻。若病程迁延日久，则见呆若木鸡，目瞪如愚，灵机混乱，舌苔渐变为白厚而腻，乃痰结日深，病情转重。久则正气日耗，脉由弦滑变为滑缓，终至沉细无力。使病情演变为气血两虚，而症见神思恍惚，思维贫乏，意志减退者，则病深难复。

（3）辨狂病应区别痰火、阴虚的主次先后：狂病初起以狂暴无知，情感高涨为主要表现，皆由痰火实邪扰乱神明而成。病久则火铄阴液，渐转变为阴虚火旺之证，这时应分辨其主次先后，来确定其治法方药。痰火为主者表现为亢奋症状突出，舌苔黄腻，脉弦滑数；阴虚为主者表现为焦虑、烦躁、不眠、精神疲惫，舌质红，苔少或无苔，脉细数。至于痰火、阴虚证候出现先后的判断，则需对其证候、舌苔、脉象的变化等进行动态观察。

2. 分证论治

（1）癫病

1）痰气郁结①证候：精神抑郁，表情淡漠，沉默呆滞。心烦不寐；或多疑虑，喃喃自语，语无伦次；或生活懒散，不思饮食，大便溏软。舌苔白腻，或黄腻，或浊腻。脉弦滑，或滑数，或濡滑。②治法：疏肝解郁，化痰开窍。③主方：顺气导痰汤加木香、郁金、菖蒲等。④随症加减：重者可用控涎丹以除胸膈之痰浊。若痰浊壅盛，胸膈瞀闷，口多痰涎，脉滑大有力，形体壮实者，可暂用三圣散取吐，劫夺痰涎，吐后形神俱乏者，宜以饮食调养；神思迷惘，表情呆钝，言语错乱，目瞪不瞬，舌苔白腻者，为痰迷心窍，可先用苏合香丸芳香开窍，继用四七汤加胆南星、菖蒲、远志、郁金化痰行气；如见不寐易惊，烦躁不安，舌质红，苔黄腻，脉滑数者，为痰结气郁化热，痰热交蒸，上扰心神所致，宜清热化痰，可用温胆汤加黄连合白金丸；神志昏乱者，用至宝丹清心开窍。如逐渐出现高声吵嚷，打骂毁物，为火盛欲狂之症，当以狂病论治。

2）气虚痰结①证候：情感淡漠，不动不语，甚至呆若木鸡，目瞪如愚，傻笑自语。被动行事，灵机混乱，目妄见，耳妄闻，自责自罪，面色萎黄，食少便溏尿清，舌质淡，体胖，苔白腻。脉细滑，或细弱。②治法：益气健脾，涤痰宣窍。③主方：四君子汤合涤痰汤加减。④随症加减：不思饮食，恶心呕吐加陈皮、半夏健脾止呕；若倦怠乏力，气短畏寒加黄芪、甘草补气温阳。

3）心脾两虚①证候：神思恍惚，魂梦颠倒，善悲欲哭，面色苍白，心悸易惊，肢体困乏，饮食量少，舌质淡，舌体胖大有齿痕，苔薄白，脉细弱无力。②治法：益气健脾，养血安神。③主方：养心汤加减。④随症加减：见畏寒蜷缩，卧姿如弓，小便清长，下利清谷者，属肾阳不足，应加入温补肾阳之品，如补骨脂、巴戟天、肉苁蓉等。治疗癫病悲伤欲哭，精神恍惚，亦可与甘麦大枣汤合用，方中甘草以缓急，淮小麦、大枣养心润燥，每可获良效。

癫病由气分而入血分，病久多瘀，常夹有瘀血之证，除癫病表现外，尚有面色晦滞，舌质紫黯，舌下络脉瘀阻，脉沉涩等瘀血见症，重则血府逐瘀汤、癫狂梦醒汤诸方均可选用；轻则加入桃仁、红花、归尾、赤芍等活血化瘀之品。

（2）狂病

1）痰火扰心①证候：起病急骤，突然狂暴无知，两目怒视，面红目赤，言语杂乱，骂詈叫号，不避亲疏。性情急躁，或毁物打人，或哭笑无常；头痛失眠，渴喜冷饮，便秘尿赤，舌质红绛，苔多黄腻，脉弦滑数。②治法：镇心涤痰。泻肝清火。③主方：生铁落饮。④随症加减：如痰火壅盛而舌苔黄腻者，加礞石滚痰丸泻火逐痰；谵语发狂，便秘尿黄者用当归龙荟丸泻肝清火，或用安宫牛黄丸清心开窍；阳明热盛，大便秘结，舌苔黄糙，脉实大者，可用加减承气汤荡涤秽浊，清泻胃肠实火。烦渴引饮，加生石膏、知母以清热；甚者酌加龙虎丸劫夺痰火（本方服后，往往吐泻交作，只可暂用，不可多服，以免损伤肠胃）；如神志较清，痰

笔记

热未尽，心烦不寐者，可用温胆汤合朱砂安神丸化痰安神。若火势渐衰而痰浊留恋，神志不清，其状如癫，即可按癫病论治。

2）阴虚火旺①证候：情绪焦虑、紧张，时而躁狂，烦躁不眠，精神疲惫，形瘦面红，心悸健忘，五心烦热，舌质红，少苔或无苔，脉细数。②治法：滋阴降火，安神定志。③主方：二阴煎加减送服定志丸。④随症加减：本方可加白薇、地骨皮清虚热；若阴虚火旺，痰热未清者可用二阴煎加全瓜蒌、胆南星、天竺黄等。

3）气血凝滞①证候：情绪躁扰不安、恼怒多言，面色晦滞，胸胁满痛，头痛心悸；或呆滞少语，妄想离奇多端；或妇人经期经血紫黯。舌质紫黯有瘀斑，苔薄白或薄黄。脉细弦、弦数，或沉弦而迟。②治法：理气活血化瘀。③主方：癫狂梦醒汤加减，送服大黄䗪虫丸。④随症加减：如有蕴热者可加用木通、黄芩以清之；兼寒者加干姜、附子助阳温经。

在癫狂治疗中，涌吐或攻下法有时可以选用。涌吐是祛除胸肺痰涎壅盛之法，治疗狂病初起，形神未衰者宜选此法。涌吐能使阻塞于胸肺之痰涎，一涌而出，癫狂皆可用之。常用瓜蒂、防风、藜芦，捣成粗末，先煎三五剂，取300~500ml徐徐灌服，以吐为度，不必尽剂。瓜蒂、藜芦之类，皆属剧毒之品，均勿多服，以免中毒。遇狂病违拗口不开者，也可用鼻饲法。吐后形神俱乏，当以饮食调养，亦可用人参10g以扶正。攻下是荡涤痰食积滞，峻下湿热的方法，多用于狂病。常用药物有大黄、芒硝、牵牛子、芦荟等。也有用甘遂末1~3g，装胶囊内，清晨空腹吞服，使大便保持一日3~5次为佳。无论涌吐或攻下，皆不宜久服，应中病即止，免伤正气，吐法剧烈，更宜慎用。

三、心理治疗

首先应该强调，心理治疗一般仅能运用于癫狂病的缓解期，若在患者神志淡漠、语无伦次、已经丧失自控能力的情况下，心理治疗将难以实施。由于癫狂多伴有不同程度的抑郁、躁狂等情志改变，当癫狂的精神症状得以有效控制，意识状态及自知力部分恢复之后，可采用以下心理疗法作为康复期的辅助治疗。

1. **开导解惑** 通过医护人员与患者交流，建立医患之间相互信任相互接纳的良好关系；引导其回忆以往生活中愉快的事情并进行聊天式讲述，缓解其抑郁的情绪状态；鼓励患者多与他人愉快交流，有利于其社会功能的恢复。

2. **情志相胜** 临床应根据癫狂患者病因病机和性格特征的不同，通过辨证选用相应的七情疗法，灵活运用喜疗、怒疗、恐疗、悲疗和思疗五种疗法。

3. **移情易性** 播放适合患者身心的娱乐节目，转移患者的注意力，使患者从不良的情绪状态转化到一种积极状态。

4. **静养** 让患者静坐配合呼吸调养气机，即《内经》所说的“恬淡虚无，真气从之”。每周3次，每次1小时，10周为一疗程，有利于精神状态的康复。

四、音乐治疗

对癫狂患者在缓解期可以应用相应的五行音乐缓解紧张、忧郁等不良情绪，对促进康复有一定作用。根据患者的喜好和性格，帮助患者选择“同类”的音乐，让音乐来缓解不良情绪。

癫病痰气郁结、心脾两虚者，宜采用土音阳韵曲目《黄庭骄阳》等，温中健脾、升阳益气。还可以采用火音徵调类曲目《花好月圆》《花节序曲》《金蛇狂舞》等，补心健脾，母子相生。

狂证初起，痰火实邪扰乱神明而致阳性症状为主者，宜采用水音羽调类音乐，如《昭君怨》《塞上曲》《胡茄十八拍》《渔樵晚唱》《寒江残雪》《潇湘水云》等，该类音乐清悠柔和、哀婉流畅，尤宜于心火亢盛之证。

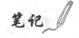

笔记

狂证日久，火烁阴液阴虚火旺而致阴性症状为主者，宜采用火音阴韵曲目《雨后彩虹》，该曲目意境雨后爽洁、彩虹明丽，具有清心降火、安神定志的功效。

五、气功治疗

癫狂，主要功法—易筋经，主要练习“摘星换斗势”、“倒拽九牛尾势”两节。锻炼方法如下。

（1）易筋经“摘星换斗势”

1）姿势：①双手擎天掌覆头：右手径身体右侧缓缓向上举起，掌心朝天，五指朝左弓，松肩直臂左手臂外劳宫紧贴命门。舌抵上腭，仰面上观手背，透过手背看九天之上，身体自命门起上下双向伸展。②俯首贯气：右掌翻转向下，生屈肘，头正，舌尖自上腭自然放下，眼平视前方或轻闭，同时“神返身中”。左手动作与右手动作相同，唯左右相反。

2）操练提示：双手擎天掌覆头，再从掌内注双眸，鼻端吸气频调息，用力收回左右眸。

（2）易筋经“倒拽九牛尾势”

1）姿势：①左脚向左侧迈出一步成左弓步。同时，左手握拳上举，拳稍过头顶，拳心向内，屈肘。前臂与上臂所成角度略大于直角。肘不过膝，膝不过足，成半圆形，两腿观左拳。右手握拳，直肘向后伸展，拳心向后，前后两拳成绞绳状，称为螺旋颈。松肩，两肩要平而顺达。背直，塌腰收臀，胸略内含，藏气于小腹，鼻息调匀，舌尖轻抵上腭。②导气下达两拳放松成半握拳状。舌尖自上腭放下，肩、腰放松，左手劳宫穴发气，闭目。气自天目穴遂入，依次贯穿脑髓，脊髓、两腿骨髓，直达两脚涌泉穴。③转身向右，与前式相同，唯左右相反。

2）操练提示：两腿后伸前屈，小腹运气放松，用力在于两膀，观拳须注双瞳。

六、针灸治疗

1. 癫病

（1）主穴：取手少阴经、手厥阴经、足太阴经和五脏背俞穴为主，如心俞、肝俞、脾俞、丰隆、神门、太冲等。

（2）辨证加减：哭笑无常者，加间使、百会；不思饮食者加中脘、“足三里”治疗。

（3）操作方法：上述各穴均用平补平泻法，留针 20~30 分钟，每日或隔日 1 次，10 次为一疗程。

2. 狂病

（1）主穴：取督脉、手少阴经、手厥阴经穴位及十二井穴为主，如水沟、风府、少商、大陵、曲池、丰隆、隐白等。

（2）辨证加减：头痛失眠者，加百会、太阳、少冲；狂躁不宁者，加劳宫、涌泉、间使。

（3）操作方法：少商、隐白用 0.5 寸毫针，刺入 1~2 分，不做手法，余穴均用提插捻转泻法，留针 20~30 分钟。每日或隔日针 1 次。

七、病案举例

案例一（选自《续名医类案》）

先达李其姓，归德府鹿邑人也。世为农家，癸卯获隽于乡，伊芳父以喜故，失声大笑。及春举进士，其笑弥甚。历十年，擢谏垣，遂成痼疾。初犹间发，后宵旦不能休。大谏甚忧之，从容语太医院某相商。因得所授，命家人乃父云：大谏已殁。乃父恸绝几损，如是者十日，病渐瘳。佯而为邮语云：赵大夫治大谏，绝而复苏。李因不悲，而笑症永不作矣。盖医

笔记

者意也，喜则伤心，济以悲乃和，技进乎道矣。

辨治解析：本案中世代为农的李大谏考中举人，次年又中进士及第，其父过喜而大笑不止，状若痴狂，竟成狂笑病，十年不愈，“喜乐无极则伤魄，魄伤则狂”(《灵枢·本神》)。李求治于赵太医。赵思索后，派人到李的家乡告诉其父云：“你儿子前数日不幸患病去世”。其父大恸，狂笑病立止。后赵又遣人至李家云：“你子死后不久，又被赵太医救活了。”李父止悲，狂笑病也从此愈。此采取了以悲胜喜的中医情志疗法。喜者，神惮散而不藏；忧悲者，气闭塞而不行，然而，悲“气消”可制约过喜之“心气涣散不收”，即可治愈疾病。

案例二 （选自《郭泰钟医案》）

彭某，男，25岁。素性狭隘，3年前忽患神志失常，胡言乱语，日夜乱跑，骂人不避亲疏，贪吃无厌，逐渐加剧，稍不如意，竟至要持刀杀人，如是者2年。诊视：体质一般，面色微红，两目微赤，声音洪亮，大便色黑，脉沉细数而有力。法当破血行瘀，祛痰降火，拟用桃仁承气汤加味。处方：桃仁10g，芒硝6g(另包泡服)，大黄10g(酒洗)，桂枝3g，红花3g，粉甘草3g。每日1剂，连服5剂。复诊：服药后，大便下黑粪甚多，狂态较前减，声音较低，神气略敛，已不似以前日夜奔走，脉亦稍趋平静。证既应方，去疾务尽，仍以桃仁承气合四物汤化裁继进。处方：桃仁10g，芒硝5g(泡服)，大黄6g(酒洗)，桂枝5g，西红花3g，生地黄10g，白芍6g，当归12g，川芎5g，粉甘草5g。每日1剂，连服10剂而病愈。

辨治解析：本案患者由于秉性固执，胸襟狭隘，遇到事与愿违，则顾虑重重，郁郁不乐，以致恚怒气逆伤肝，忧愁思虑伤心。肝郁则火伏，心伤则气血运行失常，积久不已，致痰火、瘀血内蕴，稍遇不随之事，则痰火上逆，夹瘀血上凌清窍，即发为狂证，故出现神志失常、语言错乱、打骂不避亲疏等证。初诊四诊所见：患者面色微红，两目微赤，声音洪亮，大便色黑，脉沉细数而有力，均为痰火、瘀血蕴结于里所致。故立治法：破血行瘀，祛痰降火，处方：桃仁承气加味。方中桃仁辛润，破血消瘀而缓肝；芒硝咸寒，入血软坚；大黄苦寒，去实荡热；佐以桂枝辛温以调营；甘草甘缓缓和药势，加红花以增理气化瘀之效，诸药合用共奏泻热逐瘀之功。复诊随病情渐轻，内蓄实热减轻，故增补血滋阴，养心安神之法，方以桃仁承气汤合四物汤化裁调治，达标本兼治之效，故使患者逐渐头脑清醒，神明复康而病愈。

案例三 （选自《上海老中医经验选编》）

毛某，女，4个月前由于受惊，彻夜不眠，继而语无伦次，哭笑无常，捶胸号叫，坐立不安。脉弦细数，舌质红，边尖起刺。方以生铁落60g，生地12g，麦冬9g，远志肉6g，淮小麦30g，百合12g，甘草6g，熟枣仁9g，陈胆星9g，合欢皮15g，首乌藤30g，辰灯心0.5g，白金丸(分吞)9g。7剂后夜能入睡，神志较清，舌红见减，脉细数。原方去辰灯心，续服7剂，神消气爽，谈笑自如，自诉胸闷，叹气较适，脉细，舌尖红。以后守原方用丹参、黄连、太子参、萱草等加减调理，连续三年随访未发。

辨治解析：本案为惊恐气乱未得平治，日久神伤志乱，神不守舍，故彻夜不眠，引动肝胆之火，肝不藏魂，且上扰心神，故有语无伦次、哭笑无常、捶胸号叫、坐立不安等精神错乱症状。舌红边尖起刺，脉细数皆为心肝郁火，营阴不足之征。治疗正如《内经》记载“使之服以生铁落饮，夫生铁落者，下气疾也”，重用生铁落重镇安神，以平逆乱之气；生地、麦冬百合清心火、养心阴，除哭笑；胆星、白矾、远志化痰开窍；合欢皮、淮小麦、首乌藤、熟枣仁养心安神定志；辰灯心引火下行而安神。数药并用相得益彰，使痰火清，心阴充盈，神宁态定而收捷效。

笔记

八、古代文献参考

《灵枢·癫狂》:"癫疾始生,先不乐,头重痛,视举,目赤,甚作极,已而烦心。""狂始发,少卧,不饥,自高贤也,自辨智也,自尊贵也,善骂言,日夜不休。"

《难经·二十难》:"重阳者狂,重阴者癫。"

《难经·五十九难》:"狂癫之病何以别之?然:狂疾之始发,少卧而不饥,自高贤也,自辨智也,自倨贵也,妄笑好歌乐,妄行不休是也。癫疾始发,意不乐,僵仆直视,其脉三部阴阳俱盛是也。"

《金匮要略·五脏风寒积聚病脉证并治》:"邪哭使魂魄不安者,血气少也,血气少者属于心,心气虚者,其人则畏;合目欲眠,梦远行而精神离散,魂魄妄行。阴气衰者为癫,阳气衰者为狂。"

《素问玄机原病式·五运主病》:"经注曰多喜为癫,多怒为狂,然喜为心志,故心热甚则多喜而为癫;怒为肝志,火制金不能平木,故肝实则多怒而为狂,况五志所发,皆为热,故狂者五志间发。"

《丹溪心法·癫狂》:"阳虚阴实则癫,阴虚阳实则狂。""癫者,神不守舍,狂言如有所见,经年不愈,心经有损,是为真病。"

《景岳全书·杂证谟·癫狂痴呆》:"狂病常醒,多怒而暴;癫病常昏。多倦而静。由此观之,则其阴阳寒热,自有冰炭之异。"

《医学入门·癫狂》:"癫者异常也,平日能言,癫则沉默;平日不言,癫则呻吟,甚则僵卧直视,心常不乐。""狂者凶狂也,轻则自高自是,好歌好舞,甚则弃衣而走,逾垣上屋,被头大叫,不避水火,且好杀人。"

《临证指南医案·癫狂》:"癫之实者,以滚痰丸开痰壅闭,清心丸泻火郁勃;虚者当养阴而通志,归脾、枕中之类主之。""狂之实者,以承气,白虎直折阳明之火,生铁落饮重制肝胆之邪;虚者,当壮水以制火,二阴煎之类主之。"

(张丽萍　杨　建　陈雪莲　赵文竹　吕梦涵　图　雅　余　琳)

复习思考题

1. 试述郁证的病因病机和辨证论治。
2. 简述郁证、不寐的中医心理疗法。
3. 试述脏躁、梅核气的辨证论治及中医心理治疗。

笔记

第六章　中医心理养生

目的要求

1. 掌握　中医心理养生的原则。
2. 熟悉　中医心理养生的常用方法。
3. 了解　中医心理个体保健常识。

中医心理养生属中医养生或摄生的范畴。与现代心理卫生或精神卫生相对应，心理养生这一概念更多地反映了中国传统文化中的相关内容。实际上在中国传统文化中，心与身本为一体，“修身”、“养生”一类的词兼具“养心”与“养身”（指纯粹肉体）之意。在中医学中，形与神的调养是不可分离的，并强调精神调摄在维护和增进人体健康中的重要作用，所谓“太上养神，其次养形”，说的就是养生应以养神为要。中医心理养生是以中医的整体观念和形神理论为指导，结合现代心理学的思想，着重研究维护和增进心身健康的原则和方法。

健康是包括生理健康与心理健康的统一体。一个人生理、心理和自然、社会环境适应都处于完满状态，才算是真正的健康。如《素问·阴阳应象大论》中言：“阴平阳秘，精神乃治。”《素问·上古天真论》言：“故能形与神俱，而尽终其天年，度百岁乃去。”说的就是阴阳协调平衡，则人的生命充满活力，形体壮实（生理健康）、神气旺盛（心理健康），两者协调统一就能够健康长寿。可见，中医所说的健康即是一个人体阴阳协调、形神统一的状态。

现代学界对于心理健康的概念，存在多种表述，概括之可认为：心理健康，是指人的心理活动（即知、情、意活动）的内在关系协调，心理的内容与客观世界保持统一，并据此能促使人体内、外环境平衡和促使个体与社会环境相适应的状态，也由此不断地发展健全的人格，提高生活质量，保持旺盛的精力和愉快的情绪（劳动和社会保障部主编《国家心理咨询师培训教材》）。

中医学自古以来就强调卫护心神、重视心理养生，即注重保护心理健康。如前所述，《黄帝内经》等医学典籍中对心理健康已有描述，其他如《素问·上古天真论》中提出的：“恬淡虚无……精神内守……志闲而少欲，心安而不惧……嗜欲不能劳其目，淫邪不能惑其心。”《灵枢·本神》要求的“和喜怒而安居处，节阴阳而调刚柔”等，这些描述都体现了心身统一的整体观，其内容包括了心理活动（认知、情感、行为、个性等）的协调统一、完整，心理与环境的协调统一，心理与躯体功能的协调统一，从原则上说这与现代心理学的心理健康观是一致的。

强调心理养生，重视心神的调摄，这对增强体质，预防疾病，延缓衰老等方面都具有十分重要的意义。本章主要讨论中医的心理养生原则、常用方法，以及个体心理保健等三个方面的内容。

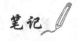

笔记

第一节　中医心理养生原则

中医心理养生源远流长，理论与实践内容都十分丰富，尤其是现存最早的古典医籍《黄帝内经》中已有着许多精辟独到的阐述和不少专论养生的篇章，如《上古天真论》《四气调神大论》等。后世更对中医养生内容有诸多的发展，如唐代著名医家孙思邈就是一位杰出代表，他在《备急千金要方·道林养性》中说道："故善摄生者，常少思、少念、少欲、少事、少语、少笑、少愁、少乐、少喜、少怒、少好、少恶。行此十二少者，养性之都契也。"可谓一代养生学大家。纵观这些中医养生理论与养生大家，都特别强调调摄精神情志的重要性，并且在整体观念的基础上突出了人与自然社会环境的关系、形与神的关系、情志与神气的关系等，从而构成了坚实的中医心理养生理论基础，并在此理论指导下，还产生了丰富多彩、实用可行的各种心理养生法，至今仍具有重要的现实意义。

一、顺应自然

顺应自然是中医养生的基本原则，也是中医心理养生的基本原则。《灵枢·本神》中说："智者之养生，必顺四时而适寒暑，和喜怒而安居处，节阴阳而调刚柔，如是则僻邪不至，长生久视。"即是说人的生活起居及情志活动都应该顺应自然界的运动变化规律和特点，调节人体，以达到防病强身、益寿延年的目的。

中医学将人视为一个整体，而人与自然界也是一个整体，这是中国传统文化中"天人合一"观念用于理解人体和疾病的自然结果，中医学里处处渗透着这一观念，因此养生要遵循顺应自然的原则。天，在此主要指整个自然界。中医认为，人类生活在自然界中，自然界存在着人类赖以生存的必要条件，包括空气、阳光、水分、土壤、食物等。同时，自然界的万事万物，天地间的运动变化，又直接或间接地影响着人类。人与自然界是一个不可分割的统一体。所谓"相应"，即是说自然界的运动变化，常常直接或间接地影响着人体，而人体受自然界的影响也必然发生生理和心理上的适应或病理上的反应。故《灵枢·岁露论》中说："人与天地相参也，与日月相应也。"正因为"人与天地相应"，人的生理、心理必须与自然界相适应，才能保持生命的健康。

顺应自然包括两方面的内容：一是遵循自然界正常的变化规律，二是慎防异常自然变化的影响。《素问·生气通天论》中指出："苍天之气，清静则志意治，顺之则阳气固，虽有贼邪，弗能害也。此因时之序。故圣人传精神，服天气，而通神明。失之则内闭九窍，外壅肌肉，卫气散解。此谓自伤，气之削也。"说明了人体顺应自然界阴阳消长变化的重要性。人能保持与自然界相适应、相协调，就能"志意治""阳气固"，身心健康，虽有致病因素，亦不能为害。反之则"内闭九窍，外壅肌肉"，致使阳气遭受损害，成为邪气伤人的依据。必须强调的是，顺应自然规律，并不是要被动的适应，而应采取积极主动的态度，掌握自然变化的规律，主动地调节心身，以防御外邪的侵害。如《吕氏春秋·季春纪·尽数》言："天生阴阳，寒暑燥湿，四时之化，万物之变，莫不为利，莫不为害。圣人察阴阳之宜，辨万物之利以便生。故精神安乎形，而年寿得长焉。"《素问·四气调神大论》也指出：为了适应自然界四时生长收藏的规律，人应积极主动地调摄自己的精神情志，做到春季"使志生"，夏季"使志无怒"，秋季"使志安宁……无外其志"，冬季"使志若伏若匿，若有私意，若已有得"。

总之，人只有发挥主观能动性，适当地调摄心神，注意饮食起居等，使心身与自然界协调统一，方能有效地养生防病，健康长寿。

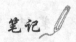

笔记

二、适应社会

人不仅是自然的一部分，也是社会的一部分，不仅有自然属性，更重要的还有社会属性。早在《内经》中就已经认识到，社会环境同样会影响人的生理和心理健康。因此，人类还应当学会适应社会环境的变化进行自我调节，特别是对精神情志的调摄。《灵枢·逆顺肥瘦》说："圣人之为道者，上合于天，下合于地，中合于人事，必有明法，以起度数，法式检押，乃后可传焉。"《素问·著至教论》亦说："道上知天文，下知地理，中知人事，可以长久，以教众庶，亦不疑殆。医道论篇，可传后世，可以为宝。"天和地，为自然界；人事，则指人类社会状态及社会成员的行为，包括社会的政治、经济、文化教育、道德、法律、民俗等。这说的是，人除了顺应自然，还要清楚的认识与适应自身所处的社会环境，使自己"合"于其中以保障心身的健康。

中医学特别重视社会环境对人的心理影响，指出人因社会经济、政治地位的不同，而形成不同的心理特点。如《素问·上古天真论》就对古今两个时代的人所持的心理养生态度作了比较：上古时代的人多健康长寿，"度百岁而动作不衰"，除了因为他们能够顺应自然环境，"调于四时"、"虚邪贼风，避之有时"之外，最重要的是此时的社会环境与当今不同，具有极其朴实的社会风气，"美其食，任其服，乐其俗，高下不相慕，其民故曰朴"。在这样的社会环境中，人们"嗜欲不能劳其目，淫邪不能惑其心，愚智贤不肖不惧于物"，处于"志闲而少欲，心安而不惧，气从以顺，各从其欲，皆得所愿"的良好心理状态。如此"恬淡虚无"、"精神内守"的养生之道，使人的真气和顺，脏腑功能正常，精力旺盛，则疾病难以发生，自然能够延年益寿。而"今世"之社会，虽然生产力和生活水平远比"上古"为高，但社会关系和人际关系却比"上古"复杂许多，人们的心理产生了变化，缺少了朴实敦厚，而滋长了骄奢烦躁之性，且"不知持满，不时御神，逆于生乐"，如此纵情取乐而违反养生之道，自然易使精气耗散，体质虚弱则"半百而衰也"。

此外，社会环境的剧烈变动对人的心身更能产生巨大的影响。如《素问·疏五过论》指出："故贵脱势，虽不中邪，精神内伤，身必败亡。始富后贫，虽不伤邪，皮焦筋屈，痿躄为挛。"说的是政治和经济上的突然失势所引起的心身变化。又言："切脉问名，当合男女，离绝菀结，忧恐喜怒，五藏空虚，血气离守。"是说男女之间的恋爱婚姻，家庭成员的生离死别等，也可引起强烈的精神变化。

因此，必须重视心理养生，通过对心身的调摄，特别是对精神情志的调摄，以培养人类适应社会的能力。中医历代医家均提倡修身养性，即通过加强道德修养和心理调节，积极主动地调适自我以适应社会环境的变化。

三、形神共养

《素问·上古天真论》中说："故能形与神俱，而尽终其天年，度百岁乃去。"形与神俱，讲的就是基于形神统一的关系而要求形神共养的一种中医养生原则，是指在养生时，不仅要注意形体的保养，还要注意精神的摄养，两者相辅相成，相得益彰，使身体和精神都得到协调统一的发展，从而使人健康长寿。

"形与神俱"也是中医整体观念在养生方面的具体体现。中医学认为，人身由"神"与"形"组成，形神合一构成了人的生命。所谓"形"，指人的整个形体结构而言，包括五脏六腑、经络、四肢百骸等组织结构和气血津精等基本营养物质；"神"，是指情态、意识、思维为特点的心理活动现象，以及生命活动的全部外在表现。两者的辩证关系是相互依存、相互影响，密不可分的一个整体。

首先，神为形之主，无神则形不可活。神是机体生命活动和思想意识的体现，中医学将

笔记

神(包括魂、魄、志、意等心理活动在内)作为人体精神、意识、知觉、运动等一切生命活动的最高主宰。认为脏腑组织的功能活动必受神的控制、支配和调节,人的心理活动制约着人的生理活动,这是中医学形神观的特点之一。神对形体活动的作用,主要体现在两个方面,一是神能协调脏腑、气血、阴阳的变化,维持人体内环境的平衡;二是神能调节脏腑等组织使之主动适应外环境的变化,缓冲由外部因素引起的情志刺激,从而维持人体与外环境的平衡。关于神对形体的作用,嵇康在其《养生论》中作了形象的比喻:"精神之于形骸,犹国之有君也。神躁于中,而形丧于外,犹君昏于上,国乱于下……而世常谓一怒不足以侵性,一哀不足以伤身,轻而肆之,是犹不识一溉之益,而望嘉谷于旱苗者也。"所以《管子·立政第四·右七观》指出:"百体从心",意谓人的形骸皆受心神之支配;刘完素在《素问玄机原病式》中强调"神能御其形";而《寿亲养老新书》更明确提出了"主身者神"的观点;张景岳《类经·脏象类》中也说:"虽神自精气而生,然所以统驭精气而为运用之主者,则又在吾心之神"。从病理上看,神的盛衰是形体健康与否的重要标志,神的改变可以影响形的生理功能变化。《素问·举痛论》说:"怒则气上,喜则气缓,悲则气消,恐则气下,惊则气乱,思则气结。"《灵枢·百病始生》说:"喜怒不节则伤脏。"皆指出七情过极可引起脏腑功能受损,气血运行失常。故《素问·移精变气论》中强调指出:"得神者昌,失神者亡。"高度概括了神对形体的主宰作用。

其次,神生于形,无形则神无以生。中医学形神观认为:神是形的产物,形为神的物质基础。《荀子·天论》指出:"形具而神生,好恶喜怒哀乐藏焉。"朱丹溪亦认为:"神不得形,不能自成。"张景岳《类经·针刺类》则强调"形者神之本,神者形之用,无神则形不可活,无形则神无以生"。这些论述都说明了形(物质)是第一性的,而神(精神、心理活动)是第二性的,离开了人的形体,也就不可能产生人的精神思维活动。形与神的相辅相成,是生命存在及其发挥正常功能的重要保证。从病理上看,形健则神旺,形衰则神惫,形体受损,则神亦必受到影响。《灵枢·本神》说:"肝气虚则恐,实则怒……心气虚则悲,实则笑不休。"《伤寒论》记载:"太阳病不解,热结膀胱,其人如狂。""其人喜忘者,必有蓄血。"《景岳全书》则指出:"凡气血一有不调便致病者,皆得之谓郁。"这些充分说明了形体脏腑的某些疾患,可导致人体心理、精神方面的病变。

以上对形与神关系的唯物和辩证认识,为指导中医心理养生,提出"形与神俱"的形神共养原则奠定了理论基础。历代医家都非常重视形神共养,如《素问·上古天真论》说:"形体不敝,精神不散。"嵇康亦在《养生论》中提到:"是以君子知形恃神以立,神须形以存,悟生理之易失,知一过之害生,故修性以保神,安心以全身……使形神相亲,表里俱济也。"需特别指出的是,由于神气是生命活动的主宰和集中体现,因此,中医学在"形神共养"的养生原则下,将养神视为首务,即调形先调神,养身先养心。《素问·宝命全形论》说:"一曰治神,二曰知养身…"先秦医家张湛将养生大要归纳为啬神、爱气、养形、导引、言语、饮食、房室、反俗、医药及禁忌十项,以"啬神"居其首。《艺文类聚·养生》中强调指出:"太上养神,其次养形。"《寿世保元·摄养》概括的十一条养生纲要中,除薄滋味之外,其余十条均属养神之道,即省思虑、节嗜欲、戒喜怒、惜元气、简言语、轻得失、破忧沮、除妄想、远好恶、收视听。《中外卫生要旨》则明确提出:"养生家当以养心为先,心不病则神不病,神不病则人自宁。"李梴在《医学入门·保养论》亦言:"若要全形,必先治神。治神所以宝命,宝命则能全形矣"。《医钞类编》中指出:"养生在凝神,神凝则气聚,气聚则形全,若日逐攘忧烦,神不守舍,则易于衰老。"

总之,形与神俱、形神共养是中医学推崇的基本养生原则,是健康长寿的根本。其中保养心神、调摄情志更是养生保健的首要问题。

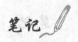

笔记

四、动静合一

《增演易筋洗髓·内功图说》言："人身，阴阳也；阴阳，动静也。动静合一，气血和畅，百病不生，乃得尽其天年。"动与静，是物质运动的两个方面或两种不同表现形式。人体生命运动始终保持着动静和谐的状态，维持着动静对立统一的整体性，从而保证了人体正常的生理活动功能。因此，保持人体形与神的协调、神气动与静的统一，是中医心理养生的重要原则。

古代养生家对于神气的保养主张以"静"为主。《灵枢·本神》中就说道："所以任物者谓之心"，人体的一切生命活动均由心神所主宰，心神日理万机，常常处于动而难静的状态。如果心神过于躁动，神不内守，必然扰乱脏腑，耗气伤精，容易招致疾病，甚至促人衰老，减短寿命。因此，养神之道，贵在于静。故《素问·痹论》中说："静则神藏，躁则消亡。"神气只有保持清静的状态，才易于内守而不致耗散，从而充分发挥其主宰生命活动的功能，使精气充盛，形体健壮，真气和顺，邪不可侵。也正如《素问·上古天真论》所说："恬淡虚无，真气从之，精神内守，病安从来。"清静养神，既可防病，又可抗衰而延年，陶弘景在《养性延命录·教诫篇》中谈到："静者寿，躁者夭。"《淮南子·原道训》则指出："人生而静，天之性也；感而后动，性之害也；物至而神应，知之动也；知与物接，而好憎生焉。好憎成形，而知诱于外，不能反己，而天理灭矣。"因此，"夫精神气志者，静而日充者以壮，躁而日耗者以老。"因此，清代养生家曹庭栋在《老老恒言·燕居》中强调："养静为摄生首务。"万全《养生四要》提出"慎动"的养生观，他认为"人之性常静，心常清静则神安，神安则精、神皆安，以此养生则寿"，同时，他在该书中还指出，儒、道、释三家有关养生的主张是"正养此心，使之常清常静，常为性情之主。"

但是，强调静以养神，并非是指绝对的神静不用。彭祖有言："凡人不能无思。"曹庭栋亦说："心不可无所用。"即言人必有思，神岂能不用？用进废退是自然界的普遍规律，人之元神，亦非例外。倘若绝对地静神不用，则心神必然衰退。只有在用神之中，心神才能生机勃勃。司马迁就说过："精神不用则废，用之则振，振则生，生则足。"明·高濂也在《遵生八笺》中指出："精神不运则愚，血脉不运则病。"医学研究证明人勤于用脑，可以刺激脑细胞再生，增强大脑各种神经细胞之间的联系，从而延缓衰老。唐代著名养生学家孙思邈，一生勤奋，至百岁高龄仍能神清智聪，思维敏捷，最终撰写完成了医学巨著《备急千金要方》。

因此，中医学认为，神气的保养应当动静合一，既要清静以养神，又要用神以振神。而其中的关键又在于心神专一而不杂乱。《庄子·刻意》中说："水之性，不杂则清，莫动则平；郁闭而不流，亦不能清，天德之象也。故曰纯粹而不杂，静一而不变，淡而无为，动而以天行，此养神之道也。"这就是说，没有杂物污染，水才能清净，不受躁动，水才能平静而不起波澜，但死水一潭，不能流动，仍然不能清静。同样的道理，要想保养精神，完全不动神是不行的，只要排除事累，心神专一不杂，就能做到神静不躁，即所谓神虽动而犹静也。

五、神情相应

中医学认为神是人体生命活动的主宰，由于神有精神与情志之分，在中医整体观念的指导下，人的精神与情志应保持协调一致，即神情相应，如此才能保证人体的健康发展。神情相应中的"神"主要指精神意识思维活动，包括神、魂、魄、意、志、思、虑、智等；"情"则是指喜、怒、悲、忧、恐等情志活动，是人类情感的外露、情绪的表现。神与情，即精神活动与情志活动，往往相互交错，人的各种精神活动都是在一定的情绪状态下进行的，而人的情志

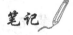

笔记

活动一般能够反映其精神活动的状态。同时，两者又相互影响，只有精神活动正常才能接受外在事物对人体的作用，而形成相应的情志变化；只有保持正常的情感反映，才能保证精神意识思维活动的正常进行。如《灵枢·本神》所言："神伤则恐惧自失。""怵惕思虑则伤神。""盛怒者，迷惑而不治。恐惧者，神荡惮而不收。"《素问·举痛论》亦说："惊则心无所倚，神无所归……思则心有所存，神有所归。"

由于人的情志活动易受多方面的因素影响，如周围环境的变动、社会因素、语言文字等，故极易产生情绪波动；而人的精神活动，如魂、魄，在"两精相搏"结成胎儿时就已化生，并随着身形发育而逐渐成长，故相对于情志而言则比较稳定。因此，精神对情志具有一定的调节作用，如《灵枢·本脏》说："志意者，所以御精神……和喜怒者也。志意和则精神专直……悔怒不起。"所以，要做到神情相应，一方面应注意调摄情志、控制情绪，使情志活动与心神相统一；另一方面，则应加强对心神的调养，形成良好的精神状态，发挥其对情志的调节作用，使情绪不致过度的波动。

此外，中医的"五志相胜"理论也是精神情志活动协调统一的重要基础。中医在五行学说的指导下认为，不同情志活动之间存在着相生相克关系，既相互资助，又相互制约。这一理论，体现了心理活动之间的整体性联系。我们知道，情志活动本是人的正常心理表现，只有强度过于激烈、刺激过于持久的情绪反应，才能引起脏腑及阴阳气血的功能失调，而情志之间的制约关系，则可以调节或控制这些不良情况，从而使人体重新恢复"阴平阳秘"的和谐状态，保持精神情志的协调统一。

六、审因制宜

中医学强调，养生要根据自然环境、社会环境、时间、季节、人的体质、人格、年龄、性别等不同的因素来对具体情况进行具体分析，以制定出适宜的养生方法。这也是心理养生必须遵循的基本原则。

影响心理健康的因素十分复杂。首先，人是自然界的产物，人的心理变化必然受着季节、气候、地域等环境因素的影响。因此，心理养生必须做到"因时、因地制宜"。如《素问·四气调神大论》中指出：在万物始生的春季，精神调摄要相应于万物蓬勃的生机，"生而勿杀，予而勿夺，赏而勿罚"。其次，还要"因人事制宜"。人亦是社会的组成部分，诸如经济状况、社会地位、生活方式、文化程度、人生境遇等不同社会条件及变化，也会对人的心理产生一定的影响，这就要求根据不同的情况进行心理调摄。如东汉末年，战乱频发，社会动乱，人民群众生活在水深火热之中，因饥饿、劳役、流行病暴发等，出现了"家家有僵尸之痛，室室有号泣之哀"（《伤寒论》自序）的悲惨景象，如此不安定的社会环境，给人们的心身带来了极大的创伤，始终生活在恐慌、焦虑、悲伤等不良情绪之中。《证类本草·序例上》也记述："世有童男室女，积想在心，思虑过当，多致劳损，男则神色先散，女则月水先闭，盖忧愁思虑则伤心，心伤则血逆竭，故神色失散而月水先闭也……若或自能改易心志，用药扶接，如此则可得九死一生。"这是说少男少女因恋慕未遂，忧虑过度而耗伤心神，并导致脏腑气血功能障碍，除了以疏肝解郁的药剂治疗以外，主要还应"改易心志"以慰情怀。此外，个体的性别、年龄、体质、种族、信仰等差异，也是其心理特点形成和变化过程中的重要影响因素。因此，心理养生还应"因人制宜"，如古人极重视对孕妇的胎养，要求孕妇加强思想品德的修养，培养高尚的情操和美好的心灵，做到"坐无邪席，立无偏倚，行无邪径，目无邪视，口无邪言"（《诸病源候论·妇人妊娠病诸候》），如此，才有助于胎儿形成良好的气质与性格特征。又如《养性延命录》中提出：中年人处于"壮不竞时"的生理状态，故心理养生要求"静神灭想"，不要为琐事过分劳神等。

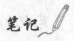

笔记

第二节 中医心理养生常用方法

中国传统的心理养生思想与后现代主义和超个人心理学的许多主张不谋而合，值得深入学习研究。中医先贤在利用这些原则指导他人心理养生或者自己本人进行心理养生时，创造了丰富多彩的方法。几千年来，中医典籍对这些心理养生方法的名称有着许多不同的称谓，没有一个公认的说法，现将这些方法概括为清静养神法、养性调神法、节欲守神法、怡情畅神法、顺时调神法、动形怡神法进行介绍。

一、清静养神法

万全在《养生四要·慎动》中对于清静养神的意义进行了概括："正养此心，使之常清常静，常为性情之主。""故心常清静则神安，神安则七神皆安，以此养生则寿。"人生在世，都会面临许多诱惑，引发许多烦恼忧愁，只有心清神静，人的整个心理才能够得到安宁。只有心理安宁了，保持"常清常静"，才可以得到长寿。刘完素在《素问病机气宜保命集》中对此也有论述："夫一身之间，心居而守正，肾下而立始，精神之居。此宫不可太劳，亦不可竭。故精太劳则竭，其属在肾，可以专啬之也。神太用则劳，其藏在心，静以养之。唯精专然后可以内守。故昧者不知于此，欲拂自然之理，谬为求补之术，是以伪胜真，以人助天，其可得乎。"不懂得"清静"以"养神保精"，而通过其他途径"求补"，是不会达到目的的。

清静养神的机制主要在于"静则神藏，躁则消亡"(《素问·痹论》)，"夫精神气志者，静而日充以壮，躁而日耗者以老"(《淮南子·原道训》)。内心清静，精气神日益充沛，则精神饱满；心浮气躁，则精神不断衰弱。"清静则生化治，动则苛疾起"(《素问·至真要大论》)，"清静则肉腠闭拒，虽有大风苛毒，勿之能害"(《素问·生气通天论》)。清静养神，可以使脾胃生化功能、腠理开合功能正常，从而外诱不入，内心安定，使机体的生理功能正常，抗病力增强，不易罹疾生病。用脑电图对内心平静的人进行观察，发现脑电图出现均匀持续的 α 波，θ 波振幅亦有增加，提示人清静时大脑皮层趋向主动性内抑制过程，这有利于神经系统功能紊乱的调整与修养，对人体各系统器官功能发挥积极的影响。心静神敛使大脑皮层功能状态改善，处于较佳工作状态，发挥调控心身活动的主导作用。

中医主张通过守神、御神、放松来进行清静养神。守神的"守"是坚守、保持之意。守神即"精神内守"，主要是指人对自己的意识思维活动及心理状态进行自我锻炼、自我控制、自我调节，使之与机体、环境保持协调平衡而不紊乱的能力。神是生命活动的主宰，是人体脏腑气血盛衰的外露征象。然而，在生命过程中，"神"易于动而致耗，难于静而内守。因此，《黄帝内经》特别强调"神安则延寿，神去则形散"。守神，即是要求一个人应保持神气内潜而守持于中，使精神专一，不致外越，其神可养，方能身安延寿。只有精神专一，才能"嗜欲不能劳其目，淫邪不能惑其心"，不至于神乱。

"御神"的御即驾驭、控制的意思，御神就是要有意识地控制和调节自己的心神。《素问·上古天真论》说："不时御神……故半百而衰。"人是有感情的，无论在生活、工作或人与人之间的交往中，难免遇到不如己意的事情，而在精神上受到一定的刺激。善于御神的人，则能时时、事事做到控制自己的情感，既不使其太过，又不使其持久，做驾驭自己情感的主人。此外，对于生活中遇到的各种问题，既不为非原则的无端琐事而忧虑焦躁，也不为一时得失而牵肠挂肚。否则，会耗损精气，致"半百而衰"。《医钞类编》中指出："养生在凝神，神凝则气聚，气聚则形全，若日逐攘忧烦，神不守舍，则易于衰老。"对于外界环境的不良刺激，要能"自讼、自克、自悟、自解"，善于自排解，善于自控制，"则得长生也"。《东医宝鉴》介绍了一些利用佛教观念的御神之法："欲治其疾，先活其心，必正其心，乃资于道。使病者

笔记

尽去心中疑虑思想，一切妄念、一切不平、一切人我，悔悟平生所为过恶，便当放下身心，以我之天合所事之天，久之遂凝于神，则自然心君泰宁，性地和平，知世间万事皆是空虚，终日营为皆是妄想，知我身皆是虚幻，祸福皆是无有，生死皆是一梦，慨然领悟，顿然解释，则心地自然清净，疾病自然安痊。”情志得调，气机流畅，病安从来，人定能长寿。

放松是指身体和精神的某些紧张状态的解除及轻松愉快的体会和感受。中医气功修炼中有着丰富的放松方法。气功的具体方法主要是调神（心）、调气（息）和调身。例如清代名医汪昂在《医方集解·勿药元诠》中介绍的方法仍然可以修炼：“调息之法，不拘时候，随便而坐，平直其身，不倚不曲，解衣宽带，务令调适。口中舌搅数遍，微微吐出浊气，鼻中微微纳之，或三、五遍，或一二遍，有津咽之，叩齿数遍，舌舐上腭，唇齿相着。两目垂帘，令朦胧然。渐次调息，不喘不粗，或数息出，或数息入。以一至十，以十至百，摄心在数，勿令散乱。”

放松技术主要的作用在于：当人们的身体和精神都得到放松后，交感神经系统的活动水平也会下降，从而消除主观的焦虑状态，提高人们应对应激的能力。据研究，放松状态可使大脑皮层唤醒水平降低，全身骨骼肌张力下降，呼吸频率和心率减慢，血压下降，四肢温暖，令人神清气爽，心情轻松愉快，浑身舒适，让身体的功能系统出现良性循环。从长期看，如果个体坚持应用放松训练，可以达到修身养性的目的。

二、养性调神法

中国传统文化中一直将道德修养视为养生的重要内容之一，道德的日渐完善是维护健康、提升人格层次的必然途径。中医养心，也强调养德，《黄帝内经》提倡“淳德全道”。孔子说：“仁者寿。”“有大德必得其寿。”明代养生家吕坤对孔子思想进行发挥：“仁可长寿，德可延年，养德尤养生之第一要也。”唐代孙思邈提倡重视德行。所谓“德行”，就是道德行为。他在《备急千金要方》中写道：“夫养性者，欲所习以成性，性自为普。……性既自善，内外百病皆悉不生，祸乱灾害亦无由作，此养性之大经也。善养性者，则治未病之病，是其义也。古养性者，不但饵药餐霞，其在兼于百行，百行周备，虽绝药饵足以遐年。德行不克，纵服玉液金丹，未能延年。”“道德日全，不祈善而有福，不求寿而自延。此养生之大旨也。”所以说，调摄情志，修养德行是保健养生统摄全局的重要方法。这种心理养生可以说是深层次的养生修炼方法。

关于养性的具体方法，陶弘景在《养生延寿录》中提出：“养性之道，莫大忧愁大哀思，此所谓能中和，能中和者必久寿也。”人要善于调节情志，心情平静中和才能长寿。《医醇賸义》则说：“夫喜怒忧思悲恐惊，人人共有之境。若当喜而喜，当怒而怒，当忧而忧，是即喜怒哀乐发而皆中节也。此天下之至和，尚何伤之有？惟未事而先意将迎，既去而尚多留恋，则无时不在喜怒忧思之境中，而此心无复有坦荡之日，虽欲不伤，庸可得呼？”这是说喜怒哀乐人之常情，但不可太过，过则伤身，善于节制、善于调和方能维护健康。葛洪有言：“且夫善养生者，先除六害，然后可以延驻于百年，何者是邪？一曰薄名利，二曰禁声色，三曰廉货财，四曰损滋味，五曰除佞妄，六曰去沮嫉。六者不除，修养之道徒设耳。”（《抱朴子·养生论》）告诫人们要适度控制自己的欲望，远离谗佞虚妄，不诽谤嫉妒他人，不然其他的养生的努力都是无用的。

孔子认为，人在不同的年龄阶段，修身养性的重点有所不同：“君子有三戒：少之时，血气未定，戒之在色；及其壮也，血气方刚，戒之在斗；及其老也，血气既衰，戒之在得。”即年轻时候要注意节制情欲，壮年之时，注意不要争强好胜，年龄大了，不要太在乎物资利益。

在现实生活中，如果心地善良、宽容忍让，自然心清神健，万事无忧。心地善良，就会以他人之乐为乐，乐于扶贫帮困，心中就常有欣慰之感；心地善良，就会与人为善，乐于友好

笔记

相处，心中就常有愉悦之感；心地善良，就会光明磊落，乐于对人敞开心扉，心中就常有轻松之感。总之，心存善良的人，会始终保持泰然自若的心理状态，这种心理状态能把血液的流量和神经细胞的兴奋度调至最佳状态，从而提高了机体的抗病能力。宽容可以被看作心理养生的调节阀。人在社会交往中，吃亏、被误解、受委屈的事总是不可避免地要发生。面对这些刺激，最明智的选择是学会宽容。宽容是一种良好的心理品质。它不仅包含着理解和原谅，更显示着气度和胸襟、坚强和力量。一个不会宽容，只知苛求别人的人，其心理往往处于紧张状态，从而导致神经兴奋、血管收缩、血压升高，使心理、生理进入恶性循环。学会宽容就会严于律己、宽以待人，没有竞争焦虑和心理负担。所以，善于养性，即"以恬愉为务，以自得为功，形体不敝，精神不散，亦可以百数"(《素问·上古天真论》)。北京安贞医院的洪昭光教授用现代语言进行对日常的养性调神做了形象的归纳，他在《让健康伴随您》一文中，提出了养生的"养心八珍汤"：第一味药，慈爱心一片；第二味药，好心肠二寸；第三味药，正气三分；第四味药，宽容四钱；第五味药，孝顺常想；第六味药，老实适量；第七味药，奉献不拘；第八味药，回报不求。八味药放在"宽心锅"里炒，文火慢炒，不焦不燥。再放"公平钵"里研，精磨细研，越细越好。三思为末，淡泊为引，做事要三思而行，还要淡泊宁静。做好菩提子大小，和气汤送下，清风明月，早晚分服。可净化心灵，升华人格，陶冶情操，调适心理，物我两忘，宠辱不惊。

三、节欲守神法

中医节欲守神的理念和方法集中体现在《素问·上古天真论》中："上古之人，其知道者，法于阴阳，和于术数，食饮有节，起居有常，不妄作劳，故能形与神俱，而尽终其天年，度百岁乃去。今时之人不然也，以酒为浆，以妄为常，醉以入房，以欲竭其精，以耗散其真，不知持满，不时御神，务快其心，逆于生乐，起居无节，故半百而衰也。""夫上古圣人之教下也，皆谓之虚邪贼风，避之有时，恬淡虚无，真气从之，精神内守，病安从来。是以志闲而少欲，心安而不惧，形劳而不倦，气从以顺，各从其欲，皆得所愿。故美其食，任其服，乐其俗，高下不相慕，其民故曰朴。是以嗜欲不能劳其目，淫邪不能惑其心，愚智贤不肖不惧于物，故合于道，所以能年皆度百岁而动作不衰者，以其德全不危也。"

《内经》认为，阴精是构成人体生命和维持人体正常生理活动以及防病康复的基础物质，所谓"人始生，先成精"。"精者，身之本也"。肾主藏精，主生殖，肾精所化之肾气关系到人的生长发育和衰老，故《素问·上古天真论》指出："女子七岁，肾气盛，齿更发长；二七而天癸至，任脉通，太冲脉盛，月事以时下，故有子；三七，肾气平均……七七，任脉虚，太冲脉衰少，天癸竭，地道不通，故形坏而无子。丈夫八岁，肾气实，发长齿更；二八，肾气盛，天癸至，精气溢泻，阴阳和，故能有子；三八，肾气平均……七八，肝气衰，筋不能动，天癸竭，精少，肾藏衰，形体皆极。"不论男女，其发育期、成熟期、衰老期，都分别以肾气盛、肾气平均、肾气衰来说明。肾气在生命活动中由始至终，犹如纵轴贯穿于各个阶段，其盛衰直接关系到人的生长、发育和衰老。因此，《内经》强烈反对"以酒为浆，以妄为常，醉以入房，以欲竭其精"的行为，因为饮酒过度、纵欲过度、夜生活过度会严重损伤肾气。朱震亨《格致余论》有言："人之情欲无涯。……心，君火也，为物所感则易动，心动则相火亦动。动则精自走，相火翕然而起，虽不交会，亦暗流而疏泄矣。所以圣贤只是教人收心养心，其旨深矣。"《内经》积极主张积精全神，保养肾精、肾气就成为养生的根本原则。具体方法有节房劳，保阴精，戒醇酒，保精气等。

"恬惔虚无"就是要求人们思想娴静，没有过分的欲望。这就应做到心情宽松、平静，少存邪欲之念，不要患得患失，保持思想纯平、心神平静、情绪乐观的状态。孙思邈主张"勿汲汲于所欲"，"心无妄念"，"所至之处，勿得多求"，"旦起欲专言善事，不欲先计较钱财"。相

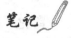

笔记

传华佗所作《太上老君养生诀·养生真诀》提出："善摄生者，要当先除六害然后可以保性命，延驻百年。何者是也？一者薄名利，二者禁声音，三者廉货财，四者捐滋味，五者除佞妄，六者去妒嫉。"人的需求和愿望，应与社会现实和个人条件相联系，不要作过分的奢求，而应知足，就条件许可的范围内，得到相应的享受，应该说这就是美好的生活，如果不知满足，就会增加思想负担，损害心身健康。所谓的"知足"，不是指不思进取、消极无为、满足于目前的生活现状，而是无论处在任何环境中，都能使自己的心理处于愉悦的平衡状态。美国哈佛大学进行一项长达60年的研究结果显示，大约75%的人在75岁的时候还活着，其中多是知足常乐的人。好身体和长寿取决于感情上的应付能力，并且保证自己不在心理上受到任何压力，而这要比其他一些诸如锻炼，或者是饮食习惯的一些因素更为重要。

四、怡情畅神法

人们凭常识都知道，心情愉快有利于健康长寿。喜悦、欢乐、愉快，是最佳的心灵营养品，常怀喜乐，给人喜乐，能使身心健康，延年益寿，人际关系和谐融洽。《内经》认为："喜则气和志达，营卫通利。"心情愉快，可以使人体营卫气血运行正常，保持阴平阳秘的状态。清代张英认为养生的关键在于保持愉快和悦的心境："人常和悦，则心气冲而五脏安，昔人所谓'养欢喜神'。真定梁公每语人：'日间办理公事，每晚家居必寻可喜笑之事，与客纵谈，掀髯大笑，以发抒一日劳顿郁结之气'。此真得养生要诀。"人的精神、情志和心理活动，与内脏的关系十分密切。中医学认为，神志、情志虽属五脏所主，但心是产生神志、情志的主要脏器，说明心是主宰精神意识情志活动的。故古人多崇尚"乐"，提倡心理健康，认为"乐"可愉悦身心，益于健康，各人虽乐法不一，但都与人的心理和情趣有关。

创造和保持愉快心情的方法多种多样。清代李渔说："行乐之事多端，未可执一而论。如睡有睡之乐，坐有坐之乐，行有行之乐，立有立之乐，饮食有饮食之乐，栉有栉之乐。即袒裼裸裎，如厕便溺，种种秽亵之事，处之得宜，亦各有其乐。苟能见景生情，逢场作戏，即可悲可涕之事，亦变欢娱。"(《笠翁一家言全集·闲情偶集》)《医学心悟》中说："保生四要：一曰节饮食。……二曰慎风寒。……三曰惜精神。人之有生惟精与神。精神不散，四体长春。嗟彼昧者，不爱其身，多言损气，喜事劳心。或因名利，朝夕热中，神出于舍，舍则已空。……隔房独宿，体质轻强。……积精全神，寿考弥长。四曰戒嗔怒。无恚无嗔，涵养心田，心田宁静，天君泰然。……凡人举事，务期有得，偶尔失意，省躬自克，戒尔嗔怒，变化气质，和气迎人，其仪不忒。"

孔子的"知者乐水，仁者乐山"，是寄情山水的快乐；苏轼的"凡物皆有可观"，是词人充满美感的快乐；"雅淡者百祥之本"，是一种恬淡的快乐；"一生只是喜欢，从不知忧恼"，则是淳朴的快乐。宋代倪思有齐斋十乐："读义理书，学法帖字，澄心静坐，益友清淡，小酌半醺，浇花种竹，听琴玩鹤，焚香煎茶，登城观山，寓意弈棋。"(《经沮堂杂志·齐斋十乐》)。

清代石成金《长生秘诀》中说到人生八乐："静坐之乐，读书之乐，赏花之乐，玩月之乐，观画之乐，听鸟之乐，狂歌之乐，高卧之乐。"《类修要诀》则曰："笑一笑，少一少；恼一恼，老一老；斗一斗，瘦一瘦；让一让，胖一胖。"以上乐法都说明一个道理，即愉快的情绪，可使人心情开朗，满面春风，福寿俱增。不良的刺激，会使人抑郁，积久而成疾。然而，欲达乐生怡神的目的，必须领悟乐的含义，必须明辨乐中有忧和善用情志制胜的道理，只有这样，才能做到会乐和常乐。

寻找乐趣的方法不同，得乐致益也各有异。正如《遵生八笺·起居安乐》中说："余故曰：知恬逸自足者，为得安乐本；审居室安处者，为得安处窝；保晨昏怡养者，为得安乐法；闲溪山逸游者，为得安乐所欢；识三才避悲者，为得安乐戒；严宾朋交接者，为得安乐助。"安乐是人生所求，会乐的人能保持经常和悦，"不教点愁上眉端"，达到怡神养生的目的。

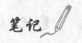

笔记

和愉快、乐观联系密切的是，人容易产生消极、悲观的情绪。乐观是心理养生的不老丹，乐观是一种积极向上的性格和心境。它可以激发人的活力和潜力，解决矛盾，逾越困难。而悲观则是一种消极颓废的性格和心境，它使人悲伤、烦恼、痛苦，在困难面前一筹莫展，影响身心健康。会不会乐在于各人对心理的调节，能否保持健康的心理。孔子说："知者乐，仁者寿"(《论语·雍也》)。"饭疏食饮水，曲肱而枕之，乐亦在其中矣"(《论语·述而》)。苏轼指出："凡物皆有可观。苟有可观，皆有可乐，非必怪奇玮丽者也。餔糟啜漓皆可以醉，果蔬草木皆可以饱，推此类也，吾安往而不乐？"说明一个聪明的人，一个心胸开阔的人，只要他知恬逸自足，世界上各种东西都有值得观赏之处，都可以带给人快乐。

中医讲究平衡协调，在提倡保持乐观愉快的情绪时，提醒注意情绪的强度不能过激，否则会出现喜伤心等结果。要明辨乐中有忧的哲理，从而控制自己的情感，以免情志紊乱，耗气招邪。对此，《素问·举痛论》中说："百病生于气也，怒则气上，喜则气缓，悲则气消，恐则气下，惊则气乱，思则气结"。《三元延寿参赞书》曰："喜乐无极则伤魄，魄伤则狂。狂者意不存，皮革焦。喜怒不节，生乃不固，和喜恐以安居处，邪僻不至，长生不视。喜怒不测，阴气不足，刚气有余，营卫不行，发为痈疽"。"暴乐暴苦，始乐后苦，皆伤精气，精气竭绝，形体毁沮"(《素问·疏五过论》)。为什么情志紊乱会伤身呢？这是因为"喜气所至，为笑不休，为毛发焦，为内病，为刚气不收，甚则为狂"(《儒门事亲·九气感疾更相为治衍》)。

上面所说的道理，也不是人人知道，或知之其一，不知其二，正如梁章巨所说："人但知过怒过哀足以害性，而不知过喜过乐亦足以伤生。"《淮南子·原道训》曰："大怒破阴，人喜坠阳。"阴阳变化则心气动，心气动则精神散乱，这时邪气就会趁机袭来。故《论衡》教人忍怒以全阴气，抑喜以养阳气。心理健康者，才能协调、平衡、处理好乐中有忧的辩证关系。

五、顺时调神法

顺时调神，中医又习惯称为四时调神。中医的整体观念认为，人、社会、自然是一个系统，人禀天地之气生，是自然界的一部分。顺时养生是重要的心理养生方法之一，正如《灵枢·本神》里所说："故智者之养生也，顺四时而适寒暑……如是，则僻邪不至，长生久视。"视，是活的意思；长生久视，是延长生命，不易衰老的意思。为何能延长生命呢？是因为僻邪不至，僻邪，指不正之气，僻邪不至，是说病邪不能侵袭。而病邪不能侵袭的关键又在于顺四时而适寒暑，这是中医养生学里的一条极其重要的原则，也可以说是长寿的法宝。为什么这样说呢？《素问·宝命全形论》里说："人以天地之气生，四时之法成。"《素问·六节藏象论》里说："天食人以五气，地食人以五味。"这些都说明人体要依靠天地之气提供的物质条件而获得生存，同时还要适应四时阴阳的变化规律，才能发育成长。自然界是人类生命的源泉，自然界的千变万化必须会直接影响人体的生命活动。人与大自然是一个有机的整体，每时每刻都与自然界有着物质、能量、信息等方面的交换。中医提出"人与天地相应"的科学观点，人既然是自然界的一员，就必须顺应自然界的规律，才会健康长寿。

正如著名明代大医学家张景岳所说；春应肝而养生，夏应心而养长，长夏应脾而变化，秋应肺而养收，冬应肾而养藏。说明人体五脏的生理活动，必须适应四时阴阳的变化，才能与外界环境保持协调平衡。这与现代认为，生命产生的条件，正是天地间物质与能量相互作用的结果的看法是基本一致的。人类需要摄取饮食、呼吸空气与大自然进行物质交换，从而维持正常的新陈代谢活动。中医学理论认为，天有三阴三阳六气和五行金、木、水、火、土的变化，人体也有三阴三阳六气和五行的运动，而自然气候的变化，关系着阴阳六气和五行的运动，人体的生理活动和病理变化，取决于六经和五脏之气的协调。因此，认为人体的生命活动与自然变化是同一道理。同时，又认为自然界阴阳五行的运动，与人体五脏六经之气的运动是相互收受通应的，这就是天人一理、人身一小天地，以及天人相应和人与天地

笔记

相参的天人一体观。正如《黄帝内经》里所说：人与天地相参也，与日月相应也。这里的日、月，是指日、月的运行，也就是天体的运动、气候的变化。天、地，古人是指整个自然界而言，天地一体就是说自然界是一个统一的整体。关于这一点，早在《黄帝内经》里就有明确认识，如《素问·阴阳应象大论》里指出：天地者，万物之上下也，天有四时五行，以生长化收藏，以生寒暑燥湿风。人有五脏化五气，以生喜怒悲忧恐。这就是说，天地万物不是独立存在的，它们之间都是互相影响、相互作用、相互联系、相互依存的。天地之间有四时五行的变化，产生各种不同的气候，在不同的气候下，一切生物发生、发展、消亡的过程，人体五脏也有不同的变化，产生喜怒悲忧恐五志。

《素问·四气调神大论》曰："天地四时阴阳者，万物之根本也。所以圣人春夏养阳，秋冬养阴，以从其根，故于万物浮沉于生长之门，逆其根，则罚其本，坏其真矣。"春、夏、秋、冬四季和风、寒、暑、湿、燥、火六气是万物生长的根本，人们在生活实践中效法自然界寒暑往来的阴阳变化规律，主动顺应四时气候的变化，认识了六气变化的特点并产生一定的适应能力，防止六气的太过、不及或气候变化过于急骤，主动采取预防措施，"动作以避寒，阴居以避暑"，春三月"夜卧早起……以使志生"；夏三月"夜卧早起，无厌于日……使气得泄"；秋三月，"早卧早起，与鸡俱兴"。从而增强正气，防止六淫之邪入侵致病。所以，顺四时以养生是养生的重要原则之一。

人身是一个与自然规律相同相应的小天地，自然变化会使人产生相应的变化，人与自然服从着同一规律，"天地之大纪，人神之通应"(《素问·至真要大论》)。表现在人的生理、病因、病机、寿夭等都与自然节律密切相关。《素问·四气调神大论》说："阴阳四时者，万物之终始也，死生之本也。逆之则灾害生，从之则苛疾不起，是谓得道。"春夏为阳，秋冬为阴，一年四季，寒暑更迭，阴阳变化，这个自然界的规律是不可抗拒的。如何来顺应四时阴阳的变化呢？《内经》中很早就提出了一套具体的办法。主张在春夏之季、气候凉转温、阴消阳长、万象更新之时，人体也必须相应地朝气勃勃，多做些户外活动，使阳气更加充足。秋冬之季，气候由温转凉，阳消阴长，肃杀寒冷，人体必须注意防寒保暖，避之有时，使阳气不要妄泄。"阳气者，若天与日，失其所则折寿而不彰。"阳气得以保养，疾病就不易产生，人体就会健康延寿。

六、动形怡神法

1992年，国际心身医学会权威人士宣告，"世界心身医学应向中国中医学寻找智慧"。这充分肯定了中医学在世界心身医学中的崇高价值。随着医学模式的转变，中医学在其长期发展过程中创造了许多具有中医特色的心理疗法，积累了丰富的治疗经验，将对中医学今后的发展具有重要意义。在中医发展史中，虽然没有"心身医学"、"心理学"这个概念，但是却有着极其丰富的"心理学"内涵，心身相关思想始终贯穿了中医关于病因、病机、诊断、治疗、养生等各个环节，心身相关理论至今仍有效地指导着中医临床实践，实际上已构成了中医学的一个重要内容，历经各个朝代，已经日臻成熟，不断完善，自成体系。

我国是心身医学思想的发源地之一，中医学始终运用心身相关思想指导临床实践。心身相关是一个古老的哲学问题，也是长期以来唯物论与唯心论争议的焦点。朴素唯物主义的心身观，直接影响着中医基本理论的形成和发展，在此基础上产生了"形神合一论"，成为中医核心理论的指导思想之一。也可以说"形神合一论"是中医心身相关思想的核心和基本内容，是中医学心理与生理、精神与躯体关系的最准确、最完整、最精辟的学说。这一理论长期有效地指导历代医学家的临床实践，是中医整体观的重要体现。重视心理现象与心身疾病的相关性及整体观念、辨证论治、心神合一，是中医学的基本属性和特点。

笔记

《黄帝内经》集中体现了心身医学思想，对心身相关的观点、内容有着丰富的记载。对

“形神合一”的理论阐述颇多，认为形与神是相互依附、不可分割的统一体，形是神的物质基础，神是形的主宰。《灵枢·天年》中说：“血气卫和，荣卫已通，五脏已成，神气舍心，魂魄毕具。”形与神之间的平衡、和谐对人的健康是至关重要的。张景岳在《类经·针刺类》中说：“形者神之体，神者形之用；无神则形不可活，无形则神无以生。”反映了“形神合一”的中医生命观。

“形神合一”，又称“形与神俱”，即形体与精神的统一。人体的一切组织器官是物质形态。中医学将各种心理活动统称为“神”，认为神的活动是人体脏腑活动的表现之一。神是人体生命活动现象的总称。形与神是生命运动中矛盾着的两个方面。从起源来看，是形具而神生；但从作用上说，神又是形体脏腑的主宰。形是神依附的实体，神是形的功能表现。神充则气强，神衰则身衰，神亡则身死。从生理上看，神是形体的功能表现，形是神的寄舍之宅。在病理上，形衰则神无所主，神乱则形有所伤。形神的统一是健康的象征，形神的失调是患病的依据。南北朝时期的唯物主义哲学家范缜在《神灭论》中提出形神相即，“形存则神存，形谢则神灭”。强调了形与神不可分离，形为神之载体，神为形之主宰，形是神依据的实体，精神不能离开形体而独立存在，形存则神在，形亡而神灭，说明了两者依赖关系的重要性及辩证统一。形体与精神是统一的，精神充足，五脏六腑功能协调、人体健康无病；反之，百病丛生。

在先秦的著作中，中医心身相关的思想较为丰富，具有代表性的是春秋时期的《左传》。《左传》记载，昭公元年就注意到了心理状态与生理状态的密切关系；昭公二十一年，数处文献记载根据心理与行为上的异常情况，来判断躯体的病变，这些论述可以被认为是中医心身相关理论的先声；昭公二十五年提出好恶喜怒哀乐为“六气”或“六情”，重视情志致病，而且也不是机械、简单地看待这一问题，是与“出入饮食哀乐”结合起来的。

东汉末年，南阳张仲景进一步完善了心身相关疾病的临床辨证施治，在《金匮要略》中，对百合病、脏躁、惊悸、睡眠等常见心身相关疾病都确立了完整的理、法、方、药的治疗原理。从原则到具体方药仍为今天临床医生所遵循。在杂病辨证中，仲景重视心理因素如“奔豚病从少腹起，上冲咽喉，发作欲死，复还止，皆从惊恐得之”。在辨证中他也留心心理病机的分析，如“邪哭使魂魄不安者，血气少也，血气少者属于心，心气虚者，其人则畏，合目欲眠，梦远行而精神离散，魂魄妄行，阴气衰者为癫，阳气衰者为狂。”这里分析了哭啼、恐惧睡梦、癫狂等证的病机。

晋至唐代，为中国封建社会的鼎盛时期，中医学也得到进一步的发展。从理论上看，在《内经》的基础上对个体心身发展的深入认识，对中医心理学的一些理论充分发挥。从实践上来看，主要表现在对心身疾病的进一步研究，心理病机的深入阐发，对心理卫生的发展和益智方药的收集整理等多方面的进展。孙思邈及其所著《备急千金要方》就是这个时期的代表。《诸病源候论》《外台秘要》等综合著作，都分门别类记载了许多心身疾病。西晋皇甫谧编纂《针灸甲乙经》，卷一开篇即《精神五脏第一》。

南宋陈无择的《三因极一病证方论》提出著名的“三因论”，即内伤七情、外感六淫和不内外因，尤有见地的是内伤七情。北宋王怀隐《太平圣惠方》、陈师文《太平惠民和剂局方》、寇宗奭《本草衍义》等，都大量记载了治疗心身疾病的许多方剂。金元时代以刘河间、李东垣、张子和、朱丹溪四大家都将《内经》的医学心理学的思想融合到自己的学说中去，形成了各自不同的学术特点，使当时的心理治疗达到相当的水平。张子和的心理治疗和实践在当时达到了登峰造极的水平。他对情志相胜的心理疗法，《儒门事亲》中前面有精辟的论述，后面有大量的医案加以印证。

明清两代中医心身相关理论研究主要是在注释《内经》中表现出来的，如明代万历年间的马莳著《黄帝内经素问灵枢注证发微》，明天启年间张介宾著《类经》，明崇祯年间的李中

笔记

梓著《内经知要》，清康熙年间的张志聪著《黄帝内经素问灵枢集注》等，其中以《类经》为优。张介宾是明代一位极端重视心身关系的医家，他对人的精神本质、七情损伤与疾病的关系，社会因素在七情损伤中所起的作用，七情损伤与诊治活动的关系，如何进行心理治疗，以及保持心理保健对预防疾病的积极作用等方面，都做了系统的阐述，至今仍值得我们重视和借鉴。

中医养生在强调动的同时，并不忽视静的一面，主张动静结合。《一览延龄》中说："动中思静，静中思动，皆人之情也。更如静中亦动现书，动中亦静垂钓，无论动静，总归于自然。心情开旷，则谓之养生……最静之人，食后亦直散步，以舒调气血。好动之人，亦宜静坐片时，以凝形神。"把动与静的结合从辩证观的角度剖析得十分透彻，一动一静，一张一弛，一文一武，一阴一阳，既对立，又统一，符合自然之道。事实证明，许多职业运动员并不是长寿者。所以延寿不但需要动，而且也需要静。动中求静，静中求动，动静结合是科学、合理的健康长寿之道。

动静结合符合人体生理活动的客观规律。"动"与"静"是宇宙间事物运动中矛盾统一的两个方面，宇宙的一切事物都是运动的，"静"是相对的，它只是运动的另一种形式，人体的生命活动，动态平衡的维持，包括复杂的生理协调过程，如果活动不协调，失去相对平衡，则往往导致各种病理状态。通过主动性的自我调整，促进生理活动的协调稳定，对防治疾病、强健身体，起积极的作用。

动静结合反映了练功过程的内在特征。临床和实验研究表明："静功"锻炼时虽外形处于相对静态，但实际上体内各系统、各脏器发生着多方面的积极调整作用，"静功"实质上是"外静而内动"。练功过程乃是人体功能活动的一种特殊的运动状态，同样"动功"虽然形体动作表现于外，但任何形式的动功都是在意识主导全身放松状态下进行的，它并不要求在短期内使机体剧烈运动，而是强调锻炼过程中要精神内敛，意识引导，意气相依，内外相应，用意不用力，将形体动作和静思、吐纳有机结合起来，实质上可以讲"外动而内静"，所以"动功"和"静功"是相对的基础上属于同一范畴，两者均离不开调心、调身、调息三个练功的基本环节，不过各有所侧重罢了。传统健身运动如气功、太极拳，其锻炼方式虽以活动肢体动形为先，但同时也强调调神息，在动形的同时要求意念内存，精神专注，"以意领气，以气运身"，神气内守，有利于形体的健壮和康复，形体康健，有利于精神的安泰。

《内经》形神兼养理论既重视"养形"，又强调"养神"，两者不可偏废。形即形体，养形是通过保养精气而实现的。神即精神，包括五志、七情等心理活动。养生必养神，只有养神，才能达到神与形俱；只有养神，才能全形。

养神的方法主要有二：一是心态须保持恬淡虚无，清静愉悦。《素问·上古天真论》曰："恬淡虚无，真气从之，精神内守，病安从来。"《内经》认为，人的精神、意识和思维活动由心所主宰。《素问·灵兰秘典论》曰："心者，君主之官，神明出焉。"故养神即养心，心神健旺，则五脏六腑及所有的组织、器官才能进行正常的生理活动，身体才能健康，寿限才能延长；二是须善于调节情志，适当疏泄。精神调摄，强调要恬淡虚无，少思寡欲，但是，若要保持健康无病，人的思维情志活动必须在一定的范围进行，必须遵循适度的原则而有所节制。调节情志，即《灵枢》所说"和喜怒"。七情既然是人体正常的情绪活动，就应该顺其自然，既不可过度，也不可压抑，可通过适当的疏泄来发泄心中的情绪。

第三节　中医个体心理保健

生命是一个不断发展的过程，每一发展阶段都具有相应的生命主题，每一主题的解决都将意味着对生命的历程轨迹的描画。做好毕生的心身保健就是善待生命，就是将生命意

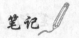

笔记

义的实现最大化。中医自古以来就十分重视人的整个一生的心身保健。

就自然年龄而言，人的一生发展分为以下几个阶段：胎孕期（胎儿期）、变蒸期（婴幼儿期）、稚阳期（儿童期）、成阳期（青年期）、盛阳期（成年与壮年期）、衰阳期（老年期），做好每个时期的心身保健将是伴随生命发展的毕生任务。

一、胎孕期（受孕至出生）保健

1. 受孕条件 人的生命始于男精女血的成功交媾，它是“天之在我者德也，地之在我者气也，德流气薄而生者也。故生之来谓之精，两精相搏谓之神”（《灵枢·本神》）。天之德地之气是生命孕育的大环境和物质准备，两精相搏则是生命之旅的开始。中医十分重视生命的孕育条件，在婚配、选种、交媾的时间环境等都颇为讲究，为受孕妊子、良好胎教提供了前提保障。

中医认为个体的优劣差异在于“气”的不同，即禀父母之气之差异。禀气又称禀赋，即先天遗传因素。《灵枢·天年》说“愿闻人之始生，何气筑为基，何立而为楯……岐伯曰：以母为基，以父为楯。”《景岳全书》说：“夫禀气者，先天也……先天责在父母。”“先天强厚者多寿，先天薄弱者多夭。”优生之本，本于父母。对于孕育子嗣，必择优婚配，保障夫妇双方的健康情况，如《妇人良方》所说“儿欲求子，须先察夫妇有无劳伤痛疾，而依法调治，使内外和平则有子。”通过体检而论婚，或宜或忌或缓，皆视其结果而定。对于重病体弱或大病初愈者，主张暂缓婚育，需经治疗“待壮而婚”。

为了好的子嗣，古人还认为婚配要做到“同姓不婚”，以避免近亲通婚，因为“男女同姓，其生不蕃”，不利子孙。

对于交合的时间，古人认为应“应期交合”才有效。所谓“应期”，实指女值排卵之期，男在精盛之时。《万氏妇人科》认为，如能不失其候以应期交合则“结孕易，生子多寿”，反之则“胎难结，生子多夭”。在其种子歌中写道：“三十时中两日半，二十八九后须算。”这是对种子最佳日时推算法的概括。二十八九，是指月经周期，三十时中两日半，当指排卵期中最佳受精时间。同时还应做到房事有节，才能“阳精溢泻而不竭，阴血时下而不行，阴阳交畅，精血合凝，胚胎结而生育滋。”所以《广嗣纪要》说：“求子之道，男子当益其精，女子当益其血，节之以礼，交之以时，不可纵也。”《景岳全书》说：“凡寡欲而得之男女贵而寿，多欲而得之男女浊而夭。”足见“房事有节”的观点，既合人之常情，又合养生之道，更合优生要求，值得提倡。

好的交会条件也是得到好的胚孕的基础，如宋代《妇人良方·求嗣门·交会禁忌》“凡求子宜吉良日交会，当忌丙丁及弦望晦朔，大风雨雾寒暑，雷电霹雳，天地昏冥、日月无光，虹霓地动，日月薄蚀，及日月火光，星辰神庙，井灶圊厕，冢墓死柩之旁。若交会受胎，多损父母，生子残疾夭枉，愚顽不孝。若父母如法，则生子福德智慧，验如影响。可不慎哉。”同样在《广嗣纪要·协期》也有类似的记载：“男女动情，彼此神交，然后行之，则阴阳和畅，精血合凝，有子之道。”

古之倡导的这些优生思想与今人的科学优生理论是不谋而合的。

2. 胎教 孕育得子，即行胎养。胎养即胎教，历受重视。现代科学研究证明，胎儿在腹内已具有感觉等心理活动，胎教是有其科学依据的。

胎儿的发育全过程，唐代孙思邈按照月龄从形态等方面有比较详尽的描述。其《备急千金要方》曰“妊娠一月始胚胎，二月始膏，三月始胞，四月形体成，五月能动，六月筋骨立，七月毛发生，八月脏腑具，九月谷气入胃，十月诸神备。”孙思邈这一见解为现代胚胎学说的先声。孕早期是胎儿初俱其形，细胞分化及器官形成阶段。第3个月时胎儿不但能够摆动自己的头、胳膊和躯体，而且能够使用原始的体态语言表达自己的好恶。5~6个月胎儿的触

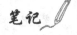

笔记

觉就会十分发达，味觉也比较敏感。6个月开始，胎儿开始不断凝神倾听，对父母比较微弱的谈话声，胎儿也会全神贯注。7~8个月，胎儿意识萌芽，脑神经通络发达，信息由脑接受后，通过神经末梢传到身体各处。同时，脑皮质变得发达，对意识产生着支配作用，掌握思维、感觉、记忆。8个月时胎儿视觉开始敏感，对光线有一定体验，9~10月胎儿就由原生质的一小点演变成具有复杂大脑神经组织及躯体的高级存在。同时，胎儿精神由无意识发展为能够记忆理解复杂情感与情绪的存在，到了“诸神备”的时候。因此，胎儿在身体内生长发育10个月，全身各系统发育好坏及品性的初步决定，取决于孕妇给他创造的特殊的生活环境，比如物质环境与心理环境。因此要注意精神情绪，饮食摄纳，起居劳逸，色欲房劳等，使胎儿出生后健康志聪，品性端正。

首先宜慎房事。《护胎心法》说：“妇人有孕，即居侧室，不与夫接，方可弥月而生且无灾无害。”故早孕期和妊娠后期的2~3个月内，须禁房事。其他月份可据情慎而为之。有早产或流产史者，整个孕期均须严禁。

第二要调饮食。“养胎者血也，护胎者气也。”而气血之源在于胃气壮实，饮食调和。为此《逐月养胎法》主张孕妇宜“节饮食，无大饥，无甚饱，无食干燥。”若饮食调养不善或营养缺乏，则易引起早产、流产、胎儿发育不良。或营养过剩，则易使胎儿生长过快，增加分娩困难。

第三要节制情志，和喜怒。胎婴在腹，借母气以生，母子呼吸相通，喜怒相应，一有偏倦，即致子疾。所以《产孕集·辨孕》强调“妊子之时，必慎所感……和其心志。”孕妇要善于控制感情，做到颜无怜色，口无恶声，心无杂念。夫妻要恩爱，邻里要和睦。并多观赏名诗名画，欣赏优美音乐。于是气血和平而有益于胎儿的身体和智力的发育。

第四要调理性情、修身养性。妇女怀胎后，因生理上变化所引起的心理反应主要是性情的变化。胎儿借母气以生，呼吸相通，喜怒相应，若有所逆，即致子病。故孕妇宜性情舒畅，遇事乐观，喜怒悲思过度皆能使气血失和而影响胎儿。《增补大生要旨》云：“凡受胎后切不可打骂人，盖气调则胎安，气逆则胎病。”《妇人秘科》云：“受胎之后，喜怒哀乐莫敢不慎。”《傅青主女科》有“大怒小产”之说。《女科广要》则指出：“焚烧名香，口诵诗书及古今篇诫，居处简静……弹琴瑟、调心神、和性情、节嗜欲、清庶事、则生善良、长寿、忠孝、仁义、聪慧而无疾。”

第五要适劳理、劳逸结合。《泰定养生主论》说“孕母宜起居运动不失其常，则易产而少疾。”示孕妇“勿登高，勿作力，勿疾行，勿侧坐，勿曲腰……勿久，立勿久坐，勿久卧”的明训。对行、立、坐、卧等体位的正确要求，对优生均有实用价值。

第六要尽量少用药、谨慎用药、避其毒药。是指凡峻下、滑利、祛痰、破血、耗气及一切有毒之品，孕妇当慎用或禁用。如《本草纲目》所载乌头、附子、水银、大戟、桃仁、藜芦等有85味之多，均列为妊娠禁用之品。若不知慎禁，则有耗正损胎之虑。故孕妇有病或胎病，应在医生指导下合理用药。对有毒而又必用之，则以“衰其大半而止”为法度，严格控制用量。

二、变蒸期（0~2岁）保健

1. 变蒸与生长 变者易也，蒸者体热。“变蒸”是婴幼儿时期，通过发热来促进其形体和功能发育的过程。“变长百骸生藏府，蒸增智慧发聪明”。有人认为，小儿从出生起，32日一变，64日再变，称一小蒸。96日三变，128日四变，即二小蒸，如此320日，共完成十变五小蒸。再经历2个64日的大蒸及一个128日的大蒸，总共576天（相当于1岁零7个多月），完成全部变蒸过程。此说的意思是婴孩是依时“变蒸”而获心身增长的。

在“变蒸”的过程中，各脏腑的变化先后有序。比如有说一变生肾，二变生膀胱，三变生心，四变生小肠，五变生肝，六变生胆，七变生肺，八变生大肠，九变生脾，十变生胃。也

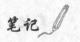

笔记

有说一变肝，二变胆，三变心……如此等。诸多蒸变次第，实不外以脏腑生克关系进行排列。一次“变蒸”，历时 5~10 天不等。每经一次变蒸，小儿的心智知觉行为运动都有长进。如能视物、能笑、手能握、足能站、能行、能言、生齿、知喜怒、更聪明、性情改变等。唐代孙思邈《备急千金要方·少小婴孺方》记载：“凡儿生三十二日始变，变者身热也；至六十四日再变，变且蒸，其状卧端正也；至九十六日三变，变者候丹孔出而泄；至一百二十八日四变，变且蒸，以能咳笑也；至一百六十日五变，以成机关也；至一百九十二日六变，变且蒸，五机成也；至二百四十四日七变，以能匍匐也；至二百五十六日八变，变且蒸，以知欲学语也；至二百八十八日九变，以亭亭然也。凡小儿生至二百八十八日，九变四蒸也。”变蒸时有不同程度的伴随症，其证候有轻有重。轻者微发热，微惊，微汗；重者则壮热，不欲食，食则呕吐，烦啼燥渴，无汗或有汗，脉乱而数。除“暗变”外，无论轻证重证，都必现发热，亦可能出现目白睛微赤或目睛不明，蒸毕则目睛又清亮。同时，小儿全身情况良好，精神好，无明显痛苦。口中出气温和（不灼热），口唇及舌色正常。单变较轻，兼蒸则较重。有的小儿发生“变蒸”时，不发热，亦不显其他证候，此称为“暗变”，乃因其禀受胎气壮实，有“变”而不显之故。也就是说，人人有“变蒸”，只是有的显著，有的不显。显与不显，与其禀赋强弱有关。

多数医家认为变蒸是一种正常的生理现象，是小儿生长发育的必然过程。婴幼儿因始出母腹，其肌肤筋骨脏腑气血虽已全具，但稚嫩不壮。从全而未壮到成人的生长发育过程，需要通过变易来实现。出生以后，饮食渐增，筋骨渐强，表情活泼，其体格的发育和智慧的增长，也同植物的生长一样有一个按期变化的过程。孙思邈《备急千金要方》曰：“小儿所以变蒸者，是荣其血脉，改其五脏，故一变竟辄觉情态有异。”钱乙认为变蒸是婴儿脏腑从“成而未全”到“全而未壮”直至“全壮”的自然现象，变蒸的机制是脏腑、情志发育所致。“小儿在母腹中乃生骨气，五脏六腑成而未全。自生之后，即长骨脉，五脏六腑之神智也。变者易也，又生变蒸者，自内而长，自下而上，又身热……变蒸毕，即情性有异于前。何者？长生脏腑智意故也。”他还认为变蒸与更齿及骨骼的发育有关。“骨之余气，自脑分入眼中，作三十二齿。而齿牙有不及三十二数者，由变不及其常也……气入四肢长碎骨，于变后六十四日长其经脉，手足受血，故手能持物，足能立行也。”因发育至“全壮”时恒牙有三十二颗。故变蒸也以三十二日为1个周期。此外《幼科发挥》曰：“变蒸发热，此小儿正病，不须服药……变蒸非病也，乃儿长生之次第也。”《古今医统大全》曰：“初生儿变蒸者，阴阳水火变蒸于气血，而使形体成就……轻者不须用药，至期而愈，甚者过期不愈，按候而调之，着中而已。”指出了变蒸分轻重，轻者不必治疗。

总之，变者，变其情智，发其聪明，变生五脏阴精；蒸者，蒸其血脉，长其百骸，蒸养六腑阳气。所以，每一变蒸之后，辄觉小儿情智神态有异于变蒸之前。在每次变蒸的全过程中，阴精阳气处于不停的运动变化之中。物质与功能的相互转化，从而达到量的有效积累，终归实现由量变到质变的飞跃。中医对婴幼儿的这种生长发育变化以 32 日为周期，其动作能、语言能、应人能、应物能，呈近似“月节律”变化，并存在着阶段性突变的认识与现代“枢纽龄”学说是吻合的。美国儿科专家Gesell通过对大量儿童连续摄取活动电影观察，发现正常儿童各种行为类型的出现与年龄有关，并有一定的规律性，他在观察中发现，4 周、16 周、28 周、40 周、52 周、18 个月、24 个月、36 个月时。儿童在行为上显示出特殊的飞跃发展，他把这些年龄时期称为枢纽龄。其研究结果可用来以年龄推测行为，以行为推测年龄，所建立的发育诊断量表已被世界医学界所公认，成为国际通用的经典方法。

2. **母乳与母爱** 婴幼儿期既不同于母子一体而未分的胎孕期（对孕儿个体的心身影响主要是通过母体来实现），也不同于有一定独立生活能力的稚阳——儿童时期（独立的个体）。这一时期，虽然母子形体上分开了，但其心身的成长都对母亲有极大的依赖性。母

笔记

乳是幼子赖以化气血、养肌肤、强骨力、益神智之最佳食品。乳儿不仅依赖母乳养形充气，强内固外，发育成长，而且母亲哺乳对乳子还有潜移默化之影响，乳母良好的品行修养、母爱关怀可传递于小儿。因此哺乳行为不仅给予了婴儿生理上的营养需要，同时也给予了心理上的情感需要，婴儿可以从哺乳中得到基本需要的快感、安全感和爱抚的体验，如《增订幼科类萃》云："凡乳母禀赋之厚薄，情性之缓急，骨相之坚脆，德行之善恶，儿能速肖，尤为关系。殊不知渐染既久，识性皆同，犹接木之造化。"因此历来都重视以母乳喂哺小儿。

当乳母有疾病或在情志变化或因病服药时，都会影响乳汁的质量，最好不要喂哺小儿，否则，均可致小儿变生多种疾病，即"病自乳传"。《增订幼科类萃》《幼科发挥》都有"母安则子安，母病则子病"的提法。首先乳子的性情，与乳母息息相关，如《婴童类萃》提出："强悍暴良，和婉清静。亦随乳母之性情，稍非其人，儿亦随而化矣。"说明乳母的性情直接影响乳子的性情，因此古代医家提出，凡乳母须"精神爽健，情性和悦"(《普济方》)应"慎于喜怒"(《备急千金要方》)。乳母怒气盛时乳儿可致惊惕不安或发气痛；醉后乳儿，可致惊痛、身热腹满；怀孕后乳儿，可致黄疸和营养不良；吐泻后乳儿，可致呕吐瘦弱；食多乳儿，可致发热喘急；房劳乳儿，可致乳儿消瘦，行走不稳。如《太平圣惠方》在乳母忌慎法中就提出："乳母嗔怒次不得哺孩子，必患狂邪。乳母醉后不得哺孩子，必患惊痫、天瘹，急风等病。乳母有娠不得哺孩子，必患胎黄及脊疳……乳母吐后，不得哺孩子，必令呕逆羸瘦。乳母伤饱不得哺孩子，必致多热喘急"。《增订幼科类萃》还指出："病气到，乳汁必凝滞，而得此乳，疾病立至，不吐则泻，不疮则热，或为口糜，或为惊搐，或为夜啼，或为腹痛。"《万氏家传幼科指南心法》还指出："盖乳母服药，必须另择乳母，若其母自乳，则又不可乱投汤药。"

乳儿虽小，也有心理活动与要求，须引以注意。《幼幼集成》说："复有内因客忤，或儿平日所喜者，乃戏而夺之；平时所畏者，乃戏而恐之，凡亲爱之人。喜食之果，玩弄之物，心之所系，口不能言。一时不得遂，逆其心志，其候昏昏喜睡，寐不惺惺，不思乳食，即其证也。宜先顺其心意，内服沉香安神丸并惺惺散。"《江南通志》也记载这样一案"薛来明治王姓子，周岁，忽不乳食，肌肉尽消，医疑为疳。薛曰：此相思证也，众人皆嗤笑之，薛命取平时玩弄之物悉陈子前，有小木鱼儿。一见遂笑，疾遂已。"

三、稚阳期(2~14岁)保健

1.“纯阳”与“稚阴稚阳” 稚阳期是指2岁起到14岁左右的人生发展时期，这个时期是从断乳到女子以"月事以时下"、男子"精气溢泻"为标志，是个体的心身发展非常迅速的时期。稚阳期还可以分若干阶段，《寿世保元》说："三岁、四岁为孩儿，五岁、六岁为小儿，七八岁为龆龀(音条衬)，九岁为童子，十岁为稚子。"《推拿秘诀》也说"三岁四岁幼为名，五六次第言少年。"七八岁时开始换牙，乳齿换为恒齿，故"龆龀"。《说文解字》说："男八月生齿，八岁而龀，女七月生齿，七岁而龀。"龆亦通髫，指"小儿垂结"，童年也。进入了学童期为前人称"童子"、"稚子"、"少年"。

对于个体的心身发展过程，中医以阴阳学说来说明，认为儿童的形体是"稚阴稚阳"之体，其生长又是"纯阳"的特征，《颅囟经》认为这是"但任阴阳推移"的过程。此时小儿的整个心身是阴阳幼稚的状态，五脏六腑，"全而未壮"，故古称小儿为稚子。虽然阴阳都幼稚，但却处于迅速向上的生长发育，阳生居于主导方面，是为"纯阳"。故吴鞠通在《温病条辨·解儿难》中提出"小儿稚阳未充，稚阴未长者"，所以命名稚阳。因此，此期小儿疾病的特点是发病迅速、传变快、易寒易热，易虚易实。因为小儿是稚阴稚阳之体，"肌肤嫩，神气怯，易于感触"(《温病条辨·解儿难》)。这种心身特点是小儿疾病的内在因素。从小儿八纲辨证特点来看，热证多于寒证，实证多于虚证，阳证多于阴证。《幼科要略》说："六气之邪皆

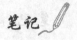

笔记

从火化，饮食停留，郁而化热，惊恐内迫五志动极皆阳。”这说明小儿实热证多，不仅是由于六淫饮食所致，亦可因情志，只是心理病机的特点及心身疾病表现与成人不同。例如；四、五岁儿童沉默，口吃，语言含糊。六、七岁夜怯，自诉睡不着，失眠，头痛，畏怯，退缩，不肯上学。九、十岁手足躁动不安，分心，不能上课，冲动，失眠，消瘦。十多岁，怕人，恐慌，强烈不安，粗暴，逃学，离家，偷窃等。中医着眼于证，注意整体调理，治疗这类心身疾病有自己的独到之处。

2. 心身发展与教育 稚子的心身蓬勃发展，故“教子当在幼”。《友渔斋医话》谈到这个时期的心身特点指出“童工纯阳好动，一日之中无刻不歇，童子天机活泼”，并“入塾诵读”。老师更应注意纯阳童子的“天机活泼”，有目的地适时地指导学生学习各种知识和技能，这时由家庭的影响逐步转到以学校教师影响为主体，新的知识不断地增加，思维能力也不断地发展起来，渐渐掌握了书面语言，并向抽象逻辑思维过渡。

这个时期由于阳生阴长十分迅速，应当顺其蓬勃的生机，注意心身发展的平衡和协调、心智的合理开发。古代医家叶天士、陆定圃等人都反对小儿过早读书，以免泄其天真之气。他们看到因为小儿“阳常有余，阴常不足”，阳为生发、为功能，小儿生机速发，蓬勃生长，显得“有余”。而阴为物质，为血为精，需营养精微，相对较之成人为多，故感“不足”，常有阴不配阳之势。如果不注意这种有余、不足倾向，智力过早开发，有余者复加之，不足者更损之，导致阴阳失调，阴阳失调则为疾病。叶天士基于临床所见指出这种倾向，说：“知识太早，真阴未充，龙火易动。”这种病机是“劳心动阳，阴液日损”（《临证指南医案》）。叶天士见解是有一定道理的，虽然人才需早期培养，但宜注意调节心、身的平衡发展。如果只注意儿童智力早开，知识的灌输，同时加重学习负担而忽视饮食营养，起居作息，文体活动的配合是有悖于小儿的身心发展的。万全《育婴家秘》说小儿脏腑特点是“肝常有余，脾常不足；肾常虚，心常有余，肺常不足”。脾不足当注意后天水谷的调养；肺不足应留心生活起居，防外邪侵入；肾常虚，须注意劳逸适当勿过劳耗精伤气。调理好这三种不足，才能促进身体平衡发展，适时开发心智，促进人才培养。

四、成阳期（14~30岁）保健

1. 成阳与“成人” 《素问·上古天真论》说：“女子……二七而天癸至，任脉通，太冲脉盛，月事以时下，故有子……丈夫……二八，肾气盛，天癸至，精气溢泻，阴阳和，故能有子。”这里“天癸至”标志着人进入了青年时期，它不仅是生理上的变化，而且对心理是有明显的影响。故“十四以下为小儿治，十五岁以上者，天癸已行，婚冠即就，则当大人治”（《小儿卫生总微方论》）。此时心身走向成熟，即从“弱冠”到“三十而立”，个体心身发展至阴成阳成，在认知、感情、意志等心理活动方面都发展到相当程度，完成心理上的“断乳”，成为独立的“成人”。

成阳期，阴成阳成，身体成熟并日趋壮盛的，气血旺盛，充满生命的活力，正如《灵枢·天年》所说；“二十岁，气血始盛，肌肉方长，故好趋。”其主要人生任务是完成学业和就业，通过恋爱，“婚冠即就”，成家立业。

2. 事业、婚恋与保健 成阳期的个体将步入社会，成为社会上的一员并由相恋到组建家庭。当意识到自己人生的责任，必须有基本的知识和技能，故多努力进取。但应量力而行，劳逸结合。否则过劳心血，暗耗心阴，顾此失彼而出现的心身疾病，严重者亦可积久成劳。张锡纯《医学衷中参西录·虚劳咳嗽门》就记载一案：“邻村许姓学生，年十八岁。于季春得劳热咳嗽证。病因秉性刚强，校中岁底季考，未列前茅，于斯发愤用功，劳心过度；又当新婚之余，或年少失保养，迨至春阳发动，渐成痨热咳嗽证。证候：日晡潮热，通夜作灼，至黎明得微汗其灼乃退。白昼咳嗽不甚剧，夜则咳嗽不能安枕。饮食减少，身体羸瘦，

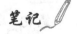

笔记

略有动作即气息迫促，左右脉皆细弱，重按无根，数逾七至，夫脉一息七至，即难挽回，况复逾七至乎？犹幸食量犹佳，大便干燥，知犹可治，拟治以峻补真阴之剂，而佐以收敛气化之品……连服三剂灼热似见退不复出汗，咳嗽亦稍减，而脉仍七至强。因恍悟此脉之数，不但因阴虚，实亦兼因气虚，犹若力小而强任重者，其体发颤也。拟仍峻补其真阴，再辅以补气之品……方加野台参等，减肺家药物，数剂而愈，此为虚劳证治法。”

男大当婚，女大当嫁，这是人生的必然，结婚建立家庭标志着生理、心理、经济等方面独立，成为社会的一个细胞。随着性的成熟、经济上的自立、交往由同性转向异性，在交往接触中产生了恋慕之情，这是组建家庭的前奏，是生命活动的一个重要主题。成阳期的男女不时有失恋的苦衷，炽热的感情遭到挫折，美好的姻缘很难如愿，家庭的破裂也可使心理失去平衡，严重的可精神失常，发痴发狂。李时珍《本草纲目·序例》说：“世有童男室女，积想在心，思虑过当。多致劳损，男则神色先散，女则月事先闭，盖忧日愁思虑则伤心，心伤则血逆竭，故神色先散而月水先闭……或能改易心志，用药扶接，间得九死一生耳。”李时珍强调“改易心志”注意心理疗法，同时宜配合药物治疗补虚泻实，如秦伯未《清代名医医案精华》载有“金泽镇某生，年二十未娶，忽然发狂疾，昏瞀妄言，手舞足蹈，中不得合眼。见妇人辄趋而押之，或闻其声即破壁踰垣，不可禁遏。其兄若弟扶之就诊，六脉弦大无度，人迎尤旺。何其伟曰：‘此邪火乱性，厥阴心包之病也。’以牛黄、黄连、羚羊角、天竺黄、玄参、灯心等味治之，服两剂，其疾若失。”

至于何时为适龄婚配，《内经》认为人的生长发育和生殖功能与肾气的盛衰相关，女子二七男子二八，仅为青春发育期的开始。女子五七男子五八以后，又为身体和生殖功能开始衰退之年。唯在三七至四七，二八至四八之龄，才是女子和男子正值肾气平均，真牙生而长极，身体盛壮，筋骨隆盛，组织器官发育完实，生殖功能旺盛之期。孔子据《周礼》提倡“男子三十而有室，女子二十而有夫。”且认为“这不是过也，而是穹天数之极”。一般不主张早婚，明代龚廷贤《寿世保元·保生杂志》说：“精未通而御女，以通其精，则五体有不满之处，异日有难壮之疾，又曰：男子以精为主，女子以血为主。精盛则思室，血盛则怀胎，若孤阳绝阴，独阴无阳，欲心炽而不遂，则阴阳交争，乍寒乍热，久则成痨。”这里一方面从个体精血出发，用阴阳学说分析了早婚不好，另一方面也不能过分压制青年个性，从社会发展趋势，趋向自由解放，所以成阴成阳，阴阳离合，自有其时，宜顺其性而治之也。周学霆《三指禅·室女脉数反吉沦》也指出“兰闺寂寞，愁结多端，纱窗月静，绣帜清风，时觉体气不安，延医调治，见其脉数以为病则误矣。”少女怀春本为常情，若不明其心“病”，可谓脉误。

对弱男羸女的婚嫁，在中医书上有这样一种传统的提法，“羸女养血，宜及时而嫁；弱男节色，宜待壮而婚”(《寿世保元》)。《冷庐医话》说其原因是：“男子破身迟，则精力强固。”男子推迟结婚年龄，在某些情况下有一定的道理。

新婚卫生和养儿育女常识的教育古代医家也有提及，明代万全《广嗣纪要》作《寡欲篇》就提到一些青年心理卫生，《择配篇》也谈到恋爱、婚嫁、配偶的选择等问题。《配合篇》讲房室卫生、优生与环境关系等问题。《协期篇》言：“男女胥悦，阴阳交通而胚结矣。尝观周颂云：思媚其妇，有依其士，则夫妇享受之情，虽在田野未之忘电。故于衽席之间。体虽未合，神已先交，阳施阴受，血开精合，所以有子。”此用阴阳学说阐述了男女之间的感情，夫妻的恩爱是行房交合的心理基础。而行房时也宜注意心身卫生，“别女未交合时，男有三巨，女有五至，男女动情，彼此神交，然后行之，则阴阳和畅，精血合凝，有子之道。若男情已至而女情未动；则精早泄，谓之孤阳；女情已至而男情未动，女兴已过谓之寡阴……男有三至谓：阳道兴奋昂而振者，肝气至也；状而有热者，心气至也。坚劲而久者，肾气至也。三者俱是，女心之所悦也。”这里运用了藏象五志理论进一步阐明行房时男女感情上的融合、动情的心身过程。他又说：“若夫女子有五至者，面上赤起，眉靥乍生，心气至也；眼光涎沥，斜视送

笔记

情，肝气至也；低头不语，鼻中涕出，肺气至也；交颈相偎，其身自动，脾气至也；玉户开张，琼液浸润，肾气至也。五气俱至男子方与之合，而行九一之法，则情洽意美，其候亦有五也。娇吟低语，心也；合目不开，肝也；咽干气喘，肺也；两足或曲或伸，仰卧如尸，脾也；口鼻气冷，阴户沥出沾滞，肾也。有此五候，美快之极，男子识其情而采之，不惟有子，且有补益之助……此阴阳交感之理，其机至微，非文字所能尽者。"古代医家对性交心理、新婚卫生、子女优生等方面观察也较为深刻细致，今天仍不失其借鉴意义。

明代龚廷贤《寿世保元》专作"求嗣"一节较为条理地讲了胎成的道理和交合时注意。它说："《易》曰：天地絪蕴，万物化醇，男女媾精，万物生化。则絪缊者，升降凝聚之谓也，媾精者，配合交感之谓也。……夫种子之道有四，一曰择地，二曰养种，三曰乘时，四曰投虚是也。……感于七情，气凝血滞，营卫不和，则经水先后不一，多寡不均、谓之阴失其道，何以能受！……射者力微矢弱，安能中的，谓之阳失其道，何以能施！……夫妇尤必各相保守，旬日之间，可使精与血俱盛。"从整体观念出发，种子亦讲究天时、地利、人和。尤宜注意七情等心理卫生，性交不能过泛，男女各守其道，阴阳和合才能有健康聪明的后代。正如《灵枢·决气》说："两神相搏，合而成形，常先身生，是谓精。"这里"两神"用得很有分量，不仅是男女两性生殖之精形成合子之意，也有心理上的意思。总之，对青年心身时期的基本认识中医学本于阴阳整体论，有时又展开藏象五志论来进行讨论。

五、盛阳期（30~50岁）保健

1. 盛阳与"盛壮" 唐代孙思邈在《备急千金要方》中说："三十岁以上为壮，五十以上为老。"明确指出30~50岁为成年期，这段时间在人生曲线上表现出来是高原盛极的状况。同时月圆将缺，花盛将谢极盛也由此渐渐地衰退。根据《素问·上古天真论》对个体发育的论述，女属阴，男属阳，女子"四七筋骨坚，发长极，身体盛壮……七七任脉虚，太冲脉衰少，天癸竭，地道不通，故形坏而无子也。"男子"四八筋骨隆盛，肌肉满壮……六八阳气衰竭于上，面焦，发鬓颁白。"《灵枢·天年》中认为："三十岁，五脏大定，肌肉坚固，血脉盛满，故好步。四十岁，五脏六腑十二经脉，皆大盛以平定。"

2. 更年与养生 常言说"四十而不惑"，成年期的个体，自信，有安全感，具有一定知识与阅历的积累，认识问题有一定的广度和深度，有了事业或独立工作，建立了家庭，有了子女，担负起社会、家庭的职能，生活也比较稳定。即使职业不满意、婚姻不和谐、家庭负担过重、工作奔波疲劳，遭遇忤逆或不幸，也能比青年人更沉着。比老年有勇气去对待，不是事事无能为力，起码从身体上看是年富力强，有较强的自立能力。但是壮极而衰，阳极而阴，重阳必阴，盛阳即衰，盛壮之后即折转而进入人生的尾声阶段，可出现齿槁，发白，体力减退，精力不济，记忆力下降，精力难于集中，思维欠敏捷等。衰象的产生虽属自然现象，但总归令人遗憾。古代有权势者求神仙药想长生不老，一般人也想推迟这种衰老的趋势。这点陆定甫《冷庐医话》中就谈到："中年，每求延寿之术，有谓当绝欲者，有谓当服补食剂者。余谓修短有命，原不可以强求。如必欲尽人事，则绝欲戒思虑，两者并重，而绝欲尤为切要。至于服食补剂，当审具体之宜，慎辨药物，不可信成方而或失之偏，转受其害也。"他认为衰老是客观规律，有先天因素，任其自然，但注意心理卫生也是有好处的，至于服保健养生药物宜因人而异，不可乱服。历史上秦始皇、汉武帝等皇帝服长生不老仙药反造成疾病，甚至丧命。

妇女在更年期中常见心身病证，在绝经前后两三年间出现月经紊乱，精神疲乏，头昏耳鸣，口干纳差，五心烦热，面部潮红以及烦躁易怒、心悸失眠，甚至情志失常等症状。因为此时肾气渐衰，精血不足，"任脉虚，太冲脉衰少"。女子属阴，以血为用，阴血不足，阳失潜藏，故为诸证。如此常以钱乙六味地黄丸、景岳左归饮滋补肝肾、育阴潜阳。日本人细野完

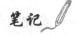

笔记

尔对更年期综合征中种种心身病证，如多怒、急躁、气滞心悸、胸胁苦满、烦躁痞闷等，常以逍遥散、柴胡诸汤着重于气机调理。药物治疗的同时还应当普及心身卫生方面的知识，丈夫的配合，家庭的谐和，以便更好地度过女子第二个“青春期”。

六、衰阳期(50岁至天年)保健

1. **衰阳与衰老** 老人为“衰阳”之说，是清代《陈修园医书七十种·老幼治法》提出来的。老年阴阳气俱衰，阳气仍是主要方面，阳残不尽，生命犹可维续，阳气绝亡，便为个体心身发展的结束，所以人生最后一个心身发展时期命名为衰阳期。衰阳期的下界为五十岁，上界为“天年”。所谓“天年”是古人对人自然寿命的假说，《灵枢》有《天年》专论，一般认为是一百年至一百二十年。

《周礼·曲礼》说：“五十曰艾，六十曰耋，七十曰耆，八十、九十曰耄，百岁曰期颐。”以十分期作了艾、耋、耆、耄、期颐五种老年阶段的命名，《灵枢·天年》就根据藏象学说，指出“五十岁，肝气始衰，肝叶始薄，胆汁始灭，目始不明；六十岁，心气始衰，苦忧悲，血气懈惰，故好卧；七十岁，脾气虚，皮肤枯；八十岁，肺气衰，魄离，故言善误；九十岁，肾气焦，四脏经脉空虚；百岁五脏皆虚，神气皆去，形骸独居而终矣。”人过五十以后气血虚衰，目不得血养故视物昏花不明，肤不得血濡润而枯槁；视觉触觉的敏感性降低，感觉变得麻木不仁；注意力难于集中，“魄离”涣散；记忆下降，口不从心，而“言语善误”；思维迟钝，神气皆去，易为糊涂，是为老朽。

老年人认知能力、工作能力下降，独立生活能力差，以致处处需要别人照料，由于种种原因很难如意。故朱丹溪在《养老论》中说：“人生到六十、七十以后，精血俱耗，百不如意，怒火易炽。”老年以后，社会家庭环境发生了变化，儿女成家，或侣伴的丧失，或昔日亲朋先后谢世，过去喧哗稳定的家庭，对照如今的孤独、清闲，有话无人倾诉，说话无人听，易产生颓丧空虚之感，常“苦忧悲”，这种感觉又加快了身体的衰老。昔日紧张的工作，如今无事了了，如果老人没有兴趣爱好，又缺乏文娱活动，更有空洞腐朽、“形骸独居”之感。常懊悔不已，“老而没样”。老年性格也有变化，常常变得慈祥而和善，有的变得固执而乖张，一般说来，老人根据几十年的生活经验，产生对某些事物的固定看法，而且十分自信。也有些老人表现幼稚的动作，叫“老还小”。

2. **老年与保健** 衰老死亡是不可抗拒的客观规律，但人可以不断认识这些规律，讲究老年心身卫生，推迟衰老期，延长寿命，更好地度过晚年，这是古今医家不断地探索的目标。明代龚廷贤在《寿世保元》中说：“老者安之，不以筋力为礼，广筵端席，何当勉强支陪，衰年之戒，一也。戒之在得，举念浑无去取，家之成败开怀，尽付儿孙，优游自在，清心寡欲，二也。衣薄绵轻葛，不宜华丽粗重，慎于脱着，避风寒暑湿之侵，小心调摄，三也。饮温暖而戒寒凉，食细软而远生硬，务须减少，频频慢餐，不可贪多，慌慌大咽，四时宜制健脾理气补养之药，四也。莫为寻幽望远而早起，莫同少壮尽欢而晚归，惟适兴而止，五也。不问子孙贤否，衣衾棺椁，自当予备，身虽强健，譬如春寒秋热，可得久乎，常以朝不保暮四字介意，六也。老人持此六戒，虽不用药，庶乎且安矣。若家贫，子孙不能称意，只当安命持守，闭门端坐，颐养天年而已，不可贪饕责备，反生恼恨，自速其寿矣。”即饮食上要求少而精，忌生冷，起居上要适合老年阳衰情况不宜过劳。心理上宜少思寡欲，随遇而安，力戒恼怒，以颐养天年。龚廷贤在此书《衰老论》《养老论》等篇中也提倡导引按摩等老年积极的养生方法，现在盛行的气功、太极拳等都是极好的锻炼方式，这样来调节心身状况，以续残阳，争取延年益寿，以享有自己的“天年”，争取“度百岁乃去”。

（席　斌　王家辉）

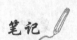

笔记

复习思考题

1. 如何理解中医心理养生的概念？
2. 如何理解中医对心理健康的认识？
3. 中医心理养生的主要原则是什么？
4. 常用的中医心理养生方法有哪些？试举一例说明其现实应用价值。
5. 怎样理解中医个体心理保健的特点与特色内容？

笔记

68枚